U0282739

24 节气巧养生

时间智慧

邓沂 主编

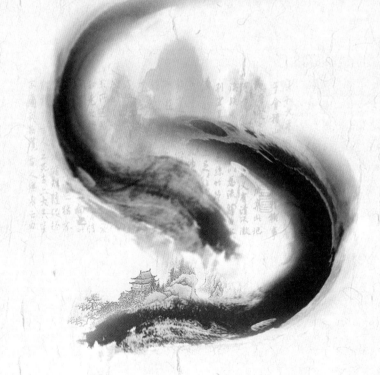

西安交通大学出版社
XIAN JIAOTONG UNIVERSITY PRESS

图书在版编目(CIP)数据

时间智慧:24 节气巧养生/邓沂主编. ——西安:
西安交通大学出版社,2017.9
ISBN 978 - 7 - 5693 - 0141 - 0

Ⅰ. ①时… Ⅱ. ①邓… Ⅲ. ①二十四节气—关系—养
生(中医) Ⅳ. ①R212

中国版本图书馆 CIP 数据核字(2017)第 235303 号

书　　名	时间智慧:24 节气巧养生	
主　　编	邓　沂	
责任编辑	问媛媛　王　雯　赵丹青	
出版发行	西安交通大学出版社	
	(西安市兴庆南路 10 号　邮政编码 710049)	
网　　址	http://www.xjtupress.com	
电　　话	(029)82668357　82667874(发行中心)	
	(029)82668315(总编办)	
传　　真	(029)82668280	
印　　刷	陕西天丰印务有限公司	
开　　本	787mm×1092mm　1/16　印张　19　字数　256 千字	
版次印次	2018 年 5 月第 1 版　　2018 年 5 月第 1 次印刷	
书　　号	ISBN 978 - 7 - 5693 - 0141 - 0	
定　　价	59.00 元	

读者购书、书店添货、如发现印装质量问题,请与本社发行中心联系、调换。

订购热线:(029)82665248　(029)82665249

投稿热线:(029)82668805

读者信箱:medpress@126.com

版权所有　侵权必究

编者名单

主　编　邓　沂

副主编　严苏纯　张明亮

编　者　代金刚　冯胜利　周　蓓

　　　　刘喜平　王慧铭　易　蔚

主编简介

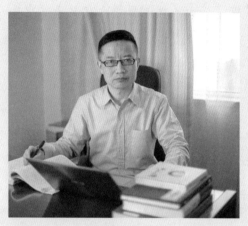

邓沂，1963 年出生，国家级名老中医于己百教授学术经验继承人、中医执业医师。曾任甘肃中医药大学教授、硕士生导师。现为安徽中医药高等专科学校教授、芜湖市中医医院特聘专家、安徽中医药大学兼职硕士生导师，安徽省名中医、安徽省教学名师、安徽省高校专业带头人。兼任国家中医药管理局中医药文化科普巡讲专家、安徽省中医科普讲师团专家，世界中医药学会联合会药膳食疗研究专业委员会副会长、安徽省中医养生保健专业委员会副主任委员、安徽省药膳食疗研究专业委员会理事长。

从事《黄帝内经》、养生保健、药膳食疗的教学、研究与中医临床诊疗工作 30 余年。完成省部、厅级科研课题 10 余项，获省科技进步奖 1 项、省医药暨中医药科技奖 3 项。主编《黄帝内经养生智慧解密》《中医养生学》《中医养生康复技术》《从胃肠病谈养生》《从便秘谈养生》《中国食物药用大典》《中医药膳学》《甘肃药膳集锦》《茶饮与药酒方集萃》（第 2 版）、《于己百医案精解》等专著、教材 10 余部。发表学术论文 60 余篇。

副主编简介

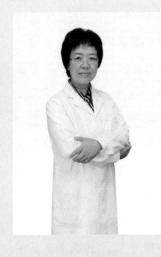

　　严苏纯，博士，天津医科大学总医院中医科主任医师。擅长中医"治未病"理论的实践应用、肿瘤的"姑息疗法"、肿瘤放化疗后血像的保护。发表学术论文 20 余篇，SCI 收录 2 篇。主持和参加国家自然课题及省市教育局、中医药管理局课题 5 项。曾在《健康报》《中老年时报》《食品与健康》《开卷有益（求医问药）》等报刊撰稿 10 余万字宣传 24 节气养生保健。作为天津多家电台、电视台及《北方网》特邀专家，积极为民众普及宣教中医"治未病"、养生保健、亚健康调理的知识与技能。

　　张明亮，健身气功国家级裁判员、国家级社会体育指导员，北京黄亭中医药研究院创办人及院长，兼任国家体育总局中国健身气功协会常委、特聘专家及山西大学体育学院客座教授等职。自幼通过师徒传承的方式学习中医和健身气功，深得峨眉丹道医药养生学派及中医新九针疗法的精髓，对中医学以及气功导引、佛家禅修、道家养生有着深入的研究与实践，在二十四节气导引方面有深厚的造诣，多次在法国、日本、瑞士、美国等国家讲学。主编《二十四节气导引养生法——中医的时间智慧》《五脏的音符——中医五脏导引术》《唤醒你的身体——中医形体导引术》，副主编《中医导引养生学》等著作，发表学术文章百余篇。

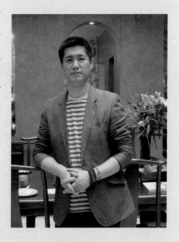

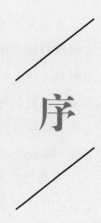

序

　　中医养生特别注重"因时制宜"与"综合调摄"，养生宝典《黄帝内经》中《素问·生气通天论》即言："清静则肉腠闭拒，虽有大风苛毒，弗之能害，此因时之序也。"养生之"时"包括一年四季、二十四节气、十二月份、昼夜晨昏及十二时辰等，古今养生家对这几个时令的养生十分重视，发展出了丰富的理论与行之有效的方法。其中之四季、月份、昼夜养生均已得到认可和研究总结，并写入教材，唯节气养生虽内容丰富，却尚未得到养生界应有的重视，甚为可惜。今幸有邓沂教授领衔策划、组织业界资深教授、专家，共同编著了《时间智慧：24节气巧养生》一书，将各种养生保健适宜方法与二十四节气时序融合，可谓相得益彰，珠联璧合。

　　主编邓沂教授，从事《黄帝内经》、养生保健、药膳食疗的教学、科研与临床工作30余年，学术深湛，研究精深。早在2004年，我就评审过他发表在《中国中医基础医学杂志》上的《＜黄帝内经＞饮食养生与食疗药膳探析》一文，发现他于《内经》养生方面颇有心得。2009年，我主编的、由中国中医药出版社出版的国家级教材《中医养生保健学》中，"因时养生保健"等篇章即由他负责编写，反响甚佳。

　　邓教授近年来主编《黄帝内经养生智慧解密》《中医养生学》《中医养生康复技术》《中国食物药用大典》《中医药膳学》《甘肃药膳集锦》

《从胃肠病谈养生》《从便秘谈养生》等专著及教材十余部，完成省部、厅级科研课题十余项，获得多项省级科技奖励，荣获安徽省名中医、安徽省教学名师、安徽省高校专业带头人等褒奖，并积极投身中医科普，在《中国中医药报》《中医健康养生》《生活与健康》等报刊，发表文章、设置专栏，将精妙的养生知识与技术，化为健康的甘露，洒向大众，惠及群生，实乃"济世"之举也。

我相信，在邓沂教授的主持下，《时间智慧：24节气巧养生》一书，定能成为既方便读者学习和操作，又能让读者喜欢看、看得懂、学得会、用得上的一本养生佳作，将为宣传、普及中医养生知识与技能，提高广大群众健康水平，发挥有益作用。

剞劂之际，邀我作序，不辞固陋，爰撰是文。

成都中医药大学资深教授、博士研究生导师
世界中医药学会联合会养生专业委员会会长
《养生杂志》主编

马烈光

戊戌年春月于四川成都

编写说明

　　《时间智慧：24节气巧养生》一书，根据健康人群宜顺应自然、维护健康，不良体质、亚健康状态人群要因时调理、增进健康，慢性疾病患者应适时干预、减缓症状，即不同人群都有"因时"选择合适养生保健方法诉求的理念，依据时间因素中与人们生活最为密切的"二十四节气"时间脉络，融入各种具体的养生保健方法，旨在为广大人民群众开展因时养生，提高健康水平，提供便捷的养生保健服务。

　　《时间智慧：24节气巧养生》按二十四节气命题，每个节气首先从节气古诗导入该节气人们需要了解的那些事，如节气的时令与含义、物候与气候、传统习俗，从古代文化引出养生保健的传统，符合文以载道的规律，增加了本书的可读性。书中具体的节气养生保健方法，均按生活起居养生、精神情志养生、饮食养生、运动养生（含养生导引术）、疾病预防与食疗药膳五个方面分别介绍，紧密结合节气特点，科学靠谱、使用方便、效果明显，既有方法介绍，又有机制分析，既普及中医养生知识，又方便读者灵活选用。另外，在正文之前专设"上篇：认识中医养生保健"，介绍"诸君必须知道养生保健的这些事""养生保健诸多方法措施简要介绍"与"养生保健在日常应用的注意事项"等基本知识，使读者对中医养生保健先有一个全面的了解。在"下篇：24节气养生保健"，将24节气按春夏秋冬分为四大类，在每一大类之前，增加"季节的中医养生保健概况"，根据养生宝典《黄帝内经》四季养生理论，从精神情志养生、生活起居养生、饮食养生与运动养生四个方面介绍季节养生的基本内容，让读者执简御繁，方便使用归属于季节养生的节气养生方法。

本书由安徽中医药高等专科学校邓沂教授领衔、策划，天津医科大学总医院严苏纯，北京黄亭中医药研究院院长张明亮，中国中医科学院代金刚，广西中医药大学、甘肃中医药大学、浙江中医药大学周蓓、刘喜平、王慧铭、易蔚，以及甘肃省烹饪协会副会长冯胜利等业界资深教授、专家共同编写完成。编写组各位同仁为编写此书做了认真准备、积极努力，从策划编写、修改定稿、拍摄图片历时三个年头，但因为水平、能力有限，书中难免存在诸多不足，希望业界专家、读者诸君，提出批评、建议，以便再版时修改、提高。

《时间智慧：24节气巧养生》编写组

丁酉年立秋

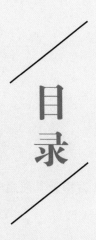

目录

上篇：认识中医养生保健

下篇：24节气养生保健

上　篇

认识中医养生保健

诸君必须知道养生保健的那些事

中医养生学历史悠久,它以中国古代天文学、历法学、气象学、生物学、地理学、心理学以及哲学为深厚底蕴,以中医学理论与实践为坚实基础,经过历代医学家和养生家的反复实践、不断总结、继承与创新而形成,其理论独特、方法丰富、作用确实,为中华民族的繁衍昌盛和人民的健康长寿做出过不可磨灭的贡献,是我国优秀传统文化中的瑰宝,也是中医学宝藏中的一颗璀璨明珠。近年来,随着我国经济的高速发展与人民生活水平的大幅提高,人们对健康空前重视,民众谈养生、说养生、做养生蔚然成风,国家也提出要构建"健康中国"以提高人民的福祉,中医养生学这一充满生机与活力的古老而又年轻的学科,今后将为提高中国人的健康水平与生活质量做出新的、更大的贡献。

以下给各位介绍一些与养生保健密切相关的那些事。

首先是"健康"的概念

1990年世界卫生组织(WHO)对健康做了最新定义:"一个人在躯体健康、心理健康、社会适应良好和道德健康四个方面皆健全才算健康。"

中医经典著作、养生宝典《黄帝内经》(简称《内经》)将健康归纳为三方面:一是身躯脏腑气血无异常变化,即"阴阳均平,命曰平人";二是人体形体与精神和谐,即"形与神俱";三是人体能适应外界环境,即"顺四时而适寒暑,和喜怒而安居处"。简单地说,中医认为健康就是和谐,即人体内部脏腑气血要和谐、形体与精神要和谐、人体与自然社会要和谐。

中医与WHO对健康概念的认识是不谋而合的。

其次是"亚健康"的概念

亚健康是一种人体生命活力与功能的异常状况，其不仅表现在生理功能和代谢功能的异常，也包含了心理状态和社会适应能力的异常，它最大的特点是尚无确切的疾病客观指标，但却有明显的不适、难受或症状表现，并且若不加以干预，将会引起疾病，影响人们的健康。

20 世纪 80 年代中期，前苏联学者 N·布赫曼，相较人们对健康称为"第一状态"、疾病称为"第二状态"，将其称为"第三状态"。20 世纪 90 年代，自我国学者王育学首次提出了"亚健康状态"一词以来，得到了国内业界越来越多的认同与重视。世界卫生组织（WHO）相对于健康的定义，也相应地修改了《国际疾病分类标准》，提出了不完全健康的状态及亚健康状态的定义。2006 年中华中医药学会发布的《亚健康中医临床指南》（简称《指南》），规范了亚健康的定义，得到了业界的认可。《指南》指出："亚健康，是指人体处于健康和疾病之间的一种状态。处于亚健康状态者，不能达到健康的标准，表现为一定时间内的活力降低、功能和适应能力减退的症状，但不符合现代医学有关疾病的临床或亚临床诊断标准。"

第三是"治未病"的概念

"未病"是中医的概念。《黄帝内经》以"渴而穿井""斗而铸锥"为比喻，强调未病先防的重要性，提出了"治未病"的重要原则，反映了中医学的预防保健思想。《内经》以至后世，都将能否"治未病"作为检验医生水平的标杆，并将其作为区分医生等级的标志。如《内经》中即有"上工救其萌芽，……下工救其已成"等记载，后世唐代医药学家、养生家孙思邈《千金要方》说"上医医未病之病，中医医欲病之病，下医医已病之病。"清代医学家程国彭《医学心悟》也说"见微知著，弥患于未萌，是为上工。"

《内经》所言"治未病"主要包括"未病先防"和"既病防变"两个方面，目前所言"治未病"已拓展为"未病先防""欲病防萌""既病防变"与"瘥

（病）后防复"四个方面，其中"未病先防""欲病防萌"和"瘥后防复"与养生保健关系密切。

第四是"健康四大基石"的概念

1992年，WHO在维多利亚宣言中提出"健康四大基石"，即合理膳食、适量运动、戒烟限酒、心理平衡。并认为如果践行这四句话、十六个字，能使高血压病减少55%、冠心病减少75%、糖尿病减少50%、肿瘤减少30%，平均寿命延长十年以上。同样重要的是，它还能使人们的生活质量大大提高。

2009年，中华医学会会长、中国工程院院士钟南山又补充提出健康的第五大基石，即"4+1"——早防早治。

"早防早治"即中医的"治未病"，也是我国一贯的卫生政策。

2010年，解放军总医院一附院心身医学科主任彭国球又补充了三条，即"4+1+3"——远离淫毒、避免伤害、充足睡眠。

"远离淫毒"，目前性传播性疾病和毒品已成为危害人类健康的重要危险因素。因此需加强性传播性疾病和毒品成瘾性疾病的宣传教育，珍爱生命，关注健康，远离淫毒。"避免伤害"，当前各种意外伤害已成为危害人们健康、导致早亡的重要因素。所以应普及安全常识，在全民中广泛深入持久开展敬畏生命、珍爱健康、避免人为事故或人为伤害的教育。充足睡眠：现代人的睡眠较古人少了很多，我国城市居民特别是青少年学生和诸多脑力劳动者睡眠更加不足，对健康的影响很大。因此为了健康，提倡大家必须保持充足的睡眠。

第五是"养生保健"的概念

养生，又称摄生，是保养、调摄生命的意思。摄生，最早见于老子《道德经·五十》"善摄生者，陆行不遇兕虎，入军不被兵甲。""养生"一词在《内经》中多次出现，如《内经》的《灵枢·本神》在论述养生时指出"故智者之养生也，必顺四时而适寒暑，和喜怒而安居处，节阴阳而调刚柔。如是则僻邪不至，长生久视。"《内经》的《素问·灵兰秘典论》在提到养生与协调脏腑功能的关系时提出"凡此十二官者，不得相失也。故主明则下安，以此养生则寿，殁世不殆。"

养生即摄生，就是卫生防病、抗老延年的意思，是指在一定原则指导下，以自我调摄为手段，达到增进健康、少生疾病、延年益寿目的的保健活动。

养生是中医学特有的概念。保健作为医学专用术语，是近代西医学传入以后才有的，它是指集体和个人所采取的医疗预防和卫生防疫相结合的综合措施。养生与保健，就个体保健角度而言，两词的含义基本上是一致的，因此现代中医一般称为"中医养生"或"中医养生保健"。

养生保健对我们健康的诸多益处

《黄帝内经》中《素问·上古天真论》强调只要善于养生，知行合一，即使时代不同，亦有可能"春秋皆度百岁而动作不衰"，突出了养生保健在强健身体、祛病延年方面的重要作用。世界卫生组织 (WHO) 指出，人的健康 60% 决定于自己，15% 决定于遗传，10% 决定于社会因素，8% 决定于医疗条件，7% 决定于气候的影响。因此我们人类的健康在很大程度决定于自己。也就是说，健康的钥匙掌握在我们自己手里。加强自我养生保健，是实行WHO倡导的"人人享有卫生保健""健康为人人，人人为健康"目标，《内经》追求的"僻邪不至，长生久视""度百岁而动作不衰"目标的重要方法。

以下介绍养生保健对我们健康的诸多益处。

首先是养生保健可增强人体体质

中国古语说："金无足赤，人无完人"。现实生活中绝对健康的人是没有的。每个人的一生，都必须不断地增进、维护健康，而健康与体质的关系十分密切。中医养生学认为增进、维护健康最重要的是增强体质，即养生保健可增强体质。

体质，是指人体禀赋于先天，受后天多种因素影响，在其生长发育和衰老过程中，所形成的形态上和生理、心理上相对稳定的特征，同时体质还决定着人体对某些致病因素的易感性及其所产生病变类型的倾向性。

体质形成的机制是极其复杂的，其是先天、后天以及人体内外环境多种复杂因素综合作用的结果。《内经》的《灵枢·寿夭刚柔》指出："人之生也，有刚有柔，有弱有强，有短有长，有阴有阳。"是说父母体质的好坏往往对后代体质情况产生直接影响，是人体体质形成的第一要素，在人的一生明显或者是潜在地发挥作用。一个人后天自身调养包括饮食营养、生活起居、运动锻炼等，对于体质改善也具有重要意义。尤其是先天禀赋虚弱的人如果后天的调养得当，可使体质变强，从而可以弥补先天之不足，因此后天的养生保健极其重要。

其次是养生保健可预防疾病发生

疾病对于人的危害是极大的，其不仅可以削弱人体的机能，耗散人体的精气，而且还会缩短人的寿命。然而人不仅是生物的人，而且还是自然的人、社会的人，因此其在外有自然和社会环境不良因素即六淫的侵袭，内有精神情志失调、饮食劳倦失常的伤害，这些致病因素即邪气侵袭，常有疾病发生而影响健康、减损寿命。因此如何抵御邪气而有效地防止疾病的发生，也是养生保健的关键所在。

《内经》指出："正气在内，邪不可干""邪之所凑，其气必虚"。疾病的发生关系到正气和邪气两个方面的因素。因此中医养生强调扶助正气，抵御邪气，预防疾病。强调"上工不治已病，治未病。""治未病"就养生保健而言包括"未病先防""欲病防萌"和"瘥后防复"三个方面，旨在强调通过养生保健防患于未然。其中"欲病防萌"相当于亚健康状态干预和调理；"瘥后防复"，"瘥"即疾病痊愈，"瘥后防复"指疾病痊愈要预防复发。"治未病"一方面做到保养和扶助正气，使情志舒畅，精神愉快，加强身体锻炼，合理饮食，起居有常，劳逸适度，不妄作劳，使气血阴阳调和，提高机体的抗病能力；另一方面是讲究卫生，掌握季节、节气气候变化规律对人体的影响，避免和防止六淫等病邪的入侵，防止环境和饮食污染，防止金刃所伤、跌打损伤、虫兽咬伤等各种外伤和意外伤害，还要避免各种有害毒气，避免与传染病患者接触等，这些都是有效的预防疾病的措施，是中医养生保健很重要的内容。

另外，由于亚健康是"人体处于健康和疾病之间的一种状态"，其特点是目前尚无确切的疾病客观指标，但却有明显的不适、难受或症状表现，同时若不加以干预，将会引起疾病，影响人们的健康和长寿。WHO统计，世界上 5% 的人处于健康状态，20% 的人有病，而剩下的 75% 的人是亚健康。中国保健科技学会国际传统医药保健研究会发布的数据，中国人平均亚健康状态发生率是 64%；中国国际亚健康学术成果研讨会的统计，中国人平均亚健康状态发生率是 70%。因此，重视亚健康，对亚健康状态给予干预，有重要的意义。

第三是养生保健可延长自然寿命

人生要经历生、长、壮、老、死不同的生命阶段。衰老是生命活动当中不可抗拒的自然规律，衰老是一个很复杂的生物演变过程，包括了机体的形态、组织器官的生理功能、组织器官之间的协调控制以及人体对环境、社会的适应能力等一系列退行性的变化。人的自然寿命一般认为是 110 ~ 150 岁，目前公认的人的自然寿命是 120 岁，如《尚书》记载天年"一曰寿，百二十岁也"。衰老的迟早、寿命的长短并非人人相同，但是究其原因，则与人的先天遗传禀赋的优劣和后天自身调养的效果，以及生存环境的好坏有密切关系。

中医养生学的衰老与寿命理论有脏腑虚损、气血失调、阴阳失衡等学说，其中最为主要的有肾精亏虚说、脾胃虚弱说与气虚血瘀说。

肾主藏精，为先天之本。肾的精气决定着人体的生长发育，决定着机体的生理活动，同时也决定着衰老的速度与寿命的长短。如《内经》的《素问·上古天真论》说："丈夫（男子）八岁，肾（精）气实，天癸至，发长齿更；……四八，筋骨隆盛，肌肉满壮；五八，肾（精）气衰，发堕齿槁；……八八，天癸竭，精少，肾脏衰，形体皆极，则齿发去。"明代医学家虞抟《医学正传》说："肾（精）气盛则寿延，肾（精）气衰则寿夭。"一般说来，肾的精气充沛、旺盛的人往往不易变老，即使进入衰老年龄，变老的速度也比较缓慢，同时寿命较长。相反，肾的精气虚少、衰弱之人常常衰老现象提前发生，衰老的进程也比较快，即所谓"未老先衰"，同时寿命较短。因此要想延缓衰老、达到寿命的上限，必须保养、培补肾的精气。中医名方如六味地黄丸、首乌延寿丹、还少丹等都有很好的补肾益精、延缓衰老的功效，适用于肾精虚衰的人群，对于延缓衰老、促进长寿具有确切的作用。

脾胃为水谷气血生化之源，为后天之本。人体维持生命活动所需的气血津液等营养物质，全赖脾胃所化生的饮食水谷的供给。脾胃虚衰对于衰老进程有着重要影响。因此，金元时期著名医学家李东垣提出了著名的"内伤脾胃，百病由生"的观点。中医名方如四君子汤、补中益气汤、人参健脾丸等都有良好的补养脾胃的作用，广泛适用于脾胃虚弱的人群，对于维护健康、延缓衰老具有重要的意义。

气虚血瘀学说认为老年人衰老的本质在于气虚血瘀。由于"气虚血瘀"，各个脏腑因瘀而衰，功能失调，直至死亡。因此要使机体延缓衰老、使人体延长寿命，从根本上说就要解除各脏器存在的瘀血现象，使脏器源源不断地得到气血等营养物质的滋养，纠正脏腑虚衰，使气血由不平衡状态转向新的平衡，以保持脏腑功能的正常发挥。益气化瘀是延缓衰老的可靠途经，如应用具有益气化瘀作用的黄芪、三七、刺五加、当归、丹参等药物，即能达到气足血畅、延缓衰老、促使人体健康长寿的目的。

第四是养生保健可维护天人和谐

天地之间，莫贵于人。《千金要方》指出："人命之重，有贵千金"，"人之所贵，莫贵于生"。"奔小康，先健康"，"健康不是一切，但没有健康就没有一切"，已经成为全社会的共识。目前国家明确提出推进健康中国建设，《"健康中国2030"规划纲要》已经正式发布。养生保健的意义首先在于各级政府、各行各业都要把维护人民健康、提升国人的健康水平和身体素质作为制定政策和行为规范的出发点。一方面要促使国家经济的繁荣和发展，更要重视国民的健康长寿。坚持科学发展观，一切发展都要"以人为本"，不能以牺牲人的健康作为代价，国民的健康发展与国家的经济社会发展必须协调一致。《黄帝内经》早就对人进行了命名，如《素问·保命全形论》提出"天地合气，命之曰人"，将天地自然与人紧密地联系起来，构成了"天地人"三才理论。并进一步说"人以天地之气生，四时之法成"，强调天地自然环境对人的影响。人的健康在很大程度上取决于生存的环境，包括自然环境和社会环境。因此，养生保健的宏观价值、大的意义在于要求全民珍惜自我，保护环境，促进健康，进而促使全民素质的提高和中华民族的繁衍昌盛。

当今中国，工业化、城镇化进展迅猛，自然生态环境、人的生活方式变化急速。伴随着生活学习工作节奏的不断加快，人们出现了学习工作的厌倦、精神的紧张和情绪的烦躁。激烈的社会竞争构成的压力，以及物欲冲击下的精神心理的失调，使得很多人处于亚健康状态，神经内分泌失调、心脑血管疾病、癌症等疾病明显增多，同时还出现了人们精神的空虚和道德的下降。这些既影响了国人的健康水平，又影响了国家的社会安定。然而，中医养生保健恰恰可以提供促进国人健康、提高国民素质、维护社会和谐的途径和方法。中医养生保健对精神情志健康很重视，可以帮助人们在喧嚣浮躁的社会中调节不良情志、怡情悦志、强体延年，如《内经》的《素问·上古天真论》提出情志养生应以"恬愉为务"，《灵枢·本神》指出情志养生要做到"和喜怒而安居处"。中医养生保健要求"修身养性"，道德修养，可以启发人们树立崇高的人生目标，形成积极的心理暗示和奋发向上的精神境界，如孔子即提出"仁者寿""大德必得其寿"的观点。中医养生保健的"和谐"观，不仅追求人体本身的身心和谐、人与自然的和谐，而且还追求人与社会的和谐关系，既可以促进人体的身心健康，又可以促进社会的安定团结。

养生保健诸多方法措施概要介绍

中医的养生保健，体系完整、内容广泛、方法具体。一般来说，养生保健的方法措施主要有以下六个方面。

首先是生活起居养生

生活起居养生，主要指对日常生活进行科学、合理地安排，以达到强身健体、祛病延年目的的养生方法。生活起居养生，从广义来讲，包含的内容很多，诸如衣食住行、站立坐卧、苦乐劳逸等，皆属其中，但一般主要指起居、着装、房事等养生的方法。

起居养生，主要指作息规律。如《内经》的《素问·生气通天论》指出："故阳气者，一日而主外，平旦人气生，日中而阳气隆，日西而阳气已虚，气门乃闭。是故暮而收拒，无扰筋骨，无见雾露。"是说人们在白昼阳气旺盛之时应从事日常活动，而到黑夜阳气衰微之时则应减少活动，减少外出，安卧休息，即"日出而作，日入而息"，认为这样可以起到保持阴阳平衡协调、维护机体健康的作用。

服装是人类生活最基本的要求之一，既是人类文明的表现，又是御寒防暑、保护身体、防止外伤和疾病的物品。着装养生，既要舒适得体，又要顺应四时。如元代养生家丘处机《摄生消息论》说："春季天气寒暄不一"，故"不可顿去棉衣"，特别是老人"气弱体怯，风冷易伤腠理，时备夹衣，遇暖易之，一重渐减一重，不可暴去"。宋代养生家蒲虔贯《保生要录·论衣服门》说："暑月不可全薄，寒时不可极厚，盛热亦必著单卧服，或腹、胫以上覆被极宜。冬月棉衣莫令甚厚，寒则频添数层。如此，则不骤寒骤热也。"

房事，又称房室、房中、房帏，指性生活。性生活是人类的一种本能，是人类生活的重要内容之一。房事养生，包括行房节欲和房事禁忌两方面。像节欲保精即是养生保健、抗衰防老的重要内容，如《素问·上古天真论》说"以欲竭其精，以耗散其真，……故半百而衰也"，南朝医药学家、养生家陶弘景《养性延命录》说"壮而声色有节者，强而寿"，说明节欲保精对健康长寿有积极的意义。

其次是饮食药膳养生

饮食是维持人体生命活动所必须的条件之一，《内经》讲养生保健要"食饮有节"，世界卫生组织提倡 21 世纪适当节制饮食是最为简便易行的养生之道。饮食养生，是中医养生保健的重要组成部分，其内容主要包括饮食有节、寒温适度，合理搭配、调和气味，以及进食保健、食后养生三个方面。如《素问·脏气法时论》指出："五谷为养，五果为助，五畜为益，五菜为充，气味和而服之，以补益精气。"明确指出粮食、蔬菜、肉类、果品等为膳食的主要组成部分，是为种类齐全，其中又以粮食为主食、肉类为副食、蔬菜果品为补充，是为比例恰当，这就是饮食的"合理搭配"。而饮食的"谨和气味"，则指膳食需要谨慎地调和所用食材寒、热、温、凉四种性质与酸、苦、甘、辛、咸五种味道，以使人体阴阳、气血、脏腑平衡，确保身体健康。

药膳亦称"药膳食疗"，是由食物或食物与药物两部分配伍，在中医理论指导下组方和应用，采用传统制作工艺或现代加工技术，制成的具有保健、预防、治疗作用的特殊膳食。战国时期名医扁鹊曾说："安身之本必资于饮食"，唐代名医、养生家孙思邈指出："食能排邪而安脏腑，悦情爽志以资气血"。如药膳经常所用的原料如人参、党参、黄芪、枸杞子、当归、阿胶、山药、大枣，以及谷米、鸡肉、鸭肉、猪肉、羊肉等，能起到调补阴阳气血、滋补强壮身体的作用。像中老年慢性支气管炎患者经常食用《圣济总录》所载的"黄芪粥"（黄芪、粳米）能益气强体，有增强机体抗病能力、减少疾病复发的作用；儿童体弱者经常食用山东中医药大学研发的"八珍食品"（山药、莲子、山楂等）可益气健脾、消食开胃，有调治小儿脾虚食积、厌食，以及增强食欲、促进生长发育的功效。因此药膳养生保健的效果较为显著。

第三是精神情志养生

精神情志养生，是指在中医理论指导下，通过自我的努力净化精神世界，清除贪欲邪念，改变不良性格，纠正错误认知，调节不良情志，使自己的心态平和、乐观、开朗、豁达，以此达到健康长寿目的的养生方法。中医认为，精神情志是在脏腑气血的基础上产生的，为人体生理活动的表现之一，正常的精神情志可促进人体的健康，而精神情志失调则直接影响脏腑气血的功能，损害健康，引起疾病，减损寿命。

精神情志养生，包括"恬惔虚无，清静乐观""用神有度，神不过耗"以及"调节情志，适度疏泄"等内容。如《素问·上古天真论》说"恬惔虚无，真气从之，精神内守，病安从来。……以恬愉为务，以自得为功"，《素问·生气通天论》说"清静则肉腠闭拒，虽有大风苛毒，弗之能害"。可见，思想清静，情绪乐观，内无干扰，则精气充沛，神气内守，脏腑功能强健，抗病能力可以得到加强，由此便能够达到强身延年的养生目的。又如《素问·阴阳应象大论》说"人有五脏化五气，以生喜怒悲忧恐"，《素问·疏五过论》说"暴怒伤阴，暴喜伤阳。……忧恐喜怒，五脏空虚，血气离守"，说明情志是人们正常的对外界刺激的反应，而如果情志失调，则容易损伤脏腑气血，引起疾病，影响人体的健康。因此《素问·阴阳应象大论》提出了主动调控七情的原则和方法"怒伤肝，悲胜怒……喜伤心，恐胜喜……"，金元时期名医张子和据此提出"悲可以制怒，以怆恻苦楚之言感之；喜可以治悲，以虚浪戏狎之言娱之……"，此即为"调节情志，适度疏泄"的养生保健方法。

第四是运动养生

运动养生，是指运用传统运动健身方式进行锻炼，以活动形体、调节气息、静心宁神来畅达经络、疏通气血、和调脏腑，达到增强体质、益寿延年目的养生方法，又称为传统健身术。中医的传统健身术强调意念（即心意）、呼吸（即气息）和形体运动的配合，即意守、调息、调形的统一。意守即调神，指心意、意念专注，调息指呼吸调节，调形指形体运动，统一是指三者之间的协调配合。运动养生，由于是通过外练筋骨皮、内练精气神，达到活动形体、畅通气血与经络、和调精气和脏腑的目的，因此其养生保健的价值是确切的。

传统健身术有动功和静功之分，前者如太极拳、五禽戏、易筋经、八段锦等，后者像六字诀、放松功、内养功等。譬如"五禽戏"是由东汉末年神医华佗在前人基础上创编，通过模仿虎、鹿、熊、猿和鸟五种禽兽动物的动作和神态，达到防病治病、延年益寿的健身方法。五禽戏中，虎戏能使周身骨骼强健，精力旺盛；鹿戏能引伸筋脉、肌腱，强壮体力，调和气血；熊戏能加强脾胃功能，促进饮食消化，帮助睡眠；猿戏可防治健忘和心脑血管疾病；鸟戏可提高肺呼吸功能，延缓皮肤衰老。又如"六字诀"，又称"六字气诀"，是以调息为主，同时配合"嘘、呵、呼、呬、吹、嘻"六个字独特的吐音方法，并辅以精神情志调摄和简捷的肢体运动的健身方法。六字诀历史久远，流传广泛，由南朝医药学家、养生家陶弘景创始，历代医学家或养生家也从不同的角度对其进行了补充与完善，其中健身气功六字诀是在对传统六字诀进行挖掘整理的基础上，运用相关现代科学理论与方法编创而成。研究发现，六字诀可调整肝、心、脾、胃、肾、三焦等脏腑及全身的气机，起到内调脏腑、外壮筋骨、强身健体、养生康复的作用，同时可用于肝炎、心脏病、肾结石、青光眼及高血压、低血压、肠胃炎、气管炎等病症的辅助治疗。

第五是药物养生

药物养生法，指运用中药来达到强健身体、防治疾病、延年益寿的养生保健方法。

中医认为，健康长寿的基本条件在于先天禀赋强盛与后天营养充足。由于肾脏为人体的先天之本、生命之根，脾胃为人体的后天之本、气血生化之源，肾脏与脾脏是相互依赖、相互配合、相互促进的关系，脾健肾壮，气血才能化源无穷，五脏得其充养，神气乃生，身体康健，延年益寿。因此药物养生保健，多立足于固护先天、后天，即以补肾、健脾为基础。另外，药物养生保健并非一味滋补，而要根据具体情况而定，体质虚弱者如属气虚、血虚可以适当使用补气、补血的药物、方剂，体壮有邪者如属实热、痰湿则要适当地使用攻泻实热、祛除痰湿的药物、方剂。同时生活中所见纯虚无实者较少，更多见的往往是虚实夹杂，所以应补泻兼施为主，如心气虚者多兼血瘀，故在使用补心气虚药物的同时，要兼用活血药物。

第六是经络养生

经络养生，是指通过刺激、锻炼人体经络与穴位，使得经络畅通，气血顺畅，阴阳平衡，脏腑强健，从而达到祛病强身、健康长寿目的的养生方法。中医学中独具特色的针刺、耳针、艾灸、拔罐、刮痧、推拿按摩、穴位贴敷以及包括养生气功、导引术在内的传统健身功法等方法和措施，都属于经络养生的范畴。

譬如足三里穴属于胃经，有调理上中下三焦、强壮中焦脾胃、补中益气等作用。研究证实，经常艾灸或按摩该穴位有增进食欲、帮助消化、增强体力与肌力、消除或改善疲劳、减少疾病、预防衰老等功效。像养生谚语就指出："要想身体安，三里常不干""常灸足三里，虽非彭祖寿，应亦与孙齐"，意思是说由于经常用艾灸足三里穴位，局部皮肤都是潮湿的，而其确有保健康、促长寿的养生价值，即使寿命不能如彭祖一般，也应该像孙思邈那样。

养生保健在日常应用的注意事项

养生保健在日常生活中应用，应注意以下三方面事项。

首先是多法综合、辨证养生

中医理论指导下的养生保健方法众多，有着广泛的群众基础，如太极拳作为一种养生方法，已经风靡国内外；药酒、药茶、膏方、菜肴等食疗药膳，以及针灸、中药、气功等调养身体的方法，已经受到国内外养生爱好者的高度重视和普遍采用。然而，养生保健是一项系统工程，并非一功一法、一招一式就能实现，而是要针对人体生理病理的状况，采取多种调养方法，进行因时、因地、因人灵活、辨证地施养，才能达到健康长寿的目的。因此，养生保健既包括生活起居养生、饮食药膳养生、精神情志养生、运动健身养生、药物养生、针灸养生、按摩养生、气功养生、文化娱乐养生等养生保健的具体方法，亦包括季节、节气、昼夜尤其是"24节气"等不同时间的养生保健，年龄、性别、体质、职业等特别是"体质"不同人群的养生保健，以及山地、高原、平原、盆地、海滨、海岛等不同地域的养生保健等养生保健的灵活运用。切忌千人一法、四时一食，而是针对养生者各自的不同体质类型、亚健康状态或疾病证候特点，有的放矢，多法联用，综合调养。

其次是整体协调、中和适度

中医认为人与自然环境、社会环境以及人体内部之间协调统一，互相之间存在着密切的关系；同时认为人之所以能够健康长寿关键在于阴阳平衡、中正和谐。因此养生保健必须整体协调，人与自然要和谐，人与社会要和谐，人体内部也要和谐，同时还要中和适度，其根本宗旨就是维护人体的中和状态，务使人体体内阴阳平衡，中正冲和，以达可健康长寿的养生目的。如保持良好的情绪，避免七情过极以及节制饮食、节欲保精、形劳而不倦等，都体现了这种思想。《黄帝内经》的《灵枢·本神》即谓："智者之养生也，必顺四时而适寒暑，和喜怒而安居处，节阴阳而调刚柔。如是则僻邪不至，长生久视。"是说智者养生，在外必定要顺应自然四时阴阳而适应寒暑气候的自然环境，在内则要调和人之喜怒情志的各种变化，安适人之生活居处的社会环境，调节体内气血阴阳，使其阴阳平和，气血和顺。这样，病邪就不会侵袭人体，也就能达到健康长寿的养生目的。唐代养生家、医药学家孙思邈《千金要方》提出："惟无多无少者，几于道矣。"说明养生的关键在于遵循自然及生命过程的变化规律，务必达到和谐中和的状态。

第三是贯穿一生、持之以恒

人的健康长寿，非一朝一夕就能完成。养生保健不仅仅是中老年的事，而是要自妊娠于母体之始，直至耄耋老年，每个年龄阶段都要践行，需要贯穿一生，同时必须勤而行之，持之以恒。养生保健是全寿命周期的事情，要伴随人的一生一世、一言一行。《黄帝内经》的《素问·刺法论》《素问·四气调神大论》强调"道贵常存""道者，圣人行之"，都说明养生之道贵在日常践行，持之以恒。后世养生家都宗《内经》养生必须持之以恒的原则。如东晋医药学家、养生家葛洪《抱朴子内篇》说："故治身养性，务谨其细，不可以小益为不平而不修，不可以小损为无伤而不防。"认为养生应从点滴做起，日积月累，才能受益。他还认为那些未能臻于健康长寿的人，大都是因为对养生之道"闻之者不信，信之者不为，为之者不终"，阐发了持之以恒的原则。唐代医药学家、养生家孙思邈则要求人们把养生措施化为自己的生活习惯，做到"习以成性"。这种寓养生于日常生活中的思想是很可贵的，对于现代社会如何在广大人群中普及和践行养生措施仍具有指导意义。

下 篇

24 节气养生保健

春雨惊春清谷天，

夏满芒夏暑相边。

秋处露秋寒霜降，

冬雪雪冬小大寒。

春季及其所属节气的养生保健

春季即春三月，包括中国农历的正月、二月、三月的三个月，按节气则指自立春之日开始、至立夏前一日为止的三个月，包括立春、雨水、惊蛰、春分、清明、谷雨共六个节气。

《黄帝内经》的《素问·四气调神大论》说："春三月，此谓发陈。天地俱生，万物以荣。……此春气之应，养生之道也。"也就是说，春季为春夏秋冬四时之首季，是万象更新之始。从过去一年的冬至之日起自然界阳气开始初生，经历小寒、大寒两个节气，就此迎来了春天的第一个日子，新的一年由此启程。春季的三个月谓之"发陈"，此时天地自然界阳气生发，万物因此复苏，天地间焕然一新，万物的姿容得以陈现。春季自然界阳气逐渐旺盛，气温也逐渐升高，气候渐次转暖，天地间一切生物皆禀受此阳气而萌生，万物生机盎然，呈现出一派欣欣向荣的景象。春季是自然界阳气生发之时，天人相应，春季亦是人体阳气生发之时，按中医五行学说的理论，春季与人体的肝脏均属"木"行，木主"生发"，故春季也是人体肝脏功能调畅之际。因此春季养生即应保养此"生发"之气。

根据《内经》等中医著作春季养生的理论，目前春季养生人们宜从以下四个方面着手进行。

首先是精神情志养生

精神愉悦，促肝生发：《内经》的《四气调神大论》要求"以使志生，生而勿杀，予而勿夺，赏而勿罚"，即在春季要适应春生的特点调摄精神情志，保持愉悦、舒畅的情绪，避免恼怒等不良情志，少有刑罚之念，学会给予，即使别人有错，也不应该在春天清算旧账，促进人们肝气的生发、调畅。

户外活动，陶冶性情：春天阳光明媚，风和日丽，鸟语花香，自然界一派生发之气，此时人们应多在户外活动，踏青赏景，陶冶性情，使自己的精神情志与春阳生发协调一致。切忌独居、默坐，免生郁结之气，妨碍肝气的舒发。另外，春季踏青赏景也可抒发人们冬季郁结的情志。如元代养生家、医药学家丘处机《摄生消息论》提出："春日融和，当眺园林亭阁，虚敞之处，用摅滞怀，以畅生气。不可兀坐，以生抑郁。"

其次是生活起居养生

早卧早起，预防春困："春眠不觉晓"，许多人在春天，感到觉总也睡不够，白天也时常昏昏欲睡、精神不振，这种现象叫"春困"。改善"春困"不适，一要保证睡眠：早卧早起，晚上早点睡觉，早上比起冬天来说要早点起床，每天保证6~8小时的睡眠，养精蓄锐，以适应春天活动较多的需要。二要运动锻炼：积极参加运动锻炼和户外活动，中医讲"动则生阳"，运动锻炼，可使阳气旺盛，气血运行流畅，精神饱满，有效改善"春困"。三要注意饮食：适当增加营养，给人体提供活动增多的给养，可多吃一些富含优质蛋白、易消化的食物，如瘦肉、鱼虾、豆制品、奶制品等即为最佳食物。同时适度食"辛"，如韭菜、洋葱、香椿等辛香蔬菜，可使肝气生发，改善"春困"不适。

防风御寒，预防疾病：由于冬季人们长期在室内度过，在春季对外界的适应能力即会下降，难以抵挡初春忽冷忽热的多变气候，加上春季人的毛孔腠理初开，易于感受病邪。《内经》讲春天"发陈"，也指多年的旧病到春天会复发。因此春天是很多疾病暴发的季节。所以，春季养生应特别重视"春捂"，防风御寒，预防疾病。如民间就有"二月休把棉衣撇，三月还有梨花雪""吃了端午粽，再把棉衣送"等养生箴言，清代养生家曹庭栋《老老恒言》也说："春冻未泮，下体宁过于暖，上体无妨略减，所以养阳之生气。"早春从棉衣换到毛衣或者夹衣不要匆忙，要根据天气的变化，随热随减，一件一件地减，此外被褥也不应该马上减薄，以符合"春捂"的养生之道。

第三是饮食养生

减酸增甘，不可大补：因为春季、肝脏均属五行的"木"行，同气相求，春季人体肝脏功能即肝气常常偏旺，肝脏强盛会伤害属"土"的脾脏，为了避免肝脏过强克伐脾胃而引起脾胃病，所以应减少助肝的酸味食物而增加补脾胃的甘味食物。如谷米、红薯、土豆、山药、鸡蛋、鸭蛋、鸡肉、鸭肉、牛肉、瘦猪肉、鲜鱼、花生、芝麻、红枣、栗子、蜂蜜、胡萝卜、菜花、大白菜、蘑菇等均为春季适宜的甘味食物。而像西红柿、橙子、山楂、柠檬、石榴、橄榄等酸性食物，在春季食用时则要适可而止。

春主生发，不宜大补，尤其是不可多用大辛大热，如人参、鹿茸、附子等益气助阳的补药，少饮高度数白酒、少食羊肉，以免助阳生热生火。同时，春季也不可过早贪吃冷饮等寒凉食品，以免伤胃损阳而影响脾胃的消化功能。

多吃蔬菜，慎食发物：春季尤其是初春要多吃有生发作用的蔬菜，如香椿、韭菜、荠菜、芹菜等辛香发散，或春笋、姜芽、豆芽、豆苗等"种生"芽菜。"蔬"字上面是个草字头，下面是个疏通的疏，春季在饮食上强调多吃一些有生发作用的蔬菜，就是为了促进肝气生发而有助于气血向外走、气血旺盛、脏腑功能强健。

春季"发陈"，万物复苏，一些宿疾旧病如高血压病、哮喘病、皮肤病及过敏性疾病等容易在此时复发。所以在春季，应慎食发物。"发物"，指具有刺激性或含有异体蛋白，容易诱发某些疾病尤其是旧病宿疾的食物。一般认为，羊肉、公鸡与韭菜、香菜、茴香、大葱、生姜、白酒等味辛性热之物，以及鸡肉、蛋类、猪头肉、鱼、虾、蟹等对人体而言为异体蛋白的食物均属发物，均需谨慎食用。

第四是运动养生

春季宜动，促阳生发：中医整体观念认为春季与人体肝脏相应，肝藏血、主筋，与人体运动有密切关系。通过运动锻炼，使体内的阳气慢慢抒发出来，以发挥畅达经络、疏通气血、和调脏腑、增进健康的养生目的。春季运动，有助人体阳气的生发，改善机体新陈代谢，调和气血，增强血液循环和心肺功能，调节中枢神经系统功能，提高思维能力，并使下肢力量增强，筋骨更加灵活。

春属少阳，适度运动：春天自然界和人体都是阳气刚刚生发，一般叫"少阳"，就是阳气已经生发却还没有旺盛，而阳是主动的，因此春季宜于运动，但应该是适度运动。春属少阳，适度运动，适宜做一些节奏和缓的运动，具体可根据个人自身身体状况选择适宜的运动项目，如散步、慢跑、放风筝、打太极拳、健身术、春游踏青以及不太剧烈的球类运动等，将身心融入大自然之中，天人合一，修身养性，强健身体。如《素问·四气调神大论》所谓："夜卧早起，广步于庭"即是。清代医学家石成金也说："三春月乃万物发生之时，频宜步行，以和四肢，不可郁郁久坐也。"

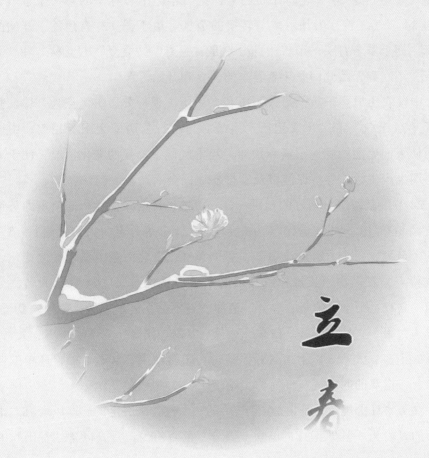

京中正月七日立春

唐·罗隐

一二三四五六七，万木生芽是今日。

远天归雁拂云飞，近水游鱼迸冰出。

立春

立 春 节 气

立春节气的那些事儿

时令与含义

24 节气在公立、阳历上的时间基本是固定不变的。每年 2 月 4 日前后，太阳运行到达黄经 315°，交于"立春"节气。

"立春"是 24 节气的开局之笔，是一年之中和春季的第一个节气，位居 24 节气之首，为预示季节转换的节气。由于"立"有建始、开始的意思，四个季节打头的节气由此分别是"立春""立夏""立秋"和"立冬"，"立春"因此即意味着春季的建立和开始。

中国农历属阴阳历，集太阴历和太阳历（现行公历）优点为一体，独创了"24 节气"和"干支纪历"系统。与现行公历即太阳历相比，中国农历使人们更能精确地了解和预知一年中气候、物候的变化情况，便于人们协调生产生活、养生保健以及安排各项社会活动。

24 节气就像等分切好的糕饼一样，将地球环绕太阳运行的轨道即黄道（黄经 360°），以春分节气为 0 点分为 24 个等分点，太阳每运行 15°为一个节气，每个月有两个节气，每个节气以专名命之，蕴含气候变化、物候特点、农作物生长规律以及田园景致等特殊意义。24 节气的名称分别为：立春、雨水、惊蛰、春分、清明、谷雨、立夏、小满、芒种、夏至、小暑、大暑、立秋、处暑、白露、秋分、寒露、霜降、立冬、小雪、大雪、冬至、小寒、大寒。以上节气顺序演进，寒暑往来，从不走样，逢单的叫"节"，逢双的叫"气"，简称"中气"，二者合称"节气"。

农历的月份规定，是由 24 节气中的"中气"来决定的。即以含有"雨水"的月份为一月即正月，以含"春分"的月份为二月，以含"谷雨"的月份为三月，……依此类推至以含"大寒"的月份为十二月即腊月。这样规定就使每个月份都符合一年的季节变化。不过现在为了方便记忆，用阳历、公立的月份与24节气对应：

> 一月小寒接大寒，二月立春雨水连，惊蛰春分在三月，
>
> 清明谷雨四月天，五月立夏和小满，六月芒种夏至连，
>
> 七月小暑和大暑，立秋处暑八月间，九月白露接秋分，
>
> 寒露霜降十月全，立冬小雪十一月，大雪冬至迎新年。

"立春"作为节气，早在战国时期就已确立，如《吕氏春秋·十二月纪》中就有记载，但那时唯有"四立"，即"立春""立夏""立秋"和"立冬"，"双分"，即"春分"与"秋分"，以及"双至"，即"夏至"与"冬至"，这就是所谓的"四时八节"，这八个节气是24节气中最重要的节气，将一年清晰地划分为四时，即四季。之后承袭于战国、成书于两汉的《礼记·月令》和西汉刘安所著《淮南子·天文训》，始有24节气全满员的记载。

物候与气候

"立春"时节，自然界阳气生发，天气由寒转暖，万物因此复苏。中国古代，规定以五日为候，三候为气，六气为时，四时为岁，因此一年24节气便衍生出七十二候。立春节气的十五天分为三候："一候东风解冻，二候蛰虫始振，三候鱼陟负冰。""陟"，音zhì，登高的意思。以上是说，立春五日后，东风送暖，大地开始解冻，解冻之后冻痕消融于水中；再过五日，蛰居土中冬眠的昆虫慢慢开始苏醒，苏醒却动摇未出；再有五日，河冰开始溶化，鱼儿开始到水面上游动，此时水面上还有没完全溶解的碎冰片，如同被鱼儿托负着一样浮在水面。

晚唐诗人罗隐《京中正月七日立春》吟道："一二三四五六七，万木生芽是今日。远天归雁拂云飞，近水游鱼迸冰出。"诗人通过万树发芽、鸿雁北归、游鱼腾跃，生动地描绘出立春之后春光降临、春天一派生机勃发的景象。尤其诗中首先连用七个数字，既暗寓正月初七是立春之日，又表达了作者好像在扳着指头计数，盼望和欢呼立春之日到来的热切心情。

俗话说"花木管时令"，立春为春季的开始，气候温暖，鸟语花香，相应的花信是为"一候迎春，二候樱桃，三候望春"。

立春时节阳热生发，而阴寒却未尽除，自然界正处于阴退阳长、寒去热来的转折时期，所谓"春天的天孩儿的脸，说变就变"，天气乍暖还寒，气温忽高忽低，气压变化较大，气候仍以风寒为主。阴气和阳气进行交流的时候，便会出现风，尤其初春，更是多风，此时在我国北方地区，冷空气还占据着主导地位，甚至有的年份还会有强冷空气向南侵袭，造成全国较大范围的雨雪、大风和降温天气。

传统的习俗

常言道"一年之计在于春"，而"立春"又是春季的第一个节气，因此自古至今，立春不仅仅是一个古老的节气，同时也是一个重要的节日，它不但包含劝诫春耕的重要内容，而且蕴藏着人们祈求五谷丰登、万事如意的美好愿望。我国在汉代之前历法曾多次变革，那时曾将节气中的立春这一天定为"春节"，意思是说春天从此开始了。这种习惯曾延续了2000 多年，直到1913 年，当时的中华民国政府正式规定，明确每年的农历正月初一为春节。此后的立春日，仅作为 24 节气之一存在并传承至今。

"立春"这一天历来就有"迎春""打春"和"咬春"的传统习俗。

"迎春"是立春节气的重要活动，自周朝就已出现，至汉代开始固定下来。《礼记·月令》记载"立春日，东郊迎春气"，是说天子要在立春之前三天斋戒，立春之日，亲率三公、九卿、诸侯大夫，到东郊举行迎春大典，祭祀春神青帝句（音 gōu）芒。后来迎春的活动逐渐演变为国家的祀典和民间的挂春幡、贴春联的习俗，是人们对美好未来的期盼，希望立春之后的新年万事大吉。

"打春"亦称"鞭春"，即打春牛，是在立春日用黄土造土牛并鞭打之，意为鞭策耕牛，体现了人们对五谷丰登的美好期盼。据考证，宋朝开始即有鞭春的习俗，宋仁宗还颁布了《土牛经》，明清时期兴盛打春，直至民国之前各地仍有打春牛的习俗。泥塑春牛身高一般为四尺，象征四季，长八尺，象征八节气，指春秋时代最早出现的春分、秋分、冬至、夏至、立春、立夏、立秋、立冬八个节气，尾长一尺二寸，象征十二月，有的还在牛身上施以青、赤、黄、白、黑五色，立春日鞭打土牛至泥块碎裂，即谓之"鞭春牛"。"立春鞭春牛"此后在民间又演变成立春前后张贴春牛图的习俗。春牛图是年画的一种，有一儿童装扮的春神青帝句芒，手持柳条，或立牛侧，或随牛后，或骑牛背，陕西的春牛图还有天下大吉、天下太平的字样。

"咬春"主要是吃春饼、春盘、咬萝卜的习俗，有迎接新春，期盼新年生活美满的意味。唐代《四时宝镜》记载："立春日命以芦菔（萝卜）、芹芽为春盘，相馈贶。"《明宫史·饮食好尚》曾说："立春之时无贵贱皆嚼萝卜名曰'咬春'。"清代《燕京岁时记》也说："是日，富家多食春饼，妇女等多买萝卜而食之，曰'咬春'。"因为萝卜味辛辣，古人取"咬得草根，百事可做"之寓意，人们期望新的一年万事顺意。春饼亦称春盘，现在也叫春卷，一般是用面粉加水和面烙成薄饼，以豆芽、韭黄或韭菜、粉丝、鸡蛋等一同放入锅中炒熟，或是酌情加入肉丝、蛋皮丝、豆腐丝等，做成合菜，用面饼包卷着合菜食用。有的地区认为，吃了春饼和其中包卷的各种素菜、肉菜，可使农苗兴旺、六畜苗壮。有的地区认为，吃了包卷芹菜、韭菜的春饼，会使人们更加勤（芹）劳、生命更加长久（韭）。吃春饼还讲究将菜包起来，从头吃到尾，意寓"有头有尾""善始善终"的好意头。

由于萝卜味辛、春卷包卷的蔬菜味辛甘，有疏通发散、通气升阳的作用，因此在立春及立春之后经常吃萝卜、食用春卷除有民俗文化价值之外，更有疏通肝气、助阳生发，促进人们适应春天"因时养生"的保健价值。

立春节气的养生保健

天人相应，春季是人体阳气生发之时，而春季应于肝脏。因此整个春季包括"立春"前后以及立春节气之后的时段，人们的养生保健应注意保养生发之阳气与主时的肝脏。

生活起居养生

生活作息方面，要遵照《内经》春季作息的要求，即"春三月，……，夜卧早起，……养生之道也"，做到"晚睡早起，与日俱兴"，如养生谚语即说"立春雨水到，早起晚睡觉"。晚睡是为了适应春季人体活动增多的需要，早起是为了顺应人体阳气的生发之性，但晚睡一般不能超过23点，起床时间可比冬季稍微早一些，以适应春季人体阳气生发的变化。

养生谚语说："春捂秋冻，百病难碰"。立春后的一段时间里，天气乍暖还寒，气温忽高忽低，因此穿衣着装上防风避寒、保暖护阳应是此时养生的重点。"春捂"一般是指日平均气温未达到10℃的时期尤其是初春，人们特别是北方地区生活的人们更要特别注意，"捂"的重点应是头背、胃腹和下肢等部位。因为头部为"诸阳之会"，是人体阳气的汇集之处；背部有人体预防外邪侵袭的第一道防线"足太阳膀胱经"和包括心肺等脏器的穴位；脘腹部有号称人体"后天之本"的脾胃等脏器；人体下部阳气不足，如养生谚语说"寒从脚起，湿从下入"，即寒邪易于从下肢、下部产生。所以立春之后、初春期间，人们不宜顿去棉服，换装不可骤减，衣服不要过于单薄，如避免突然撤去帽子、围巾，可预防风寒外邪侵袭头背部，避免头痛身痛、伤风感冒等病证的发生。坚持穿打底衫，避免露腹、露脐，可预防风寒外邪侵袭胃腹部，避免消化不良、胃腹疼痛乃至拉稀腹泻等病证的发生。穿衣"下厚上薄"，避免赤足、下肢过于单薄，尤其是爱美女性不要过早地换上轻薄的裙装，否则裸露的脚趾、踝关节、膝关节极易感受风寒病邪，致使下肢酸胀沉重、关节僵直疼痛、走路酸胀疼痛等，严重的还可引起关节痹病、心血管疾病和各种妇科病。

精神情志养生

立春等春季各个节气的养生保健，人们都要顺应春天自然界阳气生发、万物始生的特点，注意保护自己的阳气，着眼于一个"生"字。中医五行学说认为，自然界的春季属木，与人体的肝脏相应。木有无拘无束地发芽生长的特性，肝脏有无拘无束地生发调达的特性。所以立春等节气在精神情志养生方面，人们要力戒暴怒，更忌情怀忧郁，要做到心胸开阔、乐观向上，保持恬静愉悦的好心态，尽情地疏泄自己的情志。同时人们要充分利用、珍惜春季大自然"发陈"之时，借自然界阳气上升，万物萌生，人体新陈代谢旺盛之机，通过适当的养生保健方法，如经常吃一些辛甘发散的食物，或是约上亲朋好友到郊外踏青，进一步促进人体肝脏调达，情志舒畅，阳气宣达，从而达到促进人体气血运行、代谢功能旺盛的养生保健目的。

饮食养生

饮食养生方面首先要考虑春季阳气生发的特点，宜食辛味发散与甘味补益之品，而不宜食味酸收敛之味。在五脏与五味的关系中，由于酸味入肝脏，具收敛之性，因此春季食酸收之味不利于阳气的生发和肝气的疏泄。饮食养生上其次还要投其脏腑所好，如明代医家李中梓指出"违其性故苦，遂其性故欲。欲者，是本脏之神所好也，即补也。苦者是本脏之神所恶也，即泻也。"所以说春季调养肝脏要"投肝所好"。明确了上述两种关系，立春节气之后人们就要有目的地选择一些辛味疏肝理气与甘味养肝补血的中药、药食两用物品和食材，中药、药食两用物品如郁金、元胡、川楝子、玫瑰花与制何首乌、丹参、白芍、当归、枸杞子、红枣、桂圆，食材像香菜、韭菜、洋葱、芥菜、白萝卜、猪肉、动物肝脏，组成食疗、药膳方，可使人体肝气调畅、肝血充沛，可更好地促进人体阳气的生发。

春天里所有的植物都生发出鲜绿的嫩芽，可以食用的春芽有很多，如春笋、香椿芽、黄豆芽、绿豆芽、蒜苗、豆苗、香菜、莴苣等。孔子说"不时，不食"，意思是说，不是这个季节的食物就不去吃它。中医养生宝典《黄帝内经》也说要"食岁谷"，就是说要吃时令食物。毫无疑问，春芽应该是立春前后初春季节的应季美食了。由于春芽有生发的特性，可使人体阳气得到生发、肝气得以疏通调畅，因此立春节气后的初春时节常食芽菜，有顺应自然、天人合一、充沛气血、振奋精神的养生保健价值。根据近代西医学研究，具有益寿延年功效的10种食品中，排在第一位的是黄豆及黄豆芽，排在第六位的是绿豆和绿豆芽。流行的韩餐、日式料理中也少不了豆芽这种食材。这是因为豆芽中含有大量的抗酸性物质，可起到很好的防老化作用。所有豆芽中，黄豆芽的营养价值最高。黄豆芽的蛋白质利用率要比黄豆高 10% 左右，另外，发芽过程中由于酶的作用，更多的钙、磷、铁、锌等矿物质元素可以释放出来。研究证明，黄豆发芽后，胡萝卜素可增加 1 ~ 2 倍，维生素 B_2 增加 2 ~ 4 倍，维生素 B_{12} 是黄豆的 10 倍，维生素 E 是大豆的 2 倍，尼克酸增加 2 倍多。此外，还有一种叫天门冬氨酸的物质亦成倍增加，其可作为 K^+、Mg^+ 离子的载体向心肌输送电解质，从而改善心肌收缩功能，同时降低氧消耗，在冠状动脉循环障碍缺氧时，对心肌有保护作用；同时可降低血液中氮和二氧化碳的量，增强肝脏功能，消除疲劳。黄豆芽中的叶绿素能分解人体内的亚硝酸胺，进而起到预防直肠癌等多种消化道恶性肿瘤的作用。绿豆芽亦具有很高的药用价值，其不仅能降血脂和软化血管，而且中医认为绿豆芽味甘性凉，有清热解毒、通经利便的功效，主治热病烦渴、大便秘结、小便不利、酒毒、目赤肿痛、口鼻生疮等不适或病证。

运动养生

春季与人体肝脏相应，均属少阳，肝脏又主管人体运动的筋膜组织。由于"动则生阳"，运动有利于阳气的产生和运行，有利于肝脏功能的调畅和筋骨等组织的强健。因此立春节气后的整个春季均宜于适度的运动，但不宜进行运动量过大的运动项目，如踏青、散步、慢跑、太极拳、易筋经、五禽戏、健身操等即是最佳的运动方式。运动的时间以日出后、日落前最佳。运动的地点以河边湖旁、公园之中、林荫小道或乡村小路等空气清新之处为好。运动以神清气爽、微有汗出为度，避免运动后气喘吁吁、大汗淋漓，否则易于损耗阳气，反而适得其反，对养生不利。

立春节气之后的导引养生，可选用由陈抟老祖编创，张明亮、代金刚整理的"立春叠掌按髀式功法"。

"叠掌"即两手相叠、相覆；"髀"指大腿，"按髀"即按压大腿。本功法是通过耸肩向上与两掌按髀即按压大腿向下的动作，使身体上下呈现对拔拉伸，状如汉字"立"的样子。立春叠掌按髀式功法，可使人体气血处于"开"与"升"的状态，应和了春属木、主生发的春季养生保健特点，所以成为立春节气的养生导引术。

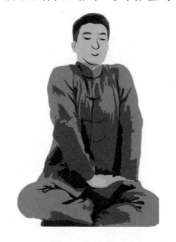 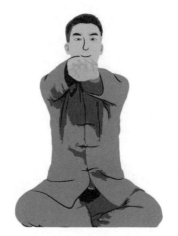

立春叠掌按髀式功法一　　　　　　立春叠掌按髀式功法二

练功姿势

取盘坐或正坐姿势，两手自然覆按于两膝关节。

练功方法

一式：两臂由体前抬至与肩相平，掌心相对，指尖向前，两臂平行。

二式：两臂内旋，转掌心向下，两掌顺势相叠，左手在下，右手在上，指尖向前。

三式：屈肘收臂，两掌收至左胸前，继而掌根下按，两肩微耸，臂肘微伸。

四式：头颈缓慢向右侧转动至极限，稍停，再缓慢转向正前方，松肩松臂，全身放松。

五式：两掌分开，两臂左右45°侧伸，至与肩相平，掌心向下。

六式：沉肩坠肘，松腕舒指，下落还原，两手覆按两膝，目视前下方。对侧练习，动作同上，左右方向相反，左右各做一次为一遍，共做三遍。

保健功效

立春叠掌按髀式功法，具有生发阳气、调和气血、增强体质以及抵御风邪侵害之功，可保人与春天自然之气相和谐，身体健康。

此外，经常习练此功法，可加强头、颈、肩、臂部筋骨、肌肉功能，有预防和治疗多种颈、肩与臂部疾患和不适的功效。同时，可帮助放松肩、臂和背部肌肉神经，有美化颈项部线条，促使颈项修长的作用。

疾病预防

初春时节，天气由寒转暖，多风干燥，万物生发，各种致病的细菌、病毒随之生长繁殖，加上春季人体阳气始生而尚未强壮，毛孔腠理初开而正气易虚，因此易于感受外邪，所以西医所说的流行性感冒、流行性脑脊髓膜炎、麻疹、腮腺炎、猩红热、肺炎等病症即中医所谓"温病""春温"也多有发生和流行。

立春节气后的初春时节，为避免春季"温病""春温"的发生，首先要避免传染源，少接触病患者，少去人群聚焦的公共场所。其次要常开窗，使室内空气流通，保持空气清新。第三，要加强体育锻炼，强健身体，亦可选用补气强体的食疗药膳，如黄芪杞菊茶，提高机体的防御抗病能力。第四，《内经》认为："冬伤于寒，春必温病""冬不藏精，春必病温。"清代温病学家雷少逸《时病论》指出："春温之病，因于冬受微寒，伏于肌肤而不即发，或因冬不藏精，伏于少阴而不即发，皆待来春加感外寒，触动伏气乃发焉。"是说温病的发生与冬天感受寒邪和冬天不"藏"精有关。因此，春天要防温病、春温，亦需注意冬季的防寒保暖和冬季的养"藏"与"藏"精。具体来说，在冬天的时候，要去寒就温，穿得暖和一些，合理使用取暖设施，户外活动时不能衣着过于单薄，更不宜在户外逗留过久，避免寒邪侵袭，保持身体的温暖；要养"藏"，早睡晚起，减少各种体力的或是脑力的活动，敛藏我们的阳气；要"藏"精，避免运动过度、取暖过度、泡洗温泉过度而引起汗出过多、伤损精气，蓄藏我们的精气。

第五，根据需要，为了更好地预防"温病""春温"，亦可在中医师指导下服用金代名医刘完素的"防风通圣丸"。养生谚语有谓"有病无病，防风通圣"，河南等地区即有称防风通圣丸为"春药"的习惯。该方为表里、气血、三焦通治、通调之剂，有汗不伤表、下不伤里的保健功效。因此，初春时节服用防风通圣丸，既消解冬日的郁毒，又宣发春阳、舒畅肝气，实为春季药物养生的典范。

黄芪杞菊茶

由黄芪、枸杞子、黄菊花各10g以及冰糖少许组成；前三味洗净，放入茶壶中，加1000ml沸水冲沏，盖上盖子焖10分钟后放入冰糖调味，当茶饮用。

本方具补脾肺、养肝肾、散风邪、清燥热之功；适用于早春时节，由于气血不足、感受风燥或风温病邪所致春温出现精神不振、身体疲乏、咽干口燥、两目干涩等病证的调治，也用于气血不足之人感冒等外感病证的预防。

——摘自《生活与健康》

食疗药膳

方一：韭菜炒虾仁（《家庭食疗手册》《中国药膳大全》）

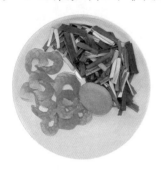

韭菜炒虾仁原辅材料

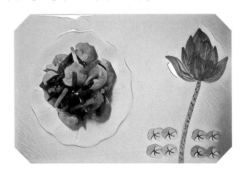

韭菜炒虾仁

[原料]韭菜250g，虾仁10个，鸡蛋1个。食盐、酱油、淀粉、花生油、麻油、淀粉各适量。

[做法与用法]韭菜摘洗干净，切3cm长段备用；鲜虾仁洗净（冷冻虾仁解冻后淋干水分）待用。先把鸡蛋打破盛入碗内，搅拌均匀加入淀粉、麻油调成全蛋淀粉糊，再把虾仁倒入拌匀。炒锅烧热倒入适量植物油，待油热后放虾仁煸炒，蛋糊凝住虾仁后放入韭菜同炒，待韭菜炒熟，放食盐、淋麻油，搅拌均匀起锅即可。佐餐食用。

[适用人群]本方功能疏肝升阳、补肾益脾。适于立春前后、正月期间食用，可使人体肝气升发、肾气脾气强健，达到精神饱满、不易疲劳、手足温暖、食欲增强、胃纳馨香的养生目的。另外，本方亦适用于肾阳不足、阳痿不举、阳虚体质之人畏寒肢冷的调治，以及老少习惯性便秘的防治。

方二：首乌猪肝片（《养生大世界》）

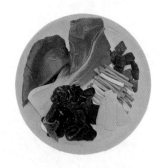 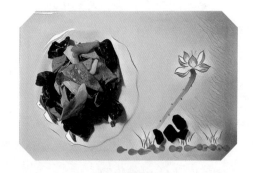

首乌猪肝片原辅材料　　　　　　　　首乌猪肝片

[原料]制何首乌10g，猪肝250g，水发木耳75g，青菜50g。葱、生姜、料酒、精盐、味精、水淀粉、植物油、清汤各适量。

[做法与用法]制何首乌，水煮煎取浓缩液；猪肝切成柳叶片，在沸水中焯一下，控净水分；葱切丝；生姜切片；水发木耳摘洗干净；青菜洗净片成片，用开水焯一下。先用料酒、味精、盐、水淀粉、制何首乌提取汁和适量的汤，兑成碗芡。再在锅内放入植物油，大火烧至七八成热，把猪肝下入油锅内过一下，熟透后倒漏勺里；锅底留油，用大火把葱丝、姜

片爆香，猪肝倒回炒锅，随即把芡汁烹入，搅拌均匀，将木耳、青菜入锅内翻炒片刻，淋入少许熟油即成。佐餐食用。

［适用人群］本方功能补益肝肾、滋养精血。适用于立春前后、正月时节食用，可使人体肝肾精血充足、肝气健旺，有改善精神不振、身疲乏力、耳鸣目暗、昼不精夜不寐等不适的养生作用。此外，本方亦适用于肝肾亏虚、精血不足引起头昏眼花、视力减退、须发早白、腰腿酸软等病证的调补。

［使用注意］动物肝脏中含有较多的胆固醇，亦属高嘌呤食物，患有严重动脉硬化、高血压、胆石症、痛风等疾病的患者，以及对胆固醇合成调节能力不足的老年人，不宜多吃本药膳。

春夜喜雨

唐·杜甫

好雨知时节，当春乃发生。
随风潜入夜，润物细无声。
野径云俱黑，江船火独明。
晓看红湿处，花重锦官城。

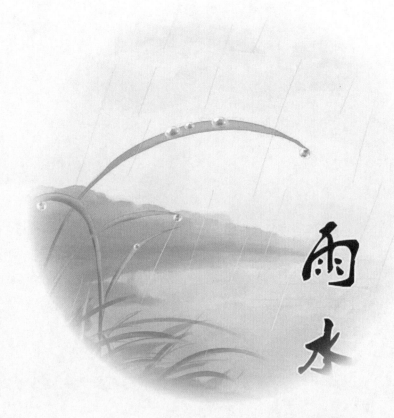

雨水

雨 水 节 气

雨水节气的那些事儿

时令与含义

"雨水"节气指太阳运行到达黄经330°，常在每年阳历的2月19日左右，是春季的第二个节气，为反映降水现象的节气，相当于正月十五元宵节前后。

雨水这个节气，不仅表示天气回暖，降水量增加，也表明雪将会逐渐减少，而雨将会渐次增多。元代吴澄所著最早的物候历法书《月令七十二候集解》指出："春始属木，然生木者必水也，故立春后继之雨水。且东风既解冻，则散而为雨矣。"是说，此时自然界阳气升动，气温回升，冰雪融化，天上降雨水，地上有流水，水活树木万物，故称"雨水"。

物候与气候

"雨水"节气之前，在24节气起源地的黄河流域，阳气虽然开始初生而仍在闭藏，天气寒冷，但见雪花纷飞，难闻雨声淅沥。雨水节气之后，自然界阳气进一步生发，气候开始暖和，同时春季打头的"立春"节气属木，根据五行运动规律，"木"者必生"水"，故立春后接着是"雨水"节气。随着雨水节气的到来，雪花纷飞、冷气浸骨的天气逐渐消失，而春风拂面、天气暖和、冰雪融化、潇潇细雨的日子正向我们走来。我国古代把雨水的十五天分为三候："一候獭祭鱼，二候鸿雁北，三候草木萌动。"意思是说，雨水节气后第一个五天，水獭开始捕鱼了，将捕到的鱼摆在岸边如同先祭后食的样子；第二个五天，鸿雁即大雁北飞；第三个五天，在润物无声的春雨中，草木响应雨水的召唤，开始抽出嫩芽。此时段相应的花信风则为"一候菜花，二候杏花，三候李花"。在雨水节气的十五天里，从"七九"后一半走到"耕牛遍地走"的"九九"开头，这意味着除了西北、东北、西南高原的大部分地区仍处在寒冬之中外，全国其他许多地区正在进行或已经完成了由冬转春的过渡，在春风阳热、雨水地湿的催促下，农村开始呈现出一派春耕的繁忙景象，春天真的到来了。

水生万物，一年之计在于春，春雨贵如油。诗圣、唐朝诗人杜甫《春夜喜雨》赞道："好雨知时节，当春乃发生。随风潜入夜，润物细无声。野径云俱黑，江船火独明。晓看红湿处，花重锦官城。"诗一开头，诗人就赞美春夜所下的雨是"好雨"，同时又描写了春雨的动态。为什么是"好雨"？因为春天是万物萌芽生长的季节，需要雨水的时候，雨就适时下起来了，这春雨伴随着和风，当夜幕降临时悄悄地、无声地、细细地下着，万物都得到了滋润，都会发荣滋长起来，反映了杜甫对春雨的赞美和美好生活的期望。另外，诗人赋予春雨以人的生命和情感，赞美春雨懂得天地客观的需要，体贴人意，知晓时节，在人们急需的时候飘然而至，催发了生机。"野径云俱黑，江船火独明"，进一步从"视觉"上描绘夜雨景色。"野径"指田野间的小路，是指地上；"云"是指天空。由于晚上正在下雨，因此浓云密布，群星潜藏，月色无光，天空和地上都是一团漆黑，正说明雨意正浓。而一片墨黑的世界里，唯有江边船上放射出一线光芒，并且显得格外明亮。最后两句是写雨后晓景，是第二天的事。天明雨霁，整个成都城都是耀眼的繁花，花朵沉甸甸地抬不起头来，令人目不暇接，心旷神怡。

雨水节气是降雨的开始，从此之后大地春回，渐渐又开始呈现出一派欣欣向荣的景象，处处充满了生机。雨水时节不仅表征降雨的开始及雨量的增多，由于自然界阳气进一步生发，阳盛则热，因此更表明气温的升高。雨水之后，全国大部分地区严寒多雪之时已过，许多地区正在进行或已经完成了由冬转春的过渡，开始下雨，雨量渐渐增多，气温慢慢回升，但冷空气活动仍很频繁，忽冷忽热、乍暖还寒的天气时常发生，是全年寒潮过程出现最多的节气之一，"倒春寒"现象时有发生。

传统的习俗

"雨水"节气前后，正月十五便是"元宵节"，这是春节、过大年的最后一个欢乐日，也是一年之中重要的节日。因为元宵节是新年第一个月圆夜，与七月十五的"中元"和十月十五的"下元"相对而言，又称为"上元""上元节"。相传此日亦为道教"天官"大帝圣诞，与之对应的"地官"和"水官"则分别诞生于七月十五和十月十五，在这三个"十五"里"三官"分别执掌，弄神做法，赐福、消灾、赦罪，对应了三个世俗的节日，如年画《天官赐福》即是对天官大帝的敬仰和期许。历代元宵节都有观灯的传统习俗，也称为"灯节"。元宵节同时也是一个浪漫的节日，在封建传统社会中，年轻女孩儿不允许外出自由活动，但是元宵节却可以结伴出来游玩，是一个交谊的机会，未婚男女借着赏花灯也顺便可以为自己物色心仪的对象。

"正月十五吃元宵"。"元宵"作为食品，在我国也由来已久。宋代，民间即流行一种元宵节吃的新奇食品，最早叫"浮元子"，后称"元宵"，生意人称其为"元宝"。元宵即汤圆，元宵是北方人的叫法，是摇出来的，南方人称汤圆，是包出来的，多以芝麻、豆沙、果仁、核桃仁、红枣泥、白糖、玫瑰、桂花等为馅，用糯米粉或包或摇制做出来，主要通过水煮来食用的圆形食品。元宵节家家户户要吃元宵，先敬神祭祖，然后全家共食或情人聚食，象征合家团圆和美满姻缘。元宵节是小年，过了元宵节，才算过完了年，也预示着人们即将开始投入到充满希望的新一年的工作、学习、生活之中。在老北京的传统习俗中，人们习惯在元宵节逛庙会时购买"驴打滚"品尝。驴打滚是一种豆面糕，属于清真民族风味小吃，是将熟黄米揉成团，撒上炒熟的黄豆面，再加入赤豆馅，卷成长条，撒上芝麻、桂花、白糖食用。旧时食摊售卖"驴打滚"时，随制随撒豆面，犹如毛驴就地打滚沾满黄土似的，故得此谐名。

元宵、汤圆以及驴打滚，均以糯米、黄米、黄豆、芝麻、红豆、白糖、蜂蜜等健脾益气、祛除湿邪的食物为主组成，同时还在馅料中加入玫瑰、桂花等行气开胃、帮助消化的食物，适合雨水节气的养生需求，具有一定的保健价值。但因其味甘甜，有"缓"的致病特性，易于损伤脾胃，产生痰湿，故不宜多吃、常吃。

雨水节气的养生保健

天人相应，雨水节气之后人们应该这样养生保健。

生活起居养生

养生谚语说："立春雨水到，早起晚睡觉"。春天来了，白天渐渐延长，黑夜慢慢缩短，自然界阳气渐长，而阳主躁动，阴主安静，自然界阳气生长了，人们就要顺应大自然的变化，跟着大自然的节奏来安排生活，作息方面因此即要减少睡眠的时间、增加活动尤其是户外活动的时间。另外，《内经》指出"人卧则血归于肝"，因此春季养生人们要"夜卧早起"，如晚饭莫要过饱、睡前不要喝浓茶及咖啡、睡前用热水洗脚这样一些养生保健措施均有利于夜晚肝血的蓄养，有利于一日肝气的生发，对应对春季人体阳气生发、维护健康大有裨益。

雨水节气之后自然界气温逐渐回升，但天气变化不定，冷空气活动仍然频繁，气温忽高忽低，是全年寒潮过程出现最多的时节之一，俗话所谓"倒春寒"现象频频发生。此时由于气温变化大，雨水增多，湿度增加，一方面人体皮肤腠理已经变得相对疏松、正气相对不足，对风寒等外来病邪的抵抗力有所减弱，易于感受外邪而致病；另一方面素有风湿性关节炎、类风湿关节炎、痛风性关节炎等中医所谓"痹证"的人群肢体关节疼痛易于复发。因此雨水节气之后仍然要注意防寒保暖，坚持"春捂"，不要随意减少衣物，尤其是痹证患者更应重视肩、腰、腿等部位关节的保暖。

精神情志养生

雨水节气之后天气变化不定，容易引起人的情绪波动，使人出现精神抑郁、忧思不断等不良情志，对健康造成较大影响，尤其对一些慢性身心疾病，如高血压病、溃疡病等患者更是不利。因此，雨水节气之后精神情志养生至关重要。

雨水节气的精神情志养生，首先人们要保持良好的心情，珍惜从冬到春、从寒冷到温暖的大好春光，不以外物变化而影响自己的情绪，做到恬静愉悦，心胸开阔，善待自然的变化。其次，人们要走出家门、走出自我，通过与自然亲近、与他人交流、适度运动锻炼等方式，舒畅情志，预防抑郁或恼怒等不良情志的发生。第三，亦可尝试通过练习"六字诀"等养生气功，使抑郁、忧思、恼怒等不良情志得到排解。"六字诀"是一种以吐纳调息即呼吸运动锻炼为主的养生功法，具体方法是以鼻缓缓深吸气，以口缓缓呼气，呼气时发出"嘘、呵、呼、丝、吹、嘻"六个字的不同发音口型、唇齿喉舌的不同用力，再配合吸气，吸气的同时意念中想象气体次第从鼻—咽—喉—气管—支气管—肺—腹腔运动，呼气时想象气体从腹腔—肺—支气管—气管—喉—咽—口腔运动，反复此呼吸运动，以个人承受能力为限，最好每日 30 ～ 50 次。"六字诀"既可调节不良情志，亦有增强肺功能、预防感冒、气管炎等外感疾病的作用。

饮食养生

雨水节气之后，随着降雨增多，自然界湿邪有所偏盛，而初春时节春寒料峭，湿邪一般常夹寒邪侵犯人体，此寒湿之邪往往最易困遏脾胃。同时湿邪属阴邪，黏腻重浊，难以去除，所以雨水节气之后人们应当着重养护脾胃。

雨水节气通过饮食养生养护脾胃，首先由于初春为自然界万物生发之始、人体肝气与阳气发越之季，因此应尽量少吃辛辣食品或酸味食物，以免助长肝脏功能偏盛而影响、损伤脾胃功能。其次可通过食用味甘性平稍温的食物或药食两用物品来健脾利湿，如山药、红枣、薏苡仁、扁豆、桂圆或小米、糯米、黄豆、芋头、红薯、土豆、栗子、鲫鱼、鲤鱼等可经常食用。第三宜少食生冷、黏腻等不易消化之物，像生冷瓜果、黏糕、粽子等不宜多吃，以顾护脾胃。

运动养生

随着气温的回升，雨水节气之后人们应逐渐增加户外活动的时间以加快血液循环，促进气血运行，确保阳气生发。春季运动比较适合进行节奏和缓的运动，同时以不出汗或微出汗为佳，否则大汗淋漓、气喘吁吁，会消耗津液、损伤阳气，由此正气不足，极易感受外界的风寒病邪而引起外感疾病。

雨水节气之后的导引养生，可选用张明亮、代金刚整理的"雨水昂头望月式功法"。

"昂头望月"，是指抬头上视如翘首望月、低头下视像俯首观海的动作。"昂头"与"望月"这一阴一阳、阴上阳下的动作取象实际构成了易经中的"泰"卦，可使人体气血得以运动，进而调节肝气的运行、体内气机的升降，即通过本功法的锻炼使人体达到"泰"的状态，以达天人合一、人体阳气生发的目的，因此成为雨水节气的养生导引术。

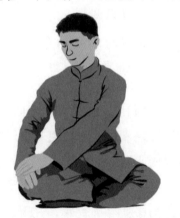 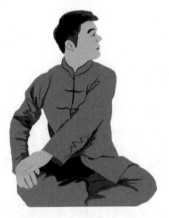

雨水昂头望月式功法一　　　　　　　　雨水昂头望月式功法二

练功姿势

取盘坐或正坐姿势，两手自然覆按于两膝关节。

练功方法

一式：左臂向左侧伸展成侧平举，掌心向下，同时头颈向左侧转动，目视指尖。

二式：左掌带动左臂向右膝划弧，轻按于右手之上，目随掌走。

三式：头颈水平向左侧缓慢转动至极限，两手及身体保持不动，目视左侧，动作略停。

四式：昂头竖项，目视左上方，动作略停，低头拔背，目视左下方，动作略停，头颈还原，目视左侧。

五式：头颈水平右转至正前方，目视前方。

六式：左掌向左上方提起，右手向右上方提起，两臂向左右45°侧伸，至与肩相平，掌心向下，目视前方，沉肩坠肘，松腕舒指，下落还原，两手覆按两膝，目视前下方。对侧练习，动作同上，左右方向相反，左右各做一次为一遍，共做三遍。

保健功效

雨水昂头望月式功法，具有促进全身尤其是手少阳三焦经、手厥阴心包经等经脉气血运行，以驱散体内冬季蕴含的风寒之气，以及防止风寒邪气内陷或春季温病发生的保健功效。

另外，经常习练此功法，通过头颈上下、左右的运动，使肩、颈、背部肌肉、筋骨得到充分的锻炼，可有效防治肩肘、颈椎疾病。

疾病预防

雨水节气的到来，虽说气温明显回升，但仍然会出现"倒春寒"，气温的骤升骤降很容易诱发多种疾病或是旧病宿疾加重，最多见的就是高血压病。中医认为，春季属木，在内与人体的肝脏相连，风邪盛行于春天。高血压病患者的基本病理机制往往就是一个肝肾阴虚、肝阳上亢的过程，是身体本身有肝阳上亢、肝风内动，在此基础上，如果加上春季的外风，与人体的内风两相呼应，许多患者感觉以前的降压药不起作用了，有的患者还有高血压病症状或病情的加重，常常会出现头晕、易怒、血压忽高忽低，甚至有可能出现脑出血和脑栓塞。预防春季高血压病加重，首先是按时按量服用降压药物。其次要调畅精神情绪，疏泄不良情志。第三是劳逸结合，保证睡眠充足，适当增加午休时间，进行适度的运动锻炼。第四是多饮水，多吃芹菜、芦蒿、菠菜、油菜等绿叶蔬菜，适度补充鱼类、鸡肉和豆制品等优质蛋白质食品，以滋阴降火，降脂减黏，达到平肝潜阳之养生目的，亦可根据需要选用菊花龙井茶、海蜇猪骨汤等药膳调理。

菊花龙井茶

由白菊花 10g、龙井茶 3g、冰糖适量组成；前两物置杯中，沸水冲泡 5 ~ 10 分钟，根据需要加入适量冰糖，化开，随喝随添水，至味淡为止。

本方具清热生津、平肝定眩之功；适用于肝火上炎型高血压引起血压偏高、头晕面红等病证的调理。

——摘自《茶饮与药酒方集萃（第 2 版）》

海蜇猪骨汤

由海蜇头 100g、猪骨头汤 500ml 以及生姜、小葱、黄酒、精盐、干生粉各适量组成；海蜇头撕成小朵，拌上黄酒、精盐和干生粉，生姜切片、小葱切葱花，锅置火上，放猪骨头汤，加生姜 3 片，煮沸，投入海蜇头，调味并撒上葱花，将沸起锅，直接食用。

本方具补益肝肾、祛风定眩、清热解毒之功；适用于阴虚阳亢型高血压引起血压偏高、头晕面红、腰膝酸软等病证的调理。

——摘自《东方食疗与保健》

食疗药膳

方一：金橘小米粥（《青岛日报》）

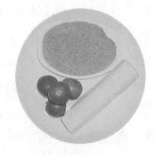

金橘小米粥原辅材料

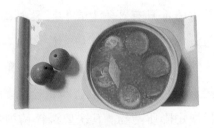

金橘小米粥

［原料］金橘20g，鲜山药100g（干品减半），小米50g。

［做法与用法］金橘洗净，切片；山药洗净，去皮，切片；小米淘洗干净。三物一同入锅内，加适量清水，用大火煮开，改用小火熬至米熟粥稠，根据个人习惯加入适量白糖调味即成。直接食用。

［适用人群］本方又名"金橘山药小米粥"，功能疏肝健脾、行气止痛、开胃消食。适用于雨水节气之后、正月时节食用，可使肝气调畅、气血运行旺盛、脾胃纳运强健，有改善情志不舒、抑郁烦躁、精神萎靡、食欲不振等不适的养生作用。另外，亦适用于肝气郁结、脾胃虚弱所致情志抑郁、头痛烦躁、胸闷腹胀、食欲不振、嗳气打嗝、大便不畅等病证的调治。

［使用注意］因牛奶中的蛋白质遇到金橘中的果酸会凝固，不易消化吸收，会产生腹胀等不适表现。因此食用金橘小米粥前后一小时不可喝牛奶。

方二：姜韭滚猪红（《东方养生》）

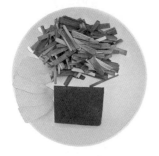

姜韭滚猪红原辅材料

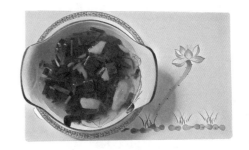

姜韭滚猪红

［原料］生姜60g，韭菜100g，猪红（即猪血）500g。精盐、麻油、胡椒粉各适量。

［做法与用法］生姜去皮后，切为大块，刀背拍裂；韭菜，洗净，切段状；猪红，洗净，切块。铁锅中加入清水1250ml，放入姜片，大火煮沸后，再加入猪红，稍熟，最后入韭菜，煮沸，调入适量精盐、麻油和胡椒粉即可。佐餐食用。

[适用人群]本方又名"拍姜韭菜滚猪红汤"，功能温补阳气、补血养血、散寒除湿。适用于雨水节气之后或春季"倒春寒"所致头痛身重、咳嗽咯痰、食欲不振、胃腹饱胀等病证的调治。

[使用注意]本方亦适用于经常处于雾霾地区或雾霾地区室外工作者的雾霾排毒。邓沂教授在本方的基础上，加上祛痰通便、排除霾毒的药食两用物品桔梗、杏仁、决明子各10g，以及减轻雾霾对人体毒害作用的橄榄油适量，组成"宣肺排毒汤"（《中国中医药报》刊登），排毒作用效果更好。

拟古·仲春遘时雨

东晋·陶渊明

仲春遘时雨，始雷发东隅。

众蛰各潜骇，草木纵横舒。

翩翩新来燕，双双入我庐。

先巢故尚在，相将还旧居。

自从分别来，门庭日荒芜。

我心固匪石，君情定何如？

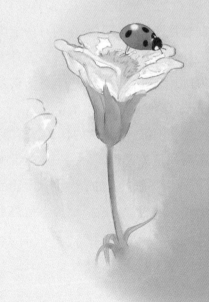

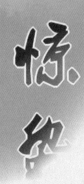

惊 蛰 节 气

惊蛰节气的那些事儿

时令与含义

"惊蛰"古称"启蛰"，是 24 节气和春季的第三个节气，亦是干支纪月"卯月"的开始，多在每年的公历 3 月 5 日前后，太阳运行到达黄经 345°，为反映自然界生物受气候变化影响而出现生长发育现象的节气。

卯月是"闰月"最多的月份，为避免一年出现两个正月岁首，若遇到闰正月时，便改成闰二月。传统上农历将一年 12 个月与中国特有的"12 地支"相配，如以"24 节气"的"冬至"所在之月为建子之月（简称子月）、以"大寒"所在之月为建丑之月（简称丑月）、以"雨水"所在之月为建寅之月（简称寅月），……以"小雪"所在之月为建亥之月（简称亥月），这就叫"月建"。汉朝承秦制，将建寅之月即"雨水"所在的月份定为岁首，由此正月为寅月、二月为卯月、三月为辰月、四月为巳月、五月为午月、六月为未月、七月为申月、八月为酉月、九月为戌月、十月为亥月、十一月为子月、十二月为丑月，这种固定的称呼一直沿用至今。

"惊蛰"的"惊"是惊醒、惊动之意，"蛰"有蛰伏的含义。"惊蛰"的含义是说昆虫入冬藏伏土中，不吃不喝，是为"蛰"，"一声春雷鸣，遍地起爬虫"，春雷始鸣，惊醒了蛰伏于地下冬眠的昆虫。如元代吴澄《月令七十二候集解》注解说："万物出乎震，震为雷，故曰惊蛰。是蛰虫惊而出走矣。"

物候与气候

惊蛰前后，自然界阳气进一步旺盛，阳既主温热，亦主躁动，所以气候暖和，蛰虫等冬眠的动物因此也会睡醒。我国古代将惊蛰节气分为三候：

"一候桃始华，二候仓庚鸣，三候鹰化为鸠"。意思是说，蛰伏了一冬的桃花开始开花，并逐渐繁盛；仓庚即黄鹂鸟感知到了春天的气息，发出了婉转悦耳的啼鸣；动物开始繁殖，鹰和鸠的繁育途径不大相同，附近的鹰开始悄悄地躲起来繁育后代，而原本蛰伏的鸠开始鸣叫求偶，古人没有看到鹰，而周围的鸠好像一下子多起来，他们就误以为是鹰变成了鸠。这个时节自然界阳气逐渐旺盛，天气转暖，雨水渐多，春雷初响，蛰伏在泥土中冬眠的各种昆虫以及冬眠的动物开始惊醒，过冬的虫卵也要开始孵化。惊蛰不仅惊醒爬虫，也惊起了蛇和蛙，龙蛇一家亲，"二月二，龙抬头"，大龙睡了一个冬天，醒来后抬头张望，山就青了，水就绿了，人们也在田野上开始活动了，有些地区已是桃花红、李花白，黄鹂鸣叫、飞燕归来的时节。惊蛰时节相应的花信风则是："一候桃花，二候棣棠，三候蔷薇"。

东晋诗人、辞赋家陶渊明《拟古·仲春遭时雨》吟道："仲春遭时雨，始雷发东隅。众蛰各潜骇，草木纵横舒。翩翩新来燕，双双入我庐。先巢故尚在，相将还旧居。自从分别来，门庭日荒芜。我心固匪石，君情定何如？"前六句诗人将惊蛰前后春回大地、大自然一片勃勃生机，描摹地栩栩如生，意思是说，仲春二月，逢上了及时雨，第一声春雷亦从东方响起，众多冬眠之蛰虫暗中皆被春雷惊醒，沾了春雨的草木枝枝叶叶纵横舒展，一双刚刚到来的燕子翩翩飞进我的屋里。"先巢故尚在，相将还旧居"，是说这双燕子是我家的老朋友，梁上旧巢依然还在，燕子一下子便寻到了旧巢，飞了进去，住了下来。"自从分别来，门庭日荒芜。我心固匪石，君情定何如"，是说自从去年分别以来，我家门庭是一天天荒芜了，我的心仍然是坚定不移，但不知您的心情究竟如何？托喻了陶渊明坚贞不渝、长期隐居的意志坚定不移。

惊蛰时节，实际上真正使冬眠动物苏醒出土、鸟雀活跃、百花开放的，并不是隆隆的雷声，而是气温回升到一定程度时土地的温度，更是动植物体内的生物钟在敲响。此时，除东北、西北地区仍处在冬季之外，全国大部分地区平均气温已上升到 0℃以上，天气已经开始转暖，雨水渐多，与其他节气相比，惊蛰时节气温的回升是全年最快的时段。"春雷响，万物长"，惊蛰时节正是大好的"九九"艳阳天，气温进一步回升，雨水逐渐增多，祖国大地到处是一派融融春意。

传统的习俗

惊蛰是中国的一个重要节气，传统上习俗很多，大都与趋避惊醒的害虫有关。惊蛰当天，在山东一些地区人们要在庭院之中生火炉烙煎饼，意为烟熏火燎灭掉害虫。在陕西一些地区人们要吃炒豆，将黄豆用盐水浸泡后放在锅中爆炒，发出噼噼啪啪之声，象征虫子在锅中受热煎熬、将死之前的蹦跳之声。在广西金秀县的瑶族，家家户户则要吃"炒虫"，"虫"炒熟后放在厅堂中，全家人围坐在一起大吃大嚼，还要边吃边喊"吃炒虫了，吃炒虫了"，其实"虫"就是玉米，是取其象征的意义。

二月二，传统上认为是龙的生日，也是土地爷的生日。旧时在龙抬头这一天，家家户户都要准备好各种祭品到土地庙祭拜龙王、土地爷，用来祈求新的一年的风调雨顺，能够让作物五谷丰登，稻谷满仓，寄托了美好的愿望与向往。"二月二"这天民间一直有"理发去旧"的传统。为孩子理发，叫"剃喜头"，借龙抬头之吉时，保佑孩子健康成长，长大后出人头地；大人理发，叫"剃龙头"，辞旧迎新，希望带来好运。譬如民谚就有"二月二，龙抬头，孩子大人要剃头""二月二剃龙头，一年都有精神头"等说法。

惊蛰时节最有代表性的习俗是"吃梨"。"梨"者"离"也，意为在害虫复苏之日，即与害虫别离，以保一年里人们不生病，身体健康，庄稼不生虫害，五谷丰登。此外，赣南、闽西一带的客家人，还有在惊蛰这天吃在热水中煮过的带毛芋头的传统习俗。

明代医学家李中梓《本草通玄》记载，梨有"生者清六腑之热，熟者滋五脏之阴"的养生保健作用。无论生吃梨或是熟食梨，于惊蛰日，都是一种寓食于节的民俗传承。春回大地，乍暖还寒，气候比较干燥，加上春季呼吸系统疾病较多，人们很容易感冒、咳嗽，而梨有润肺清心、消痰降火的功效，惊蛰前后吃梨，确实能预防感冒、支气管炎等外感疾病，明显解除咽喉干痒疼痛、咳嗽咯痰以及大便秘结等不适。芋头在热水中煮过，直接食用或剥皮后蘸糖吃，甜甜糯糯的，既美味好吃，又有健脾益胃、宽肠通便的养生保健价值，最宜惊蛰时节食用。

惊蛰节气的养生保健

天人相应，惊蛰节气之后人们应该这样养生保健。

生活起居养生

惊蛰之后，春风送暖，气温回升，到处欣欣向荣，自然界呈现出一派勃勃生机。但是，在此期间人们却感到晚上觉睡不够，白天时常昏昏欲睡、精神不振，这就叫作"春困"。"春困"不是病，它是人体生理功能随着自然气候变化而发生的一种现象。在冬季，人体的皮肤血管受到自然界寒冷气候的刺激，血流量相对减少，大脑和内脏的血流量相对增加。而进入春天后，随着气温的升高，人们皮肤的毛孔舒展，血液供应增多，而供应给大脑的血液、氧气则相应减少，于是便会出现"春困"现象。预防"春困"、改善"春困"不适，生活起居方面，首先宜早卧早起，保证一定的睡眠时间，老人应安排一定的时间午睡，每天保证 6 ~ 8 小时的睡眠，养精蓄锐，以适应春天活动较多的需要；其次还要注意居室空气的新鲜流通，增加室内氧气的含量；第三，积极参加运动锻炼和户外活动，以呼吸新鲜空气，改善大脑皮层的功能，清醒大脑，舒畅情怀，振奋精神。

春雷一声，万物苏醒。惊蛰过后，气温升高，蛰伏一冬的昆虫开始苏醒活动，人们因此要做好防灭害虫的工作。譬如，需要把环境卫生死角打扫一下，好好通通空气，晒晒太阳，在蟑螂、蚂蚁容易出没的地方，放一些八角茴香、洋葱、辣椒等，利用这些物品的刺激气味达到驱虫的目的；养花的家庭，千万别忽略花盆中的虫卵，适当的时候要杀一下虫，对人们的居住环境都很有利。又如，防止米、面生虫，可将花椒、八角茴香、生蒜瓣等用干净的纱布包裹起来，分多处装入米袋、面袋中，有确切的杀虫作用，对维护人们的身体健康十分有益。

精神情志养生

惊蛰节气之后，随着气温的进一步升高，人体肝阳之气的逐渐升动，人体阴血相对不足，常常容易发生肝火偏盛，出现头目胀痛、面红目赤、急躁易怒、血压升高等不适表现，或是原有眩晕、中风等病证加重。年轻人往往因春季阳气骤然上升，易于引动体内热气，如果控制不好自己的精神情志，则出现怕热、出汗、痤疮等不适或疾病。因此，惊蛰之后人们要重视精神情志养生，做到自我调控情绪，保持心平气和，不要大悲大喜，情志过度，学会戒躁戒怒，培养乐观开朗的性格，若有躁怒等不良情志出现，通过发泄和转移等方法使其消除，切忌妄动肝火，影响我们的健康。学习、工作之余，多些兴趣爱好，亦可栽花种草、养鱼养鸟、郊外踏青，或闭目养神，或多做深呼吸，以涵养性情，疏肝理气，使气血平和，情绪安定。

饮食养生

惊蛰节气之后，虽说气温明显升高、肝阳之气升动，但余寒仍在、肝气肝阳尚未充盛，所以在饮食上宜多吃些性温味辛的食物，如韭菜、洋葱、大蒜、香菜、生姜、小葱等，这些食物不仅可散寒助阳，而且还能抑制春季细菌、病毒的滋生。

惊蛰时节，虽有雨水，但气候仍然比较干燥，加之春季呼吸系统疾病较多，人们很容易出现口干舌燥、干咳便秘等不适，或引起感冒、咳嗽等病症。梨有养阴清燥、润肺止咳的功效，所以民间素有惊蛰吃梨养生保健的习俗。梨的吃法很多，比如直接食用，榨汁、蒸制、煮水食用，或烤后食用，特别是冰糖蒸梨对防治咳嗽具有很好的效果，而且制作简单方便，很受民众的青睐。

惊蛰之后，荠菜、苦菜、诸葛菜、蒲公英等野菜陆续上市。野菜由于吸取大自然之精华，不仅营养丰富，而且有些本身就是药材，因此适度食用对健康有益。如荠菜即是最早报春的时鲜野菜，其味甘、性平稍凉，入肝、肺、脾经，凉血止血、清热利尿，能防治多种出血性疾病，对干眼病、夜盲症、溃疡病、痢疾、肠炎等病症有较好疗效，同时有助于防治高血压、冠心病、肥胖症、糖尿病、肠癌及痔疮等现代"文明病"。荠菜既可炒食、凉拌食用，亦可做饺子、包子食用。

运动养生

惊蛰期间，气温升高，春风送暖，百花盛开，同时空气清新，空气中负离子含量极多，最宜进行室外运动健身。首先室外活动就是进行空气浴、日光浴，既能吐故纳新，吸入自然界的清气，又可普照煦阳，接受阳光雨露，由此可使气血充盛、心宁神安，以达协调阴阳、顺畅气机养生保健的目的。其次，惊蛰节气之后，自然界与人体仍然处于"少阳"状态，自然界呈现万物复苏之势，但未至强盛，人也同自然界其他生物一样，身体各脏器的功能开始逐渐强盛，但都还未恢复到最佳状态，特别是关节和肌肉还没有得到充分的舒展，因此此期宜于进行运动锻炼以强盛阳气，即所谓"动则生阳"之义，但不宜进行激烈的运动，以免动之太过、大量出汗而损失阳气，如散步、快走、慢跑、太极拳、五禽戏、八段锦、易筋经、广播操、健身操等比较和缓的运动方式就是最佳的运动方式。

惊蛰节气之后的导引养生，可选用由陈抟老祖编创，张明亮、代金刚整理的"惊蛰握固炼气式功法"。

"握固"即两手卷指握固。"炼气"是导引养生、气功锻炼的重要的方式之一。本功法要求的逆腹式呼吸方法，属于典型的"炼气"方法，吸气时，体内"先天真气"即禀赋于父母的肾气由腹部提升到胸中，而由鼻孔吸入体内的自然界清气即"后天之气"也进入胸中，此先后二天之气在胸中充分交会融合；呼气时，先后二天之气交融后的真气缓缓降回腹部丹田，交融之后产生的浊气则由口或鼻慢慢呼出体外。惊蛰握固炼气式功法，配合逆腹式呼吸的方法，先后二天之气在胸中交汇融合，可促进新陈代谢、培补先天真气、肾气，有利于心肾相交、水火既济，有养生保健、维护健康的功效，所以成为惊蛰节气的养生导引术。

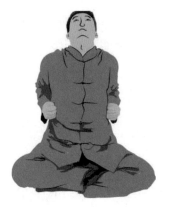 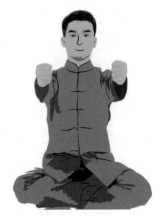

惊蛰握固炼气式功法一　　　　　　　　惊蛰握固炼气式功法二

练功姿势

取盘坐或正坐姿势，两手自然覆按于两膝关节。

练功方法

一式：两小指带动两臂向左右 45° 侧伸，至与肩相平，同时两臂内旋，小指在上，拇指在下，目视前方。

二式：拇指内屈轻抵无名指根，再将其余四指依次屈拢"握固"成拳，同时两臂外旋，屈肘收臂，置于身体两侧，拳眼向上，拳心相对，目视前方，动作略停。

三式：两肘后伸，依次收腹、扩胸、展肩，含肩缩项，提肛缩肾，目视前上方，动作略停。

四式：头颈及手臂还原，全身放松，下颌内收，百会上顶，同时两臂前伸，至与肩平，力达拳面，目视前下方，动作略停。

五式：屈肘收臂，动作还原，全身放松，重复以上动作的练习为一遍，共做三遍。

六式：两拳由小指依次伸直变掌，并带动手臂向左右 45° 侧伸，同时两臂内旋，至与肩相平，目视前方。

七式：沉肩坠肘，两臂外旋，转掌心向下，目视前方，沉肩坠肘，松腕舒指，下落还原，两手覆按两膝，目视前下方。

保健功效

握固炼气式功法，通过卷指握固、扩胸展肩、含胸拔背以及松紧交替、吐纳运气、闭气停息等一系列的动作，具有肝肺并练、调和气血、安魂固魄之功，同时促进人体新陈代谢，培补人体先天真气、肾气，有利于心肾相交、水火既济，可保人与春天自然之气相和谐，身体安康。

此外，经常习练此功法，还可增强心肺功能，锻炼肩颈背部肌肉、筋骨，改善气虚体质虚弱的状态、改善颈肩部疾患的症状。

疾病预防

惊蛰之后，除感染性疾病增多、精神性或情志方面疾病易发之外，消化性溃疡等病症也是旧病复发的常见病种。消化性溃疡主要是指发生在胃和十二指肠的慢性溃疡，有时简称溃疡病，胃酸分泌过多、幽门螺杆菌感染、长期服用解热消炎镇痛等药物是引起该病的主要病因，同时也是典型的心身疾病，也就是说溃疡病的发生和精神情绪密切相关。临床观察证实，在自然界春阳升动、人体情绪不稳的惊蛰前后，如果不注意调摄情志，加之气候冷热变化、饮食寒冷刺激等原因，致使胃肠道运动功能紊乱、分泌失调，极易引起消化性溃疡复发、病情加重。因此，原本有消化性溃疡的朋友，在惊蛰前后要重视精神情志与饮食养生，同时根据需要，选用玫瑰三炮台、砂仁鲫鱼汤等药膳，以疏肝解郁、健脾和胃，温中行气、行郁消滞，可有效防止溃疡病的旧病复发或病情加重。

玫瑰三泡台

由玫瑰花干2~3朵、佛手片、绿茶2g、带壳桂圆干2~3枚、冰糖20g组成；上述各味（桂圆压破）放入盖碗茶茶碗或带盖茶杯内，沸水冲沏，盖盖泡焖3~5分钟饮用，随饮随续水，至味淡为止。

本方具疏肝解郁、健脾和胃之功；适用于肝郁气滞、肝胃肝脾不和型溃疡病所致脘腹胀痛、性情烦躁等病证的调治。

——摘自《健康与生活》

砂仁鲫鱼汤

由鲫鱼 4 条（1000g），砂仁、陈皮、小茴香、辣椒粉各 6g，胡椒粉 3g，以及大蒜、生姜、小葱、精盐、植物油各适量组成；鲫鱼去鳞、鳃、内脏，洗净，陈皮洗净、切丝，大蒜切片，生姜切片、小葱切段，砂仁、陈皮丝、小茴香、辣椒粉、胡椒粉及蒜片、姜片、葱段用盐合匀待用，将调拌好的药物和调料分 4 份分别装入鱼腹内，先将锅置火上，烧热后放入植物油，将鲫鱼下油锅中煎制，待鱼黄至熟，即可捞出沥油，另起热锅，加植物油少许，煸姜片、葱段出香，注入清汤，调好味后，再将已煎熟的鲫鱼下汤内略煮，待汤沸后即可，直接食用。

本方具温中健脾、行郁消滞之功；适用于脾胃气虚、气机郁滞型溃疡病、慢性胃炎引起食少腹胀、脘腹胀痛等病证的调治。

——摘自《饮膳正要》

食疗药膳

方一：生梨贝母汤（《养生杂志》）

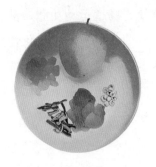

生梨贝母汤原辅材料

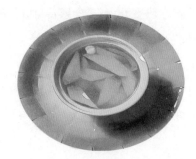

生梨贝母汤

[原料]生梨 1 只（约 250g），川贝母 3g，干橘子皮 1 小块。冰糖或蜂蜜适量。

[做法与用法] 鲜梨洗净去皮、核，切成小块；川贝母、橘子皮洗净，橘子皮切丝。将处理好的鲜梨、贝母、橘子皮一起放入碗内或炖盅内，加入化开的冰糖水或蜂蜜水适量和水1杯，上笼蒸1小时，取出，拣去贝母和橘子皮即成。喝汤吃梨。

[适用人群] 本方功能养阴清热、除痰化湿、止咳宁嗽。适用于春天"上火"后表现口干舌燥、咽痒咽痛不适的调养，亦可用于阴虚肺热型上呼吸道感染、急性气管炎出现咳嗽咽痒、咯吐黄痰、咯痰不利等病证的调治。

方二：养气安神汤（《饮食科学》）

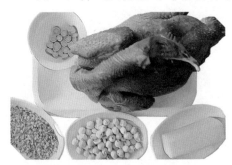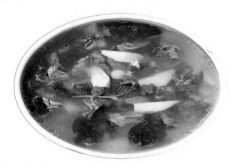

养气安神汤原辅材料　　　　　　　　　养气安神汤

[原料] 西洋参5g，薏苡仁1把（约20g），鲜山药半根（250g），莲子30粒，乌鸡半只（约1000g）。生姜、精盐、胡椒粉各适量。

[做法与用法] 西洋参洗净；莲子、薏苡仁泡软；山药洗净去皮切成小块，清水泡去黏液；乌鸡清洗干净，斩成大块，开水焯去血沫；生姜洗净，切大片。乌鸡放入炖碗中，加入西洋参片、莲子、薏苡仁、山药、姜片和清水，隔水炖两个小时，加入精盐、胡椒粉调味即可。直接食用，食肉喝汤。

[适用人群] 本方为高级烹调师贺东升自创药膳方，功能补气养血、健脾祛湿。适用于气血不足、脾胃虚弱、湿邪阻滞所致"春困证"，如神疲嗜睡、身倦肢困、食欲不振、大便稀软、排解不畅等不适的调治。

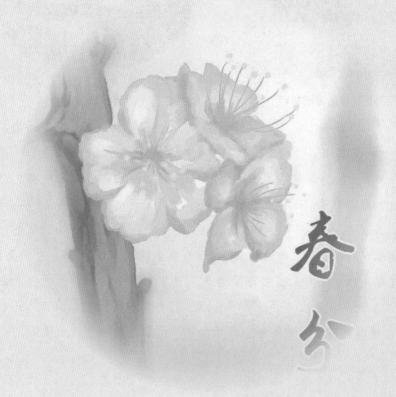

乐春吟

北宋·邵雍

四时唯爱春，春更爱春分。
有暖温在物，元来著莫人。
好花方落香，美酒正轻醇。
安乐窝中客，如何不半醺。

春分

春 分 节 气

春分节气的那些事儿

时令与含义

"春分"多在每年的公历 3 月 20 日前后，太阳运行于黄道 0°，是春季的第四个节气，古时又称其为"日中""日夜分"。

元代吴澄《月令七十二候集解》注解："春分，二月中，分者半也，此当九十日之半，故谓之分。秋同义。"《孔颖达疏》注释："中者，谓日之长短与夜中分，故春秋二节谓之春分、秋分也。《释例》曰：春秋分而昼夜等，谓之日中。"因此，春分的含义有二，一是指古时以立春至立夏为春季，春分正当春季三个月、九十日的中分点，由此平分了春季；二是指春分这天在时间方面白昼与黑夜平分，各为 12 小时。一年之中春分与秋分这两个特殊的日子，自然界阴阳之气对半，寒暑相平，昼夜平均，一切都是不偏不倚。

物候与气候

"春分者，阴阳相半也"，即春分节气自然界阴阳之气各半，所以是昼夜均等、寒温平和的时节。中国古代将春分节气分为三候："一候元鸟至，二候雷乃发声，三候始电。""元鸟"，即玄鸟、黑色的鸟，是燕子的别称，指春分来而秋分去的候鸟；"元鸟至"，是说春分节气后，阳气始盛，气候温暖，秋归的燕子便从南方飞来了。雷，为阳气之声，由阴阳相交而产生；"雷乃发声"，是说春分节气阴阳相半，因此阴阳相搏即发为隆隆雷声。"始电"，是说下雨时阴阳相搏，天空便要隆隆打雷，同时发出劈劈闪电。春分节气之后，辽阔的神州大地上，岸柳青青，莺飞草长，小麦拔节，蜂吟蝶飞，油菜花香，桃红李白迎春黄，海棠、梨花、木兰花也渐次开放。相应的花信风则是："一候海棠，二候梨花，三候木兰"。

春分最是一年最好的时节，北宋哲学家、易学家邵雍《乐春吟》即对春分有过一段精彩的描述："四时唯爱春，春更爱春分。有暖温存物，无寒著莫人。好花方蓓蕾，美酒正轻醇。安乐窝中客，如何不半醺。"邵夫子善于从四季风景中寻找乐趣，把春分节气的位置排到了最喜欢的第一名，将自己"乐时"的生活态度表现得淋漓尽致。春分节气天气不冷不热，花正含苞，酒正轻醇，舒舒服服地窝在自家小院里，与自然万物共享大好春光，真是春意融融，其乐陶陶！

由于阴主寒冷，阳主温热，春分阴阳相半后，阳气还将进一步盛大。因此春分节气之后，昼长夜短，严寒逝去，气温回升，我国除了全年皆冬的高寒山区和北纬45°以北的地区外，全国各地日平均气温均稳定升达0℃以上，尤其是华北地区和黄淮平原，日平均气温几乎与多雨的江南地区同时稳定通过10℃以上，达到了气候学上定义的春季温度，真正进入了春光明媚、气候温和的春季。在江南，降水迅速增多，进入春季"桃花汛"期；在"春雨贵如油"的东北、华北和西北广大地区，降水量依然很少。

传统的习俗

春分节气历来就有国家"祭日"，民间亦有"立春蛋""吃春菜""放风筝"等传统习俗。

"春分祭日"仪式，早在周代就已存在。《礼记》记载"祭日于坛"、唐朝孔颖达注释"谓春分也"。此俗历代相传，清代潘荣陛《帝京岁时纪胜》记载："春分祭日，秋分祭月，乃国之大典，士民不得擅祀。"如像坐落在北京朝阳门外的日坛，又叫朝日坛，即为明清两代皇帝在春分这一天祭祀太阳的地方。

每年的春分这一天，世界各地有数以千万计的人都在做"中国民俗竖鸡蛋"的游戏。游戏者选择一个光滑匀称、刚被生下四五天的新鲜鸡蛋，轻手轻脚地把蛋在桌子上竖起来。春分这一天为什么鸡蛋容易竖起来呢？首先，春分是南北半球昼夜等长的日子，呈 66.5° 倾斜的地球地轴与地球绕太阳公转的轨道平面处于一种力的相对平衡状态，有利于竖蛋。其次，春分节气正值春季的中间，气候温暖，不冷不热，春意盎然，花红草绿，人们心情舒畅、思维敏捷、动作利索，易于竖蛋成功。

春分时节，不少地方都有"吃春菜"的习俗。譬如广东江门市开平苍城镇，昔日即有春分吃春菜的习俗。春分那天，村上的人都去田野之中采摘春菜，先用清水与生姜烧沸，再加上采回的春菜与家里的鱼片滚汤，刚熟即可，汤清味鲜，营养健康。有民谚赞美道："春汤灌脏，洗涤肝肠。阖家老少，平安健康。"开平的春菜是一种野苋菜，乡人称之为"春碧蒿"，有清热利湿、疏肝通肠、补血养血的功效。春菜与鱼片滚汤，具有疏肝养血、清热利湿、通肠利便的功效。因此春分节气喝春菜滚汤，既有民俗价值，祈求人们像春菜一样生机勃勃，而且亦有养生保健价值，可使人体气血充沛、身体强健。

清代诗人高鼎《村居》赞道："草长莺飞二月天，拂堤杨柳醉春烟。儿童散学归来早，忙趁东风放纸鸢。"形象地展示了早春时节，孩子们在村边草地上放风筝的生动画面。春分节气之后，尤其是春分当天，自古以来就有放风筝的民间习俗。放风筝不仅是民俗活动，而且还是一种很好的健身运动、养生措施，因此不光儿童喜爱，往往连大人们也兴致勃勃地参与其中。

春分节气的养生保健

天人相应，春分节气之后人们的养生保健应该这样进行。

生活起居养生

春分与惊蛰均属仲春时节，仍属春季，因此生活起居方面还应遵守《内经》"春三月，此谓发陈。……夜卧早起，广步于庭，披发缓行，以使志生"的养生原则，宜晚睡早起，适度运动，既适应春季人体阳气升动、活动增多的需求，同时还能疏肝调志、调顺气血、强健身体。

春分节气之后，自然界阳气进一步盛大，虽说气温日渐转暖，但日夜温差仍然较大，常常还会有寒流侵袭，雨水亦较多，甚至阴雨连绵。这个时段人们要根据自然气候变化和个人体质，遵循"春捂秋冻"的原则，适时增减衣被，"勿极寒，勿太热"，保持温度适中，穿衣注重下厚上薄，注意下肢及脚部保暖，最好能感觉微微汗出，如此既能保护人体初盛的阳气，又可散去冬天潜伏在人体内的寒邪。

精神情志养生

肝脏属木，性喜条达，与自然界春季升发之阳气相应。春分时段精神情志的养生因此也与其他春季节气的养生要求一致，人们要顺应自然界阳气升发的自然规律，以及人体阳气适应性的升动改变和肝气条畅的需求，保持轻松愉快、乐观向上的精神状态，切忌抑郁悲伤、狂喜大怒的不良情志。另外，此时自然界春光明媚，莺飞草长，正是郊游踏青的好时节，人们可在风和日丽之时与家人或好友结伴郊游，亦可适度选择一些运动强度不太大的运动项目，对促进肝气条畅、阳气升动，确保人体适应春季生活工作学习强度增多的需求和人们身体的健康十分有益。

饮食养生

由于春分节气前后自然界阴阳各占一半，因此人们在饮食上亦应力求中和，切忌大热大寒，"以平为期"。如一般平和体质的人，食用寒性养阴、清热食物时应佐以温热之品，食用热性温阳、散寒食物时应佐以寒冷之品，以保持人体的阴阳平衡，维护人们的身体健康。例如：吃寒凉性质的鸭肉、猪肉时最好配以温热散寒的小葱、生姜、料酒等调料，以防菜肴性寒偏凉，食后损脾伤胃而引起脘腹胀闷、冷痛不舒，甚至大便泄泻；吃温热性质的韭菜、蒜薹时最好加上寒凉清热的豆干、猪肉、咸肉等配料，以防菜肴性热偏温，食后损伤阴液或助阳生火而引起口干、咽痛、头昏。另外，春天肝气本旺易于伤脾，所以应多食甘味的食物，如大米、马铃薯、芋头、山药、花生、黄豆、大枣、莲子、鸡肉等，少吃酸味的食物，像番茄、柠檬、山楂等，以维护人体五脏之间的平衡协调。

运动养生

春分节气之后，和风煦煦，气候宜人，正是放风筝健身的最好时节。风筝发源于中国，它不仅是我国民间体育的一朵奇葩，也是中华民族文化宝库中的一颗明珠。据传，第一只风筝是巧匠鲁班受到鹞鹰盘旋的启发，"削竹为鹊，成而飞之"。最早的风筝称为"鸢"。汉代时，我国发明了造纸术，人们开始用纸糊风筝，自此又出现了"纸鸢"一词。据明代陈沂《询刍录》记载，五代时"李邺于宫中作纸鸢，引线乘风为戏。后于鸢首，以竹为笛，使风人作声如筝。"从此才开始叫"风筝"。放风筝能"逆天顺气，拉线凝神，随风逆病，有病皆去"，是一项很好的健身活动。宋代李石《续博物志》说"今之纸鸢，引丝而上，令儿张口望事，以泄内热"，清代富察敦崇《燕京岁时记》说"儿童放之（风筝）空中，最能清目"。踏青时节，一线在手，视风筝乘风高飞，随风上下，人们要不停地跑动、牵线、控制，全身的肌肉、关节都要参加活动，急缓相间，有张有弛，有利于放松关节、活动肌肉，对维护健康十分有益。因为在放飞时，眼睛要一直盯着高空的风筝，远眺作用可以调节眼肌功能，消除眼睛疲劳，从而可达保护视力的养生目的。另外，趁春季莺飞草长的大好时节，到空气新鲜的郊外放放风筝，沐浴在融融的春光里，冬天的精神抑郁将一扫而光，此又有利于春季阳气的生发，对确保春天里人们的身心健康有积极意义。

春分节气之后的导引养生，可选用由陈抟老祖编创，张明亮、代金刚整理的"春分排山推掌式功法"。

"排山推掌"，是说两掌前推时，先轻如推窗，继而推至极点则重如排山之劲，因此得名排山掌。本功法的动作讲求中正，无论左转还是右转，都是正前正后、正左正右的练习，如此才能贴合春分半阴半阳、天人相应的养生重点，因此亦成为"春分"节气的养生导引术。

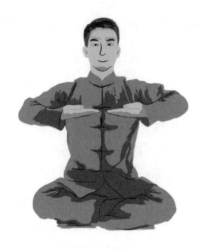

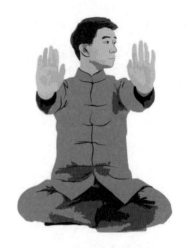

春分排山推掌式功法一　　　　　　　春分排山推掌式功法二

练功姿势

取盘坐或正坐姿势，两手自然覆按于两膝关节。

练功方法

一式：先两臂内旋、侧伸至掌心与肚脐相平，小指在上，掌心向后，目视前方，后两臂外旋，同时向前划弧，置于腹前，掌心向上，指尖相对。

二式：两掌由体前缓缓上托至胸前，约与两乳同高，目视前方，动作略停。

三式：落肘、夹肋，顺势立掌于肩前，掌心相对，指尖向上。

四式：微展肩扩胸，再向体前缓缓伸臂、推掌，转掌心向前，两臂平行、与肩同高，头颈随之水平左转，目视左侧，力达掌根，动作略停，舒腕伸指，力达指尖，掌心向下，指尖向前，头颈随之转至正前方，目视前方。

五式：沉肩坠肘，两臂掌收回，然后再次立掌于肩前，动作同前，推掌向前，头颈右转，动作同左，左右方向相反，左右各做一次为一遍，共做三遍。

六式：抬肘至与肩相平，掌心向下，指尖相对，目视前方，两掌缓缓下按至腹前。

七式：两臂上抬，向左右45°侧伸，至与肩相平，掌心向下，目视前方，沉肩坠肘，松腕舒指，下落还原，两手覆按两膝，目视前下方。

保健功效

春分排山推掌式功法，有提升阳气、调和肝肺、补益心肾、调和阴阳之功，可保人体与春天自然之气相和谐，身体健康。

此外，本功法还可有效防治肩、颈、背部疼痛性疾患。

疾病预防

入春之后万物复苏，自然界到处都是欣欣向荣，本应是人们心情开朗、情绪舒畅的时候，可却正是抑郁状态好发和抑郁症加重的时段。特别是天气转暖的春分节气之后，由于人们的社会活动日渐增多，生活习惯有了较大变化，人的情绪也容易因此而波动，如果再遇上某些不如意事件，很容易使人发生抑郁状态或使原有的抑郁症加重，出现闷闷不乐、情绪低落、紧张焦虑、胸闷胃胀、食欲下降、大便不畅，女性朋友亦可能出现乳房胀痛、月经不调，同时这类人群对精神刺激适应能力差，外界气候的突变对他们的影响也很大。

防治抑郁状态、抑郁症，一是加强体育锻炼，由于适当运动有利于振奋精神、调节情绪。因此相关人群在春分节气前后可参加一些室外的体育活动，如爬山、跑步、打球或郊游，增加日光照射，增强人的兴奋性，减轻或消除抑郁情绪。二是学会宣泄情绪，当有心情不爽、情绪不佳时，不能走心，憋在心里，而要学会宣泄、释放不良情志，像找找自己的"闺蜜"倾诉自己的不快，到没人的地方大哭一场，也许心里会好过些。同时不妨试着改变自己的生活习惯，积极主动起来，多与朋友交往，以愉悦自己的心情。三是根据需要食用黄花解忧汤、玫瑰烤羊心等疏肝解郁、养心安神的药膳，可有效减缓抑郁症的病状。

黄花解忧汤

由黄花菜与合欢花各 10g 组成；上两味，加水煎煮半小时，取煎汁兑少许蜂蜜，临睡前饮用；本方具疏肝解郁、除烦安神之功；适用于情绪烦躁、精神不安、闷闷不乐、失眠健忘等不适的调治。

——民间验方

玫瑰烤羊心

由羊心 1 个、玫瑰花 30g、食盐适量组成；玫瑰花洗净，放小锅中，加清水少许、放入食盐，煮 10 分钟，取玫瑰花汁，羊心洗净、切小块、用竹签串好，蘸玫瑰汁反复在火上烤炙至熟即可，随量热食或佐餐。

本方具补养心血、疏肝解郁之功；适用于心血亏虚、肝气郁结所致头昏头痛、记忆减退、惊悸失眠、郁闷不乐、两胁胀痛等不适的调治。

——摘自《饮膳正要》

食疗药膳

方一：香椿豆渣饼（《饮食科学》）

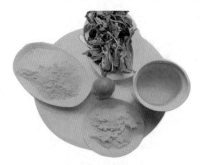

香椿豆渣饼原辅材料

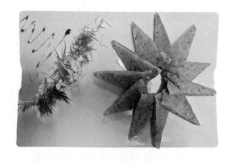

香椿豆渣饼

[原料] 嫩香椿芽 200g，鸡蛋 1 个，豆渣（自家打完豆浆后留用）。面粉、胡椒粉、精盐、酱油、植物油各适量。

[做法与用法] 香椿芽洗净、切碎，放豆渣、面粉，打入鸡蛋，撒入白胡椒粉、精盐，滴几滴酱油，加适量水搅成糊。平底锅热锅放植物油，用小勺舀一勺面糊，用勺的反面摊成小饼，一面煎好后再煎另一面，煎成金黄色即可。直接食用。

[适用人群] 本方功能疏肝健脾、清热通肠。适用于春分前后或春季精神萎靡、身疲乏力、食欲不振、大便不畅等不适的调理。此外，本方亦适用于肠炎、痢疾、尿道炎、子宫炎症、疮疡肿毒所致腹泻腹痛、大便脓血，或小便淋漓涩痛，或白带较多，或疮疡红肿疼痛等病证的辅助治疗。

[使用注意] 香椿为发物，即可以引发疾病或导致宿疾发作或加重的食物。所以慢性疾病患者，尤其是过敏体质者应少食或不食。

方二：红杞田七鸡（《中国药膳大全》）

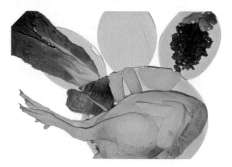

红杞田七鸡原辅材料

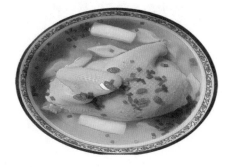

红杞田七鸡

[原料] 枸杞子125g，田七10g，母鸡1只（约2000g），猪瘦肉100g，小白菜心250g，面粉150g。生姜、葱白、精盐、绍酒、胡椒粉各适量。

[做法与用法] 枸杞子，洗净；田七4g研末，6g润软；母鸡宰杀后去毛，剖腹去内脏，剁去爪，冲洗干净；猪肉洗净剁细；小白菜心清水洗净，用开水焯过，切碎；面粉用水和成包饺子面团；生姜洗净，切成大片、碎块捣姜汁备用；葱洗净，少许切葱花，其余切为段。整鸡入沸水中略焯片刻，捞出用凉水冲洗后，沥干水。将枸杞子、田七片、姜片、葱段塞于鸡腹内。鸡置锅内，注入清汤，入绍酒、胡椒粉，将田七粉撒于鸡脯肉上。用湿棉纸封紧锅子口，上笼旺火蒸约2小时。取出，加少许精盐调味，撒上葱花即可。另将猪肉泥加精盐、胡椒粉、绍酒、姜汁和成饺子馅，再加小白菜拌匀。将面团分20份擀成饺子皮，包20个饺子蒸熟。吃鸡肉、饺子，喝鸡汤。

[适用人群] 本方为成都惠安堂滋补餐厅名方，功能滋补肝肾、补益脾胃、养血益气。适用于体虚不足、气血亏损之人，以及春分节气前后或春季出现神疲乏力、头晕目眩、腰膝酸软、面色萎黄等表现的调补。

[使用注意] 凡外感疾病未愈，身患湿热病证，或其他急性病罹患期间，均不宜食用。

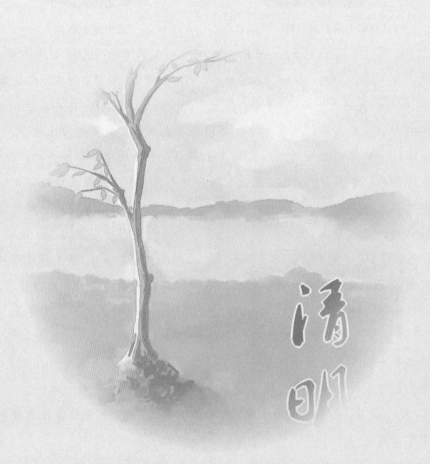

长安清明言怀

唐·顾非熊

明时帝里遇清明，还逐游人出禁城。

九陌芳菲莺自啭，万家车马雨初晴。

客中下第逢今日，愁里看花忆此生。

春色来年谁是主，不堪憔悴更无成。

清明

清 明 节 气

清明节气的那些事儿

时令与含义

"清明"多在每年的公历 4 月 5 日前后，太阳运行于黄道 15°，是春季的第五个节气，为反映自然界物候特点的节气。

24 节气之中，同时既是节气而又是节日的，只有"清明"和"中秋"。清明，乃自然界天清地明之意，如西汉司马迁《历书》注释说"清明，时万物洁显而清明，盖时当气清景明，万物皆齐，故名也。"

物候与气候

"清明"有上清下明之意，即天空清而大地明。我国古代将清明节气分为三候："一候桐始华，二候田鼠化为䴏，三候虹始见。""桐"，树木名，其中华而不实者为"白桐"；"桐始华"，是说这个时节首先是白桐花绽放。"䴏"，音rú，指鹌鹑类的小鸟；"田鼠化为䴏"，字面意思是田鼠变成了小鸟，内涵意思是说过了清明节，喜阴的田鼠躲入洞穴，属阳的鹌鹑等小鸟开始活跃。"虹始见"，是说这个时节雨后的天空可以出现彩虹了。相应的花信风，除"一候桐花"外，二候、三候则分别为麦花与柳花。

清明节气前后，自然界阳气进一步盛大，故气温升高，除东北与西北地区外，我国大部分地区的日平均气温已上升到 12℃以上，长城内外，以至大江南北，天气清澈明朗，冰雪消融，草木萌发，桃李初绽，杨柳泛青，万物欣欣向荣，清洁明净的春季风光代替了草木枯黄、凋零枯萎、满目萧条的寒冬景象，到处给人一种清新明朗的感觉。虽然说"清明时节雨纷纷"，常常时阴时晴，但这指的是江南地区的气候特点，而此时北方地区仍然温差很大，气温回升很快，降水稀少，干燥多风，是一年之中沙尘天气较多的时段。

传统的习俗

"清明"与其他节气不同的是，清明还是中国重要的传统节日，2006年清明节被列入第一批国家级非物质文化遗产名录，说明它在我国传统文化中占有重要地位。传统上，重大世俗节日有八个，即上元、清明、立夏、端午、中元、中秋、冬至与除夕。在早之前，还有一个上巳节。

清明时节除了讲究"禁火""寒食""祭祖""扫墓"之外，还有"踏青""蹴鞠""荡秋千""打马球""放风筝"等一系列健身活动。晚唐杰出诗人、散文家杜牧的《清明》吟道："清明时节雨纷纷，路上行人欲断魂。借问酒家何处有？牧童遥指杏花村。"借助清明节的特殊传统意义，抒发了孤身行路之人的情绪和希望，以及对家乡故人亲人的思念，成为流传盛广的一首清明诗作。唐代诗人顾非熊的《长安清明言怀》吟道："明时帝里遇清明，还逐游人出禁城。九陌芳菲莺自啭，万家车马雨初晴。客中下第逢今日，愁里看花厌此生。春色来年谁是主，不堪憔悴更无成。"描摹了清明时节京城长安，人们聚亲约友，扶老携幼，骑马乘车，去郊外踏青、赏景的热闹景象。诗中是说："清明时节，人们都争先恐后地出城去郊游，人流就像被驱逐一样的拥挤，而城外的阡陌乡间，花草盛开正浓，莺歌燕舞，好一番春光无限，刚下过雨，出城郊游的人们队列在路上，真是车水马龙，热闹非凡。实在是人太多，太拥挤，因此许多的人们干脆就找到乡间的客栈打算住下，第二天再返城。出门游玩的人们开始出游打算都兴致高高的，但一天出游下来，感觉似乎有些厌倦了这样的出游，不知道明年的清明的春色，到底再该不该出来欣赏，真是两难。"实际清明远足踏青，不仅是凑热闹，赶时尚，关键是锻炼身心，天人融合，玩得是心境，玩得是健康，否则就对不起这充满生机的美丽的春天了。

　　作为清明重要节日内容的祭祖扫墓、远足踏青等习俗，主要来源于"寒食节"和"上巳节"。清明节被称为寒食节，据说是春秋时期晋文公为了纪念被自己误烧致死的贤臣介子推，立庙纪念，同时下令每年从介子推被烧死这天开始的一个月内，之后又改为十天、清明前后的三天之内，全国禁止烟火，家家吃冷食，故一般将清明这天称作寒食节。在古代，寒食节之后重生新火是一种辞旧迎新的过渡仪式，透露的是季节交替的信息，象征着新季节、新希望、新生命、新循环的开始。后来又有了"感恩"的意味，更强调对"过去"的怀念和感谢。寒食节要禁火、冷食、祭墓，清明节要取新火、踏青出游。唐代之前，寒食与清明是两个前后相继但主题不同的节日，前者怀旧悼亡，后者求新护生，一阴一阳，一息一生，二者有着密切的配合关系。由于寒食与清明在时间上紧密相连，寒食节俗很早就与清明发生关联，扫墓也由寒食顺延到了清明。之后，清明和寒食逐渐合而为一，清明将寒食节中的祭祀习俗收归名下。同时，上巳节"上巳春嬉"的节俗也被合并到了清明节。所以，清明不仅是人们祭奠祖先、缅怀先人的节日，更是一个远足踏青、亲近自然、催护新生的春季仪式。

　　清明时节，人们不生火做饭，只吃冷食。在北方，老百姓常吃的有枣饼、麦面糕等，在南方，则多为青团、清明果和糯米糖藕等，其中以青团知名度最高。青团，主要流行于江南地区，主要用青艾，也有用浆麦草或其他绿叶蔬菜，和糯米一起舂合，使青汁和米粉相互融合，然后包上豆沙、枣泥等馅料，用芦叶垫底，放到蒸笼内蒸熟。蒸熟出笼的青团色泽鲜绿，香气扑鼻，是清明节最有特色的节令食品。目前，青团作为祭祀的功能日益淡化，而更多的被人们当作春游小吃。作为制作青团的主料"青艾"即鼠曲草，因其有祛风除湿、化痰止咳的功效，最宜用于清明前后雨水较多所致风湿疼痛、痰湿咳嗽的调治，因此青团不仅有祭祖的价值，而且还有养生保健的功效。

　　清明节气处于春分之后，此时阳气渐盛，天气回暖，到处生机勃勃，人们或是远足踏青，或在郊外参加传统健身活动，亲近自然，可谓顺应天时，此既有助于人们吸纳大自然的纯阳之气，更能驱散体内郁积的寒气和抑郁的心情，有益于我们的身心健康。

清明节气的养生保健

天人相应，清明节气之后人们的养生保健应该这样进行。

生活起居养生

清明节气之后自然界阳气进一步盛大，气温升高并且渐趋平稳，白天也越来越长，早睡早起，适当增加白天生活、工作、学习时间是该节气生活起居养生的总要求。

清明时节前后宜顺应早起的作息规律，天亮即起，着宽松衣服到柳丝吐绿的公园、河滨、岸边观赏绿色或锻炼身体，不可在清晨懒床或兀坐室内而生抑郁。柳树是应春气最强的植物，其吹柔调畅，与肝同气相求，观柳、赏柳有助于疏肝怡性，晨起适度运动，动则升阳，微升阳气，均有利于一身气血的调畅，对提升白天工作、学习的效率十分有益。

精神情志养生

清明节气适逢国家法定三天小长假，全国各地天气清澈明朗，草木萌发，自然界一派欣欣向荣的景象，给人一种清新明朗的感觉，此时段人体肌肤腠理舒展，五脏六腑濡润，人们最宜多到户外运动，如开展扫墓祭祖、踏青郊游等活动，对身心调节大有益处。

清明扫墓祭祖，怀旧悼亡，利用这个抒发情感的机会，好好疏利自己的情绪，向故去的亲人倾诉一下，不失为疏泄情志的好方法，但切忌悲伤过度伤害脏腑，影响身心健康。清明时节踏青郊游，到户外空气清新之处，或山青水秀的郊外春游，是调整身心与自然万物和谐同步的最佳养生措施，而由于绿色入肝，因此郊游踏青更为疏泄情志、调畅肝志的好办法。

饮食养生

清明节后已进入暮春，此时由于自然界阳气进一步盛大而气温升高，人体也因此阳气升动而向外疏发，体内外阴阳平衡不稳定，人们气血运行波动较大，故应慎食"发物"。如若不然，稍有不慎，即会导致高血压病、冠心病、消化性溃疡、慢性胃炎、慢性肠炎、支气管哮喘、慢性气管炎、皮肤病等病症加重，或是旧病发作、急性发作。为了避免旧病宿疾或过敏疾病的发作或病症加重，相关人群对海鲜、羊肉、狗肉、公鸡、鸡头、鸭头、鸡脖、鸭脖，以及韭菜、香菜、茴香、大葱、生姜、白酒等均需谨慎食用，相应的则可适当食用一些如大枣、枸杞子、豆制品、动物血、银耳等补血柔肝，及其荠菜、菠菜、油菜、芥蓝、芹菜等和中通腑的食物。

另外，随着降雨量的增加，人体易被湿邪困遏，特别是原本患有消化系统疾病或是风湿关节炎、类风湿关节炎的人群，常出现食欲不振、消化不良，或是关节、四肢麻痹疼痛，对此可在汤羹或米粥中，加一些诸如生姜、高良姜、山药、薏苡仁等温中健脾、散寒利湿的食材或药食两用物品，均有较好的养生保健价值。

运动养生

清明之后天气转暖，春风和煦，适合三类运动养生，一是和缓运动型，如健走、慢跑等，且走且跑且停，时快时慢，这种走走停停、快慢相间的运动可以稳定情绪、消除疲劳，亦有改善心肺功能的养生保健作用。二是休闲趣味型，像春游赏花、放风筝、踢足球等，动静结合，形神共养，这种融休闲旅游、趣味运动为一体的活动，对促进天人和谐、维护身心健康十分有益。三是保健养生型，如太极拳、五禽戏、八段锦、易筋经等传统健身术，其通过意念专注、呼吸调整、形体锻炼，可强健人体的精气神，对中老年朋友更为适宜。

清明节气之后的导引养生，可选用陈抟老祖编创，由张明亮、代金刚整理的"清明开弓射箭式功法"。

"开弓射箭"，是指上肢左右对拉，形如开弓射箭。此功法两手分为弓手和箭手，且弓手为虎爪，箭手成掌，两掌一屈一伸，两臂一收一回，而与体内外清明时节气机的开合相应，符合养生的要求，因此成为"清明"节气的养生导引术。

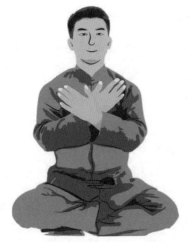

清明开弓射箭式功法一　　　　　　清明开弓射箭式功法二

练功姿势

取盘坐或正坐姿势，两手自然覆按于两膝关节。

练功方法

一式：以中指带动，两臂向左右伸展，抬至与肩相平，同时逐渐转掌心向前，意在中指指尖，两臂继续向上伸展至头顶上方，两手手腕交叉，左手在前、掌心向右，右手在后、掌心向左，随之抬头看手。

二式：屈肘、落臂，收掌至胸前，同时两臂外旋，转掌心向内，头随之还原，目视前方。

三式：右手五指用力分开再屈曲成虎爪，向右侧水平拉伸，左掌转掌心向下，由小指一侧带动向左侧水平推出，并逐渐转掌心向左、指尖向前，同时头颈水平左转，目视左掌，势如开弓射箭，动作略停。

四式：左臂外旋，左掌从小指开始，依次伸展，成掌心向前、指尖向左，同时右手从小指开始，依次伸展，成掌心向内、指尖向左，双臂对拔，势如开弓射箭，指掌张开，力达指尖。

五式：右臂下落，向右侧伸，两臂成"一"字势，两掌心向前，然后头颈转正，向右开弓射箭，左右各做一次为一遍，共做三遍。

六式：两臂上举，两手手腕交叉，左手在前、掌心向右，右手在后、掌心向左，随之抬头看手。

七式：屈肘、落臂，收掌至胸前，同时两臂外旋，转掌心向内，头随之还原，目视前方。

八式：两掌分开，两臂向左右45°侧伸，至与肩相平，掌心向下，目视前方，沉肩坠肘，松腕舒指，下落还原，两手覆按两膝，目视前下方。

保健功效

清明开弓射箭式功法，动作刚柔相济、左右对称、上下兼顾，通过屈伸、松紧、消耸、转侧，环环相扣、势势相连，起到引导、调控、促进体内气血循经运行，可使气血畅旺，从而达到疏肝利胆、调肝养肺的养生保健作用。

另外，本功法还可改善颈部、肩部、胸背部、手臂部的功能及相关疾病与不适，提高双手握力，促进十指末梢循环，调畅精神情志，缓解抑郁、烦闷、狂躁等不良情志。

疾病预防

因为清明时节草木萌发、吐绿泛青，桃李绽放、百花竞开，空气中飘散的各种致敏花粉增多，加之春天风沙扬尘较多、气温冷热不稳，可吸入颗粒物与高低不定温度的作用和刺激，容易引发过敏性哮喘。本病在发作前常表现为鼻痒、打喷嚏、咽痒、咳嗽等，以反复发作的喘息、咳嗽、胸闷等为特征，严重者还会发生呼吸困难而使人窒息。为了避免过敏性哮喘的发生，一是对花粉及植物过敏者应尽量不要去公园或植物园，如一定要外出，也应减少与花粉的接触，最好戴上口罩；二是因为清明前后昼夜温差较大，沙尘天气较多，容易使人发生呼吸道感染，而上呼吸道感染可以诱发哮喘，所以清明时节应注意根据天气变化及时增减衣物，避免受凉感冒；三是根据个人状况，选择太极拳、内养功、散步或慢跑、呼吸体操等，平时长期坚持锻炼，增强体质，预防感冒，可控制哮喘发作；四是根据体质差异，未雨绸缪，在哮喘未发作前，请中医师诊断，辨证选择补肺虚的玉屏风散（颗粒）、补脾虚的六君子丸、补肾虚的金匮肾气丸或七味都气丸等中成药，强健体质，可有效控制哮喘的发作。

食疗药膳

方一：**桑菊代茶饮**（《常见病的饮食疗法》《茶饮与药酒方集萃(第2版)》）

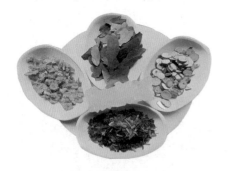
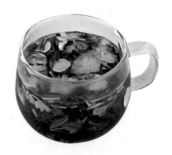

桑菊代茶饮原辅材料　　　　　　　　　　桑菊代茶饮

[原料]桑叶、黄菊花、薄荷、生甘草各10g。冰糖适量。

[做法与用法]各物洗净，放杯中，开水冲泡。代茶饮用，随喝随添水，至味淡为止。根据需要，可加入适量冰糖。

[适用人群]本方功能辛凉解表，兼以在上清解、在下清利。适用于清明前后伤风受热或春夏季节风热感冒，所致发热恶风、出汗不多、咽痛咳嗽，头痛较甚、眼目红赤，或小便短赤涩痛等病症的调治。

[使用注意]

1.菊花应使用黄菊花。

2.身热较甚、出汗较多者，原方去薄荷；咽痛不重，或无小便短赤涩痛者，可去生甘草。

方二：**杞菊猪肝汤**（《甘肃药膳集锦》《黄帝内经养生智慧解密》）

[原料]枸杞子20g、白菊花8g、玫瑰花2g、红枣30g，猪肝（或羊肝）

500g。生姜、葱、精盐、黄酒、胡椒粉各适量。

[做法与用法] 猪肝或羊肝洗净，切大块，用沸水焯去血污；生姜、葱洗净，生姜切片、葱切段；各味配料洗净，将枸杞子、红枣装入纱布袋、扎紧袋口，菊花、玫瑰另放备用。将焯过的肝块与配料袋以及适量的生姜片、葱段、黄酒、清汤2000ml放入炖锅内，如常法用小火炖1小时，将熟时放入菊花、玫瑰，再煮10分钟，捞出配料袋，弃除姜、葱，加精盐、胡椒粉调味，猪肝稍凉切薄片，即可上桌。佐餐食用，食肉喝汤。

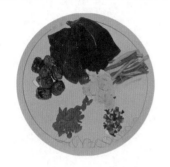
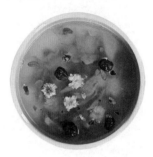

杞菊猪肝汤原辅材料　　　　　　　　　　**杞菊猪肝汤**

[适用人群] 本方为邓沂教授自拟经验方，功能滋补肝肾、补血益精、清肝明目。适用于春夏季节，由于肝肾精血不足、阴虚阳亢所致眩晕的调养，如阴虚体质或高血压患者眼花头昏、头痛目涩、面色萎黄、腰膝酸软，或看电视、使用手机、上网过久致视力疲劳、眼睛干涩等，均可使用。另外中老年妇女若经常食用本方，亦有明目美颜的养生保健功效。

[使用注意] 菊花主要有黄菊花、白菊花两种。黄菊花长于疏风清热，常用于外感风热所致的头痛目赤。白菊花长于平肝潜阳，多用于肝阳上亢引起的眩晕头痛。由于本方主治阴虚阳亢所致眩晕，因此以白菊花最为适宜。

七言诗

清·郑板桥

不风不雨正晴和，翠竹亭亭好节柯。

最爱晚凉佳客至，一壶新茗泡松萝。

几枝新叶萧萧竹，数笔横斜淡淡山。

正好清明连谷雨，一杯香茗坐其间。

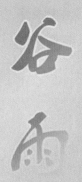

谷 雨 节 气

谷雨节气的那些事儿

时令与含义

"谷雨"多在每年公历的 4 月 20 日前后，太阳运行于黄经 30°，是 24 节气、春季的第六个节气，也是春季的最后一个节气。

"谷雨"为反映降水现象的节气。古人之所以将这一节气定名为"谷雨"，是取"雨生百谷"的意思，如明代王象晋《二如亭群芳谱》注释说："谷雨，谷得雨而生也。"

物候与气候

"谷雨"有"雨生百谷"之意，我国古代将谷雨分为三候："第一候萍始生，第二候鸣鸠拂其羽，第三候戴胜降于桑。""萍"，为水草，因与水相平、浮于水面，故称萍、浮萍，因其漂流随风，故又叫"漂"。"鸣鸠"，即布谷鸟，之所以称之为布谷鸟，是因为它的叫声类似于"布谷"，又与"播谷"谐音、近义，有提示人们不要耽误播种的意思。"戴胜"，又名"戴鵀"（鵀，音rén），古人称其为戴胜，是因为其头耸羽冠，如戴花胜，而民间则称它为"花蒲扇""发伞头鸟"；戴胜鸟本是一种在地上觅食的攀禽，平时很少在树上活动，谷雨时节，雨水较多，转而在树上繁殖后代，筑窝喂雏，因此经常来往于树上。"萍始生""鸣鸠拂其羽""戴胜降于桑"，是说谷雨节气之后由于降雨量增多，因此浮萍开始生长，布谷鸟不住地抖动羽毛，按捺不住满腔的热情放声歌唱起来，桑树等树上也开始见到戴胜鸟了。相应的花信风则是："一候牡丹，二候荼蘼，三候楝花"，"荼蘼"即佛见笑、独步春、山蔷薇。由此从冬季"小寒"节气"一候梅花"始，至春季"谷雨"节气"三候楝花"止，反映一年四季 24 节气物候变化的二十四番花信风，就此结束。

常言道："清明断雪，谷雨断霜"。谷雨节气之后自然界阳气继续盛大，寒潮天气基本结束。此时，除青藏高原和黑龙江最北部地区的温度较低外，我国大部分地区的平均气温都在 12℃以上。谷雨后的气温回升速度加快，同时雨量开始增多，此时正值桃花盛开，所以有"桃花雨""桃花泛"之说。谷雨后回暖虽快，但各地的气候常有明显的差异。4 月底到 5 月初，气温要比 3 月份高得多，同时土壤干燥、疏松，空气层不稳定，易形成大风。在北方地区，大风、沙尘天气比较常见。在我国长江中下游地区、江南一带，往往开始明显多雨，而特别是华南地区，一旦冷空气与暖湿空气交汇，往往形成较长时间的降雨天气，也就进入了一年一度的前汛期。

传统的习俗

谷雨节气前后，天气晴和，是人们钟爱的时节。清代著名的"扬州八怪"之一，著名画家、书法家郑板桥的《七言诗》赞道："不风不雨正晴和，翠竹亭亭好节柯。最爱晚凉佳客至，一壶新茗泡松萝。几枝新叶萧萧竹，数笔横皴淡淡山。正好清明连谷雨，一杯香茗坐其间。""节柯"，指树的枝节，此指竹节。"松萝"，指绿茶的一种。诗中是说："谷雨前后，天气晴和，看看不风不雨的好天气，赏赏亭亭翠竹的好枝节。最喜爱晚凉好友宾客至，共饮同品一壶松萝新茶。兴致所致，画几枝新叶萧萧翠竹，添几笔横皴淡淡青山。正好清明节气连谷雨，一杯香茗添入竹与山。"诗人在天气晴和、春茶上市的谷雨时节，赏美景，约朋友，品新茶，悦目赏心，怡然自得，顺应了自然，享受了生活，同时情之所至，再画几笔竹枝山水，特别在竹枝山水之间添画一杯香茗，点明了在这清明连谷雨的时日，一定不要忘了喝新茶！谷雨节气前后，传统上有祭仓颉、赏牡丹、品谷雨茶等习俗。

"谷雨祭仓颉"，是自汉代以来流传千年的传统习俗。相传黄帝曾托梦给仓颉："人间没有字，万古如夜黑。"身为史官的仓颉不负重托，寻幽探秘，上下求索，仰视奎星圜曲之势，俯察鱼纹鸟羽、山川指掌，而创造汉字，由此开启了中华文明的新纪元。文字的诞生是中华民族文明的一大飞跃，感动的天帝向人间降了一场谷子雨，谷雨节以此得名。谷雨节气这天祭祀仓颉起于何时无人考证，祭祀历经数千年，而约定成俗。在陕西省白水县史官镇每年都要举办仓颉庙会，并于谷雨这天公祭或民祭仓颉。国民党元老、中国近代著名书法家于右任先生，中华民国9年谷雨节在参加仓颉祭祀活动时，曾挥毫题下了"文化之祖"的牌匾；国民党将军朱庆澜，中华民国22年在参加谷雨祭祀并视察黄龙山垦荒后，捐资修缮了仓颉墓并亲书"画卦再开文字祖，结绳新创鸟虫书"的名联。祭礼大典以祭乐、祭器、祭品，恭读祭文，谒祖扫墓为主，场面隆重、热烈、礼仪、文明。庙会以祭祀仓颉、弘扬仓颉文化为主线，融文化、经贸为一体，以书法展览、唱对台戏、诗歌联赛、锣鼓比赛以及经贸活动为主，活跃了地方文化生活，促进了区域经济发展。

　　谷雨节气前后是牡丹花开的重要时段，因此牡丹花也被称为"谷雨花"。"谷雨三朝看牡丹"，赏牡丹已成为人们暮春闲暇重要的娱乐活动。至今，除河南洛阳、山东菏泽之外，全国各地还有北京、上海、杭州、南京、苏州、芜湖、西安、成都、兰州等地的牡丹类专园，但见繁花似锦，含蕊皆放，交错如锦，夺目如霞，灼灼似群玉之竞集。各色牡丹千姿百态，争艳斗丽，冠绝群芳，馨香沁滋，对人们修身养性、怡情养生，大有裨益。

　　明代许次纾《茶疏》中谈到采茶时节时说："清明太早，立夏太迟，谷雨前后，其时适。"明太祖朱元璋之第十七子朱权《茶谱》中从品茶、品水、煎汤、点茶四方面谈饮茶方法，亦认为品茶应品谷雨茶。诗云："诗写梅花月，茶煎谷雨春。"谷雨茶是指谷雨时节采制的春茶，又叫二春茶。春季温度适中，雨量充沛，加上茶树经半年的休养生息，使得茶树芽叶肥硕，叶质柔软，色泽翠绿，香气怡人，滋味鲜活。谷雨茶除了嫩芽形状外，还有一芽一嫩叶或一芽两嫩叶等不同形状，前者泡在水里像展开旌旗的古枪，被称为旗枪，后者则像雀鸟的舌头，被称为雀舌，与清明茶即头春茶同为一年之中的佳品。中国茶叶学会等有关部门就曾倡议，将每年农历"谷雨"这一天作为"全民饮茶日"。谷雨茶为一年之中的佳品，所以谷雨是采摘春茶的好时节。在南方，谷雨采茶是传统习俗，而喝谷雨新茶不仅解渴、提神，同时也有清火、祛邪、明目的养生保健功效。

谷雨节气的养生保健

天人相应，谷雨节气之后人们应该这样养生保健。

生活起居养生

常言道"谷雨寒死老鼠"，意思是说，谷雨时节天气忽冷忽热，人们易患感冒，应注意适当保暖。谷雨正处于由春到夏的过渡时节，虽说气温升高较快，但南北大风天气常交替出现，因此谷雨时节也是一年中温差较大的时期，时而会出现较高的温度，时而又会有强冷空气南下，造成剧烈降温，甚至会出现冰雹等灾害性天气，所以此时段昼夜温差较大，往往是中午热、早晚凉，北方地区也都已经停止暖气供应。因此谷雨节气前后早晚要适当"春捂"，早出晚归者要注意及时增减衣服，晚上睡觉要盖厚实些的被子，以避免受寒感冒。但春捂也要有度，一般来说，气温超过15℃就没有捂的必要了，如果再捂下去，一则会出汗，反而更容易受风感寒，二则又易致使火热内生。

精神情志养生

谷雨节气正值春夏之交，春季为肝脏当令，肝脏与精神情志密切相关。研究发现，进入清明、谷雨时节的四五月份，出现精神情志失调的人群或有精神疾患的患者都会增加。所以，在精神情志养生方面，清明、谷雨节气都应保持心情舒畅、心胸宽广、情绪乐观，遇到心烦、恼怒、忧愁、郁闷等情绪、情志时，切忌急躁、发怒，妄动情志、肝火，而应多向家人和朋友倾诉，或是亲近自然、郊游踏青、天人和谐，或是运动锻炼、活动形体、形劳神逸，可有效排解不良情志、情绪，对维护身心健康十分有益。

饮食养生

清明、谷雨暮春时节气候复杂，绝大多数地区都多大风天气，此时人体就容易流失水分，机体抵抗力就会随之下降，容易诱发、加重感冒与很多慢性疾病，所以暮春时节补水就显得特别重要。暮春补水，除注意一日补水之外，清晨补水尤其重要，一夜春眠之后，人体内水分消耗较多，晨起喝水不仅可补充因身体代谢失去的水分、洗涤已排空的肠胃，还可有效预防心脑血管疾病的发生，喝水量以250ml为宜，如果能喝一杯生姜红糖水则是最佳的选择。中医认为清晨人的"谷气未至"，脾胃的运化功能、胃肠的消化活动尚未启动，过早地吃早餐，或饮食过饱、热量过高都是伤胃的，此时生姜红糖茶既可暖胃升阳，又可迅速扩充血容量、提高血压，对痰湿体质的人来说也是很好的应季食疗药膳。

谷雨时节，除了大风，降雨也是该节气的主旋律，空气湿度加大，湿邪偏盛，最容易侵害人体，导致人体出现肢体关节酸麻、胀困、疼痛或是食欲不振、大便溏泻等不适或病证。因此谷雨节气前后饮食养生，除养肝补血之外，重要的应是祛湿，一则日常饮食人们可适时选用白扁豆、薏苡仁、赤豆、山药、白萝卜、冬瓜、莲藕、豆芽、鲫鱼、鲤鱼等食材或药食两用物品以健脾祛湿；二则民间谚语说"谷雨夏未到，冷饮莫先行"，虽说谷雨节气气温升高较快，但未到炎热的夏季，因此要谨慎食用冷饮和黏腻不易消化的食物，以免损伤脾胃，影响消化功能，或产生内湿，影响人们的健康。

运动养生

谷雨时节虽已时值暮春，但天地间仍是一派万物生发、蒸蒸日上的景象，特别是室外、郊外的空气特别清新，正是人们采纳自然之气养阳的好时机。而运动锻炼为养阳最重要的措施，人们应根据自身身体状况，选择适当的运动项目，如慢跑、快走、健身术、健美操、球类运动等，亦可到郊外春游，这不仅能强健肢体、促进气血旺盛、提高心肺功能、增强身体素质，而且还能畅达心胸、怡情养性，确保身心健康、人与自然和谐。但是因为谷雨节气正值春夏之交，此时人体阳气旺盛，气机发散，较易出汗，而汗出过度则会影响夏季时的气血充盛、身体健康。由于汗液为津液所化，谷雨时节万物靠雨水生长、成形、壮大，人体也是一样，只有春季津液充足，到夏季时才能气血旺盛，因此谷雨时节运动养生切勿大汗。

　　谷雨节气之后的导引养生，可选用陈抟老祖编创，由张明亮、代金刚整理的"谷雨托掌须弥式功法"。

　　"须弥掌"是掌指由中指引领立起，五指并拢，掌根外撑，掌心外吐，气劲达于掌指。"须弥"一词取自佛家"须弥山"，有高大的含义，而须弥掌发劲洪大，势如须弥，所以取名"须弥掌"。本功法通过肢体的屈伸、扭转、松紧、转侧，采用层层递进的方式引导并控制体内气血的运行，与体内谷雨时节气机的开合相应，符合养生的要求，所以成为"谷雨"节气的养生导引术。

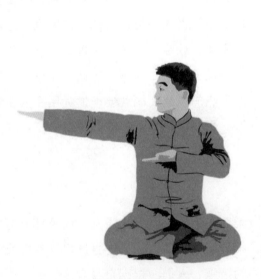

谷雨托掌须弥式功法一

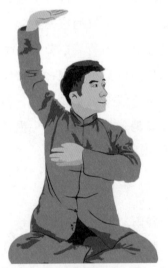

谷雨托掌须弥式功法二

练功姿势

取盘坐或正坐姿势，两手自然覆按于两膝关节。

练功方法

一式：两掌向右侧抬起，左掌置于右胸前，掌心向上，指尖向右，右臂侧伸，至与肩平，掌心向下，指尖向右，同时头颈水平向右转动，目视指尖。

二式：左掌翻掌向内轻轻贴在右乳下方，右掌以中指带动，立掌成"须弥掌"，掌心向右、指尖向上，意在中指指尖，目视右掌。

三式：右臂上举，右掌上托至头顶上方，掌心向上，指尖向左，随之头颈水平左转，目视左侧，动作稍停。

四式：左掌外翻成掌心向上，其余动作不变。

五式：右臂侧伸，下落至右侧约与肩相平，右掌"须弥掌"不变，掌心向右、指尖向上，同时头颈随之水平右转，目视右掌，接上式，中指带动，右掌舒腕伸指，掌心向下，指尖向右，其余动作不变。

六式：两臂下落，随之向左右 45° 侧伸，至与肩相平，掌心向下，目视前方，接上式，沉肩坠肘，松腕舒指，下落还原，两手覆按两膝，目视前下方，两掌向左侧抬起，动作同前，左右方向相反，左右各做一次为一遍，共做三遍。

保健功效

谷雨托掌须弥式功法，通过肢体的屈伸、扭转、松紧、转侧，采用层层递进的方式引导并控制体内气血的运行，有疏肝利胆、健脾和胃与舒筋活络、调畅气血的养生保健功效，对于肝胆、脾胃以及妇科尤其是乳房等疾病均有很好的辅助治疗作用。

此外，本功法还可促进手三阴、手三阳经络气脉的交会与流注，有效预防和调理指、腕、臂、肩、颈等各部位的疾患和不适。

疾病预防

由于谷雨节气之后天气转暖，人们开窗通风及室外活动增加，而全国各地包括北方大部分地区桃花、杏花等开满枝头，杨花、柳絮等四处飞扬，自然界中植物花粉、花絮等物质易引发过敏。因此，过敏体质的人群在谷雨前后应注意防止过敏性花粉症及过敏性鼻炎、过敏性哮喘等病症的发生。预防花粉过敏，除了在饮食上要减少高蛋白质、高热量食物的摄入外，特别注意避免与过敏源接触，一旦出现过敏反应及时到医院就诊。如尽量不要去花卉、植物较多的公园或植物园；一定要外出，最好戴上口罩，出行时间一定要避开中午和下午空气中花粉飘散浓度较高的时段；尽量减少开窗通风时间，可使用空气清洁器或过滤器去除花粉、粉尘等室内过敏源。另外，每天早晚或者在外出之前用冷水清洗鼻腔、揉按鼻翼旁的迎香穴，因为洗鼻腔有保洁、增强耐寒能力的功效，按迎香穴有宣肺通气、改善鼻黏膜血液循环的作用，所以有助于减缓鼻塞、打喷嚏等过敏性鼻炎的不适或症状。

谷雨节气后雨水增多，空气湿度加大，湿邪偏盛，风湿性关节炎、类风湿关节炎等即中医所谓"痹病"容易复发。防治痹病，一是在日常生活中要注意关节部位尤其是下肢关节的保暖，不要穿潮湿的衣服，不要铺盖潮湿的被褥，不要久居潮湿之地，少吹冷风，避免淋雨，以减少寒、湿病邪对人体的损害。二是在天气晴好之时多到室外晒晒太阳，适当进行诸如慢跑、快走、健身术、健身操等运动强度不太大的项目，以促进人体气血运行、经络畅通。三是按揉阴陵泉穴或使用本节【食疗药膳】介绍的"党参蒸鳝段"等药膳，有健脾祛湿、通络除痹的功效，可减轻风湿痹痛的不适或症状。阴陵泉穴是祛湿要穴，位于人体的小腿内侧、膝下胫骨内侧凹陷中，取穴时应采用正坐或仰卧的姿势，每次左右腿穴位各按摩60下，每日早晚各按摩一次即可，以感到局部酸胀为适度。

食疗药膳

方一：党参蒸鳝段（《中国药膳大全》）

[原料]党参10g，当归5g，鳝鱼1000g，熟火腿150g。生姜、葱、料酒、精盐、味精、胡椒粉与鸡汤各适量。

[做法与用法]党参、当归洗净，清水泡软备用；鳝鱼剖后除去内脏，清水洗净，再用开水稍烫一下捞出，刮去黏液，剁去头尾，余者剁成段；

熟火腿切成大片；生姜、葱洗净，生姜切片、葱切段备用。锅内放入清水，下入葱、姜、料酒烧沸后，把鳝鱼段倒入锅内烫一下捞出，装入汤钵内，再将火腿、党参、当归放于上面，加入葱、姜、料酒、精盐，再灌入鸡汤或清水，用绵纸湿浸封口，上蒸笼蒸约 1 小时至熟为止，取出启封，挑出葱、姜、党参、当归，加入味精、胡椒粉调味即成。佐餐食用，食肉喝汤。

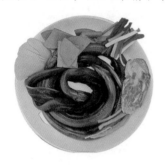

党参蒸鳝段原辅材料　　　　　　**党参蒸鳝段**

[适用人群] 本方为成都市中药材公司药膳科研组研发，功能温补气血、活血通络、强健筋骨。适用于谷雨前后，雨水较多，风寒湿痹所致肢体、腰膝酸痛诸证的预防。亦用于气血不足所致风寒湿痹的调治。

方二：海蜇猪骨汤（《东方食疗与保健》）

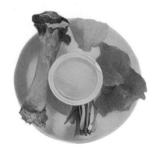
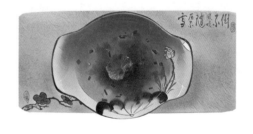

海蜇猪骨汤原辅材料　　　　　　**海蜇猪骨汤**

[原料] 海蜇头 100g，猪骨头汤 500ml。生姜、小葱、黄酒、精盐、干生粉各适量。

[做法与用法] 海蜇头洗净撕成小朵，拌上黄酒、精盐和干生粉待用。生姜、小葱洗净，生姜切片、小葱切葱花。锅置火上，放猪骨头汤，加生

姜3片，煮沸，投入海蜇头，调味并撒上葱花，将沸起锅。直接食用。

［适用人群］本方功能补益肝肾、祛风定眩、清热解毒。适用于暮春、盛夏时节，气候炎热、肝阳上亢所致头痛眩晕、口干口苦、大便干结、腰膝酸软等不适的调补。也适用于阴虚阳亢型高血压引起血压偏高、头晕面红、腰膝酸软等病证的辅助治疗。

［使用注意］脾胃虚寒，表现食欲不振、胃凉胃痛、大便稀溏者，慎用本方。

夏季及其所属节气的养生保健

　　夏季即夏三月，包括中国农历的四月、五月、六月的三个月，按节气则指自立夏之日开始、至立秋前一日为止的三个月，包括立夏、小满、芒种、夏至、小暑、大暑共六个节气。

　　《黄帝内经》的《素问·四气调神大论》说："夏三月，此谓蕃秀，天地气交，万物华实。……此夏气之应，养长之道也。"原文是说，夏季是接着春季而来的，是万物生长茂盛的阶段。夏季的三个月谓之"蕃秀"，此时自然界天气下降，地气上升，天地之气上下交合，植物因此开花结果。夏季自然界阳气旺盛，气温升高，气候炎热，地之阴气微微萌发上交于天，天之阳气盛极而下交于地，即地气蒸腾上升变成云，天气凝结下降变成雨，一切生物都会因此长养，万物因此繁荣茂盛、植物开花结果，自然界呈现出茂盛壮美之象。夏季是自然界阳气旺盛的时段，天人相应，夏季亦是人体阳气旺盛之时，按中医五行学说的理论，夏季和人体心脏都属"火"行，火主炎上，所以夏季也是人体心脏功能长旺之际。因此夏季养生即应保养此"长养"之气。

　　根据《内经》等中医著作夏季养生的理论，目前夏季养生人们宜从以下四个方面着手进行：

首先是精神情志养生

　　精神振奋，促阳宣发：夏季与心脏均属五行的"火"行，而心主神志。所以在赤日炎炎的夏季，要重视心神的调养，如《内经》的《四气调神大论》所说"使华英成秀""若所爱在外"，即要神清气和，胸怀宽阔，精神振奋，对外界事物要有浓厚兴趣，培养乐观外向的性格，以利于阳气的宣发。可参加一些有意义的文娱活动，如下棋、游泳、打扑克等。若条件许可，亦可参加消夏避暑、外出旅游、夏令营活动等。

调节情绪，使志无怒：夏季要注意调节情绪，"使志无怒"。切莫因天热、事繁而生急躁、恼怒之情，以免助阳升动太过而伤正气。精神振奋，正常表达自己的心志，调节不良情志，不生郁怒，阳气得到宣发，自然能在夏季暑蒸气耗的季节里，凉从心生，健康长寿了。像三国时期曹魏养生家嵇康《养生论》指出："夏季炎热，更宜调神静心，常如冰雪在心。"养生歌也说："避暑有要法，不在泉石间，宁心无一事，便到清凉山。"

其次是生活起居养生

晚卧早起，无厌于日：夏季自然界阳热之气旺盛，人们应晚睡早起，无厌于日，适当参加户外活动，晒晒太阳，顺应自然，培补阳气。另外，夏季昼长夜短，气温较高，出汗较多，津液、阳气极易损伤，使人感觉疲劳，因此夏季保持充足的睡眠对于促进身体健康、提高工作和学习效率都具有重要的意义。为了保证充足的睡眠，首先应做到起居规律；其次应注意卧室通风、凉爽；第三要保持宁静的心境，力求"心静自然凉"；第四还要有适当的午睡时间，午睡可使大脑和身体各系统都得到放松，恢复阳气、培养阴气，有利于下午的工作和学习，同时也是预防中暑的良好措施。

趋避时邪，预防疾病：夏季酷热多雨，暑热、暑湿邪气容易乘虚而入，易致中暑、阴暑等时令病。预防中暑：注意劳逸结合，睡眠要充足；避免在烈日下过度曝晒；注意室内降温；讲究饮食卫生；另外也可饮用绿豆汤、酸梅汤等饮料和使用仁丹、十滴水、清凉油等药物来防暑。预防阴暑：阴暑是夏季因气候炎热而吹风纳凉，或饮冷无度，以致暑热与风寒之邪乘虚侵袭引起的时令病。夏季应避免过分贪凉就阴，致使寒邪乘虚侵袭，如室外露宿，对扇当窗坐卧，空调温度过低，睡卧露腹不盖衣被等，均应避免。发生阴暑，病症轻缓的可食用赤豆酒酿，病情较重者可在医生或药师指导下服用藿香正气液。

第三是饮食养生

省苦增辛，适当食寒：夏时心火当令，心火偏旺则克伐属"金"的肺脏，味苦之物可助心气、味辛之物可助肺气。因此，夏季一般不主张多吃苦味食物，以免心气过旺。辛味归肺经，多有发散、行气、活血、通窍、化湿等功用，可防夏季心脏功能过强引起的肺脏功能虚弱，所以夏季特别是素有肺病的人应该适当多吃些白萝卜、葱、姜、蒜等辛味食物，如民间就有"冬吃萝卜夏吃姜"的养生谚语。

酷暑盛夏，阳热盛极，出汗很多，常感口渴，可适当食用味苦性寒的食物，以制约阳热之气太过，帮助体内散发热量，并补充水分、盐类和维生素，起到清热、解暑、生津的作用，如苦瓜、芥菜等苦味食物或西瓜、绿豆等寒性食物可经常食用，也可适当用些冷饮。但切忌因贪凉而暴吃冷饮凉菜、生冷瓜果等。否则，食冷无度会使胃肠感寒、脾胃阳气损伤，引起疾病。

春夏养阳，清淡营养：明代医学家张景岳说："有春夏不能养阳者，每因风凉生冷，伤此阳气。"盛夏，列日炎炎，暑气逼人，人们汗液大出，阳气易于耗散。加之许多人不知夏季如何养阳，常常乘凉外感风寒，饮冷内伤寒湿，使阳气进一步挫伤，所以人们阳气多有亏虚。故《素问·四气调神大论》指出要"春夏养阳"。如元代养生家、医药学家丘处机《摄生消息论》主张夏季"宜桂汤、豆蔻、熟水"，在我国各地也都有夏季吃羊肉、狗肉或鹿茸、附子等补养阳气的习俗。

夏季气候炎热，人体气血趋向体表，常形成阳气在外、阴寒内伏的状况，同时夏季胃酸分泌减少，加之饮水较多，冲淡胃酸，导致机体消化功能较弱。但夏季由于出汗较多，睡眠不够，常常致使人们能量消耗较多。因此饮食调养应清热消暑，健脾益气，宜选清淡爽口、少油腻、易消化的食物，并适当选择酸味的、辛香味的食物以增强食欲。但是，清淡不等于素食，长期吃素容易导致营养失衡。所以在夏日不要拒绝荤菜，可适当摄入一些瘦肉、鱼肉、蛋类、奶品以及豆制品，关键是在烹调时多用清蒸、凉拌等方法，切记不要做得过于油腻。

第四是运动养生

夏季阳盛，可以运动：夏季自然界阳热之气旺盛，人体气血趋向体表，阴静阳动，遵循《内经》的《四气调神大论》所谓"夜卧早起，无厌于日"，可以进行适度的运动锻炼。夏季经常参加锻炼，不仅可增强体质、提高机体的抗病能力，同时也有促进心气宣通的养生保健价值。实验观察发现，夏天经常参加运动锻炼比不坚持运动锻炼的人其肺活量、心脏功能、消化功能都要好，而且心肺疾病的发病率也较低。

夏季运动，合理安排：夏季可以进行运动锻炼，但夏天气候炎热，对人体消耗较大，若长时间在阳光下锻炼可能引起中暑。所以，只有合理地安排运动锻炼才能收到预想的健身效果。具体需注意以下几方面，一是运动的时间：最好在清晨或傍晚天气凉爽的时候进行，同时应在室外锻炼。二是项目的选择：宜选择慢跑、太极拳、太极剑、五禽戏、八段锦、广播体操、保健气功，或晚饭之后户外散步、骑车、打球等强度不太大的项目。三是运动量适度：运动量要适度，不要过度疲劳，不要出汗太多，运动后出汗较多时，可适当饮用盐开水或绿豆盐汤。四是运动后保健：运动后不要立即用冷水冲头淋浴，否则易招致感冒、头痛，或引起风湿痹痛、皮肤痤疮等。

立夏

南宋·陆游

赤帜插城扉，东君整驾归。
泥新巢燕闹，花尽蜜蜂稀。
槐柳阴初密，帘栊暑尚微。
日斜汤沐罢，熟练试单衣。

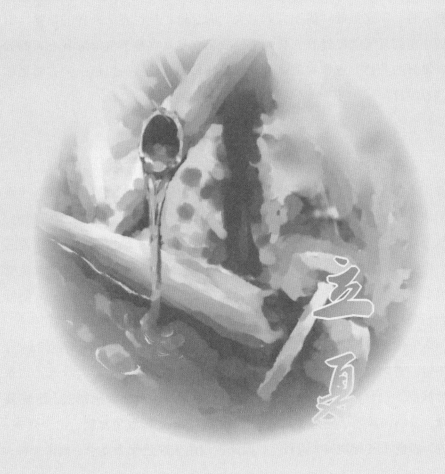

立 夏 节 气

立夏节气的那些事儿

时令与含义

"立夏"是夏季的第一个节气，为 24 节气中的第七个节气，属于季节转换的节气，常在每年阳历的 5 月 5 日前后，太阳到达黄经 45°。

《月令七十二候集解》注解说："立，建始也，夏，假也，物至此时皆假大也。"这里的"假"，即"大"的意思，是说春天播种的植物、出土的小苗到夏天都已经直立长大了，故名立夏。立夏节气标志着春天的远离，夏日的开始，农作物就此进入旺生旺长的时段，所以这一天古时也称为"春尽日"。

物候与气候

"立夏"时节，自然界阳气开始旺盛，天气逐渐转热，温度逐渐升高，一般雨水还会增多，万物因此生长茂盛，即所谓"一夜薰风带暑来""绿树阴浓夏日长"。我国古代将立夏分为三候："一候蝼蝈鸣，二候蚯蚓出，三候王瓜生。"《礼记·月令》亦说："蝼蝈鸣，蚯蚓出，王瓜生，苦菜秀。"蝼蝈即蛙类，一说蝼为蝼蛄，蝈为蛙、蛤蟆。王瓜即土瓜。就是说立夏节气的十五天里，首先可听到青蛙在田间的鸣叫声，接着大地上便可看到蚯蚓在掘土，然后乡间田埂的王瓜蔓藤、苦菜野菜也都快速攀爬生长。

南宋伟大的爱国诗人、词人陆游，在自己家乡越州山阴（今浙江绍兴），写下过一首脍炙人口、精美绝伦的立夏风物图画节气诗。诗人吟道："赤帜插城扉，东君整驾归。泥新巢燕闹，花尽蜜蜂稀。槐柳阴初密，帘栊暑尚微。日斜汤沐罢，熟练试单衣。"诗中"赤帜"即红色旗帜，由于夏季、南方、赤色在五行均属"火行"，因此古代用朱红色代表夏季，故说赤帜；

东君，指春神青帝句芒；帘栊，指门帘窗帘。诗中是说："到了立夏节气，夏天到来，春天别离，因此指代夏季的"赤帜"插满城门，主管春天的春神青帝也就回到自己的住地去了，飞回来的燕子衔来新泥垒积成巢，叽叽喳喳地叫着，春天的花凋谢了，采蜜的小蜜蜂也稀少了起来，炎热的夏日在槐树和柳树之间，留下了日渐浓郁稠密的树荫，只有少量的暑气才能够通过门帘窗帘进入室内，让人感受到夏天的气息，日落之时用温水沐浴完毕，清爽地换上一件单衣，熟练地试试，看看是否合身。"生动地描述了初夏时节自然界生机勃勃、万物长养的景象，同时介绍了自己洗温水澡、换单衣着、早睡早起的养生保健习惯。

实际上，若按气候学的标准，只有日平均气温稳定升达22℃以上时才为夏季的开始。立夏节气前后，中国只有福州到南岭一线以南地区真正进入夏季，而东北和西北的部分地区这时则刚刚进入春季，全国大部分地区平均气温在18～20℃上下，属暮春时节。立夏节气以后，江南地区正式进入雨季，雨量和雨日均明显增多，华北、西北等地区气温回升很快，但降水仍然不多，加上春季多风，蒸发强烈，大气干燥和土壤干旱常较为明显。

传统的习俗

夏季是阳气高涨的时节，迎夏与度夏是夏季时令信仰、仪式的主要内容。立夏节气作为夏季的开始，自古就受到人们的高度重视。如"迎夏""赐冰""称人"，以及"吃立夏蛋""吃乌米饭"等就是立夏的传统习俗。同时，天地气交，万物华实，立夏见三鲜，各地都有尝新之食俗。如江南地区，有所谓的苋菜、蚕豆、笋子为"地三鲜"，樱桃、枇杷、梅子为"树三鲜"，河豚、银鱼、鲥鱼为"水三鲜"，现在则简化为梅子、虾和蚕豆了，虾常年都有，只是应了"夏"方才临时客串。

立夏节气这一天帝王要率文武百官到京城南郊去迎夏，举行迎夏仪式。由于古人认为，夏季归火神"祝融"管辖，因此迎夏就是祭祀祝融，祈求保佑国家、人民一夏平安。"赐冰"即"立夏赐冰"，则指迎夏仪式返回宫廷后皇帝还要赐冰，封赏百官。夏季自然界阳气旺盛，火热当令，祝融是火神，同时在"五行"火为赤色、红色，"火"行对应南方，天人相应，因此迎夏仪式君臣一律要穿朱红色的礼服，配朱红色的玉佩，连马匹、车旗也要红车、赤马，同时要去南郊祭祀，以表对夏季生机旺盛的崇敬和秋季丰收的期盼。"立夏日启冰，赐文武大臣"，回到宫廷里，掌管冰政的凌官早已让人打开地窖，将上年冬天贮藏的冰块切成小块的冰，由皇帝亲自赏赐给众臣百官，以博取民心，同时祝愿大家安然度夏。

"立夏称人"的习俗主要流行于我国南方，起源于三国时代。传说刘备死后，诸葛亮把刘备之子阿斗交给赵子龙送往江东，并拜托其后妈、已回娘家的吴国孙夫人抚养。那天正是立夏节气，孙夫人当着赵子龙的面给阿斗称了体重，并表示以后每年立夏都要再称一次，保证阿斗年年体重不减，以示未受亏待。后民间仿效，由此形成风俗。据说这一天称了体重之后，就不怕夏季炎热，不会消瘦，否则会有身体消瘦、病灾缠身。立夏之日，在横梁上挂一杆大秤，大人双手拉住秤钩，两足悬空称体重，孩童坐在箩筐内或四脚朝天的凳子上，吊在秤钩上称体重。若体重增加，称"发福"，体重减轻，谓"消肉"。古诗云"立夏秤人轻重数，秤悬梁上笑喧闺"，讲的正是立夏"称人"的习俗。

"吃立夏蛋"的习俗由来已久，自古即有"立夏吃了蛋，热天不疰夏""立夏胸挂蛋，孩子不疰夏"等养生谚语。由于从立夏这一天起，天气晴暖并渐渐炎热起来，雨水增多，湿气较大，许多人特别是儿童会有身体疲劳、四肢无力的感觉，食欲也会减退，身体还会逐渐消瘦，称之为"疰夏"。相传，女娲娘娘告诉百姓，每年立夏之日，吃鸡鸭鹅蛋，小孩子胸前挂上煮熟的蛋，可避免疰夏。因此，立夏节气吃蛋的习俗一直延续到现在。除了吃立夏蛋之外，还有"斗蛋"的玩法。煮好的蛋，挑出整只未破的，用彩线编织成蛋套，挂在孩子们的胸前。孩子们便三三两两聚在一起，相互争斗。蛋分两端，尖者为头，圆者为尾，蛋头对蛋头，蛋尾对蛋尾，拄立夏蛋，也就是碰蛋，以蛋壳坚而不碎者为赢，赢的一方就把对方受损的蛋掳获为己有，并且剥皮吃掉。古人认为，鸡蛋圆圆溜溜，象征生活之圆满，立夏日吃蛋、斗蛋能祈祷夏日平安，经受"疰夏"的考验。

乌米饭是南方特别是江南地区立夏节气的应时吃食。乌米饭是用乌饭叶汁浸糯米蒸饭而成，现在也有加上新鲜的蚕豆、咸肉或火腿肉、竹笋制成的升级版乌米饭，色泽黑亮、清香爽口、绵韧弹牙，很受人们的喜爱。当地人都说，立夏吃了乌米饭，能够预防疰夏、整个夏天也都不会被蚊子叮咬。

立夏节气为夏之伊始，与暮春相比气温涨幅较大，尤其南方地区已经开始出现温热的气候，一般人常易出现食欲不振、胃口不好的不适表现。而正由于夏季气候炎热，雨水较多，湿热病邪将要盛行，因此身体虚弱之人，特别是妇女、儿童等脾胃功能比较弱，适应能力较差，所以最易被湿热侵袭而发生疰夏病证。立夏节气一般在农历的四月，"四月鸡蛋贱如菜"，人们把鸡蛋放入吃剩的"七家茶"（一种亲戚邻居之间，互相敬赠的茶）中煮烧就成了"茶叶蛋"，后来人们又在"七家茶"中添入八角茴香、小茴香、桂皮、姜末，从此，茶叶蛋不再是立夏的节气食品，也成为传统民间小吃之一。鸡蛋尤其是茶叶蛋具有健脾益气、利湿清热与增进食欲的功效。乌米饭所用糯米、蚕豆味甘性平，有健脾利湿的功用；乌饭叶，即乌饭树，又名南烛，古称染菽，味甘微酸，性温，有补脾益肾、利湿活血的功效；咸肉或火腿肉养阴清热，竹笋开胃通便，所以乌米饭整体即有健脾益气、利湿活血的作用。因此立夏节气吃鸡蛋、茶叶蛋，吃乌米饭不仅有文化民俗意义，更有防治疰夏的养生保健价值。

立夏节气的养生保健

天人相应，夏季是人体阳气长养之时，而夏季应于心脏。因此整个夏季包括"立夏"节气的时段，人们的养生保健应注意保养长养之阳气与主时的心脏。

生活起居养生

立夏时节，虽说夏季已经来临，阳气旺盛，天气逐渐炎热，温度明显升高，但此时日夜温差仍然较大，早晚还比较凉，因此人们早晚要适时、适当添衣。

立夏以后，进入夏季，昼长夜短明显，人们要顺应自然界和人体阳盛阴衰的变化特点，生活作息方面，虽说仍要遵照《黄帝内经》的"夜卧早起"的要求，但每天晚上睡觉时间可比春季稍晚些，以顺应阴气的不足，早上起床也要比春季稍早些，以顺应阳气的充盈与盛实。

立夏之后，由于人们晚睡早起，晚间睡眠时间相对不足，加之立夏后人们白天活动较多，阳气多有耗伤，白天气温又较高，人体出汗较多，汗液实属津液，汗多津伤而阳气亦会随津脱失，因此夏季阳气多有亏耗。另外，正午时分，人体阳气将从清晨的初盛而到盛大，之后又会逐渐衰减，加之中午气候炎热，人们还要进食午餐，气候炎热，人体血管扩张，使血液大量集中于体表，进餐后消化道的供血增多，大脑供血相对减少。综合因素作用，所以夏季午后人们常常感到精神不振、困意频频、身疲乏力，因此立夏后人们应该养成午睡的习惯，以让大脑和全身各系统及时得到休息、消除疲劳，保证饱满的精神状态以及充足的体力。午休虽说是打个盹，但也不可太随便，不要坐着或趴在桌子上睡觉，这会影响头部血液供应，使人醒后头昏、眼花、乏力，午休姿势应是舒服地躺下，平卧或侧卧均可，最好是头高脚低、向右侧卧。另外，午睡的时间不宜太长，一般以半小时到1小时以内为宜，对于不能午休的朋友来说，最好以听听轻音乐或闭目养神的方式来代替午休。

精神情志养生

中医五行学说认为，自然界的夏季属火，与人体的心脏相应，而心又主神明，表明心脏与人的精神情志密切相关。立夏之后，进入夏季，气候炎热，暑热主令，最易伤心，使人心浮气躁，常常出现心神不安、心悸失眠、头昏目眩、烦躁不安等不适或是症状。现代研究发现，人的心理、情绪与躯体可通过神经—内分泌—免疫系统互相联系、互相影响。所以，精神情志、生活起居、日常饮食等稍有不妥，即会致使机体免疫功能变得较为低下，就会引起人体功能失调、状况不佳，甚至发生各种疾病，从而影响我们的健康。因此，立夏等夏季各个节气人们都应重视精神情志养生，力争做到"静心安神""戒怒戒躁"，使自己养成精神安静，心志安闲，心情舒畅、急事不躁、烦事不怒的良好心态。正如三国时养生学家嵇康在《养生论》中所说"（夏季）更宜调息净心，常如冰雪在心，炎热亦于吾心少减，不可以热为热，更生热矣。"也就是说，人们夏天要使自己做到心静自然凉，保持神清气和、心情舒畅，切忌大喜大悲，使气机宣畅，通泄自如，以免伤心伤神，影响健康。另外，由于"阴静阳躁"的缘故，人们在夏季要多做一些偏静的事情，如绘画、习字、对弈、抚琴、垂钓、莳花、弄草等，以调节自己紧张、急躁的情绪，保持心情舒畅、心志安定。

饮食养生

立夏之后，自然界的变化是阳气逐渐旺盛、阴气渐次虚弱，相对人体脏腑来说，是肝气渐弱，心气渐强，心气强又会制约肺气。中医五行学说认为，夏属火、合于心、其味苦，肝之味酸、肺之味辛。因此整个夏季包括"立夏"节气时段的饮食原则即为省苦增辛、适当增酸。譬如清晨或饭前可以少吃一些葱、姜，晚饭可以少喝一点白酒，其味辛，能够促进肺气强盛、气血流通、心脉无阻，同时还有帮助消化的养生保健作用；平常吃一些草莓、樱桃、梨子、李子、杏子、山楂等水果，其味酸，既可补肝，确保五脏功能平衡协调，同时还有生津、敛汗的养生保健功效。

夏季人体活动较多、机体消耗大，自然界气温较高、人体水分丢失明显，加之夏季人体消化功能虚弱，所以夏季养生还应注意营养清淡、适度补水。具体来说，饮食应以碳水化合物、优质蛋白质、维生素、膳食纤维为主，可以多喝点牛奶，多吃点豆制品、鸡肉、瘦肉等，多吃些蔬菜、水果及粗粮，饮食既要营养又宜清淡，忌食动物内脏、肥肉等油腻或粽子、黏糕等黏腻食物；多饮水，特别是温盐水，既补充损耗的体液，又促进体内致热物质从尿液、汗液中排出，达到清热排毒之目的。

运动养生

立夏之后的夏季如果经常参加运动锻炼，不仅可增强体质，而且还可促进心气宣通，但人们需要合理安排自己的运动。立夏以后，自然界和人体阳气渐旺，自然界气温渐升，人体腠理汗孔开张，出汗较多，中医认为"汗为心之液"，若此时再做剧烈运动，或在烈日下运动，不仅达不到养生保健的目的，还容易造成人体脱水、伤心，甚至引起中暑。夏季宜于适度运动，应选择散步、慢跑、太极拳、五禽戏、健身操等慢节奏、强度小的运动项目，同时宜在清晨、傍晚进行锻炼，运动后应适当饮温水，以补充体液。

立夏节气之后的导引养生，可选用由陈抟老祖编创，张明亮、代金刚整理的"立夏足运太极式功法"。

"足运太极"，是指以足尖按顺时针、逆时针方向转动化圆的动作，状如描画太极圈，故名。立夏足运太极式功法，可生发人体阳气、调和机体气血，应和了夏属火、主长养的夏季养生保健特点，所以成为立夏节气的养生导引术。

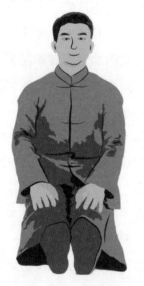
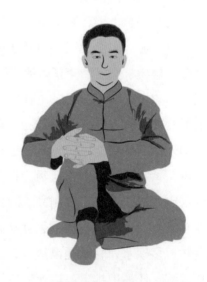

立夏足运太极式功法一　　　　　立夏足运太极式功法二

练功姿势

取平坐姿势，两腿伸直，两手自然覆按于两膝关节。

练功方法

一式：右腿屈膝内收，脚掌自然踏地。

二式：左腿屈膝内收，自然盘屈，左足跟靠近会阴部位，两手十指交叉相握，掌心向内轻轻扶按在右膝膝眼处。

三式：两手抱膝收至胸前，脚掌离地自然放松，同时下颌微收，头上顶，拔伸脊柱。

四式：右脚尖尽力向上勾，身体其他部位不动，脚尖尽力向下伸展，脚背绷直，动作略停，如此重复练习三次。

五式：右脚尖向右、上、左、下、右画圆三次，称为内转太极，然后反方向画圆三次，称为外转太极。

六式：右脚放松、踏地，依次松手、伸左腿、伸右腿，还原平坐。左脚练习，动作同右，左右方向相反，左右各做一次为一遍，共做三遍。

保健功效

立夏足运太极式功法，外可以活动手足，内可以补肾养心，以水济火，阳中练阴，阴中练阳，有调节心肾两脏、畅通经络气血的养生保健功效，可保人与夏天自然之气相和谐，身体健康。

此外，经常习练此功法，可起到增强体质、抵御外邪侵害之功，可使小腿、脚踝、脚趾等部位得到充分锻炼，有缓解小腿疲劳等不适、防治膝关节疼痛等疾患的养生保健作用。

疾病预防

立夏之后，进入夏季，很容易发生脾胃受损及其相关疾病，究其原因，一方面是由于夏季人体胃口自然变差、人们消化功能较弱，另一方面由于人们贪凉嗜好冰冷的食物，损伤脾胃、刺激肠胃，使胃肠受到强烈的低温刺激后，血管骤然收缩，血流量减少，从而影响胃肠消化液的分泌，导致生理功能失调。因此，很多老人、儿童以及脾胃功能素虚的人群往往在夏季容易出现食欲不振、脘腹疼痛、大便稀溏等不适，或发生胃炎、肠炎等疾病。就养生保健来说，在立夏时节养护脾胃，预防脾胃受损及其相关疾病，人们最好能吃一些清淡而有营养的饮食，多进软食，多喝粥喝汤，西瓜、苦瓜等苦寒食物要少吃，不要喝冰水，从冰箱里取出来的食物，最好不要急着吃，应在常温下放一会儿再吃，一次也不要吃得太多，老年人、儿童及其脾胃功能素虚或有慢性胃炎、慢性肠炎、消化不良的人群更应少吃或不吃。

细菌性痢疾（简称菌痢）是由痢疾杆菌引起的最常见的夏季肠道传染病，除与苍蝇繁殖活动有关外，还与夏季气候适宜痢疾杆菌繁殖、天热人们喜欢吃生冷食品引起肠胃功能紊乱有关。预防菌痢，应搞好环境卫生、注意饮食卫生和个人卫生，加强对饮食、水源的管理，消灭苍蝇，不吃生冷蔬菜，不吃不洁瓜果，不吃腐败变质或不新鲜的食物，同时要养成饭前便后洗手的好习惯。

食疗药膳

方一：苦瓜炒香干（《二十四节气药膳养生》）

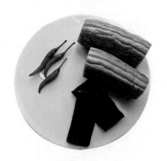
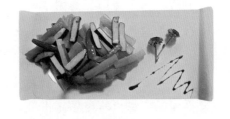

苦瓜炒香干原辅材料　　　　　　　　　苦瓜炒香干

[原料]苦瓜1根，豆腐干5片，新鲜小红辣椒1根。植物油、酱油、精盐各适量。

[做法与用法]苦瓜洗净，去瓤，切成小块；豆腐干亦切小块；小红辣椒洗净，切碎。起油锅加植物油，放入碎小红辣椒爆香，倒入小块豆腐干，煸香。最后倒入小块苦瓜，炒熟后放入精盐调味即可，根据需要，可

淋入少许酱油上色。佐餐食用。

[适用人群] 本方功能清心涤暑、健脾祛湿、开胃消食。适用于夏季心烦失眠、口舌生疮、赤眼疼痛、食欲不振等不适的调治。

[使用注意] 苦瓜味苦，宜大火爆炒，以使苦瓜中的汁水迅速散发而减少苦味。另外，若接受不了苦瓜的苦味，亦可将苦瓜块加精盐少许腌渍10分钟，挤干水分，减除苦味后，再做烹炒。

方二：绿豆粳米粥（《中华食疗》《普济方》）

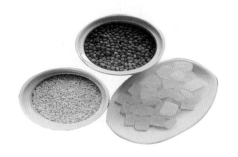
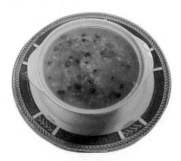

绿豆粳米粥原辅材料　　　　　　　　　绿豆粳米粥

[原料] 绿豆 25g，粳米 100g。冰糖适量。

[做法与用法] 绿豆、粳米淘洗干净，放入砂锅内，加水适量，用大火烧沸，再改用小火煮粥，直至豆熟米烂。最后将冰糖加水化开，兑入粥内，搅拌均匀即成。直接食用。

[适用人群] 本方功能清热、消暑、解毒。适用夏季心烦失眠、口渴便干等不适的调养，中暑证的预防，以及热毒壅盛所致疮痈肿毒等病证的调治。

[使用注意] 若兼见食欲不振、胃寒冷痛，或大便较稀，可在原方基础上，加入健脾益气、渗湿止泻的红枣 10 枚、赤小豆 25g。

归田园四时乐春夏二首（其二）

北宋·欧阳修

南风原头吹百草，草木丛深茅舍小。
麦穗初齐稚子娇，桑叶正肥蚕食饱。
老翁但喜岁年熟，询妇妻知时节好。
野棠梨密啼晚莺，海石榴红啭山鸟。
田家此乐知者谁？我独知之归不早。
乞身当及强健时，顾我蹒跚已衰老。

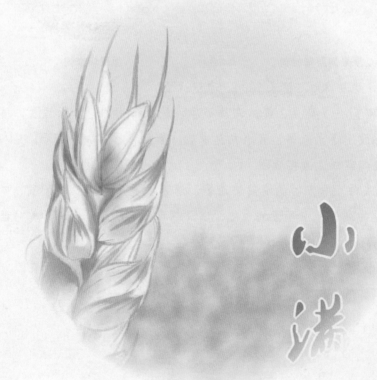

小满

小 满 节 气

小满节气的那些事儿

时令与含义

"小满"是夏季的第二个节气，为 24 节气中第八个节气，是反映生物受气候变化影响而出现生长发育现象的节气，常在每年公历的 5 月 21 日左右，太阳到达黄经 60°。

《月令七十二候集解》指出："小满，万物长于此少得盈满，麦至此方小满而未全熟，故名也。"其含义是说从小满开始，大麦、冬小麦以及油菜等夏熟作物已经结果，籽粒即将饱满，但尚未成熟，就差最后的黄熟炸壳了，开镰收获还需等一段时间，所以叫小满。

小满，小小地满足一下，还没全满，小满节气之后是不需要"大满"的。大满并不是古人所追求的完美境界。月满则亏，水满则溢，"满招损，谦受益"，一切事物达到极致后必然要走下坡路。而"小得盈满"，是将熟未熟，自然还有向上的空间，还可以"继长增高"，这才符合中国人的理想，体现了中国传统文化的理念。

物候与气候

中国古代将小满分为三候："一候苦菜秀，二候靡草死，三候麦秋至。"是说小满节气的半个月，苦菜已经枝叶繁茂，可以采摘食用了，接着是喜阴的一些枝条细软的草类在强烈的阳光下开始枯死，随后是麦子开始成熟。

从气候特征来看，在小满节气到下一个芒种节气期间，全国各地都是渐次进入了夏季，南北温差进一步缩小，降水进一步增多。在此时节，我国除西藏、青海、黑龙江、吉林、辽宁之外，长江以北大部分地区连续 5

天的日平均气温都将达到 22℃ 以上，气候学意义上的夏季也就开始了，自然界的植物开始茂盛、丰腴，春作物也正值生长的旺盛期，处处呈现的是夏日夏景，正可谓"梅子金黄杏子肥，榴花似火桃李坠，蜓立荷角作物旺，欣欣向荣见丰收。"

北宋政治家、文学家欧阳修的《归田园四时乐春夏二首（其二）》是描写小满时节农家生活情状的最著名的一首古诗。诗中吟道："麦穗初齐稚子娇，桑叶正肥蚕食饱。老翁但喜岁年熟，饷妇安知时节好。野棠梨密啼晚莺，海石榴红啭山鸟。田家此乐知者谁？我独知之归不早。乞身当及强健时，顾我蹉跎已衰老。"诗中前两句是说夏季的南风吹动了原上的各种野草，在那草木丛深之处可见到小小的茅舍，近处麦田那嫩绿的麦穗已经抽齐，在微风中摆动的样子就像小孩子摇头晃脑般地娇憨可爱，桑树上的叶子正长得肥壮，可供蚕宝宝吃饱肚子，对初夏自然界物候的变化勾画的极其生动。"老翁但喜岁年熟，饷妇安知时节好"是说对于农家来说，他们盼望的只是今年有个好收成，你看老翁满心欢喜，是因为能有个丰收年景，至于田园美景和时节的美好，去给田间劳动的人送饭的农妇却无暇欣赏，表述的是农家对自然变化的平常心态。"野棠梨密啼晚莺，海石榴红啭山鸟"是接着前两句说田野之中棠梨树已经枝茂叶密，远处飞莺啼啭，石榴花（即茶花）红似火，山鸟婉转鸣叫，讲的也是初夏自然界物候的变化。最后两句则是诗人以议论的方式发出了历尽沧桑的感慨与怡情养生、永葆健康的愿望，我既然看到归隐田园是这么令人神往，然而我自己知道归隐得太晚了，当身体强健之时就应该隐退的，可是看看如今，岁月蹉跎，自己已经衰老了。

传统的习俗

在古代，小满节气有动三车与吃苦菜等习俗。

谚云："小满动三车。"这里的三车分别指的是水车、油车和丝车，是说在小满之后人们就开始动用水车、油车和丝车了。古人相信万物有灵，水车也有灵，这时的民俗因此主要是祭车神。传说车神为一条白龙，小满时节，农家在车水前于水车的车基上放置鱼肉、香烛等物品，磕头祭拜。特殊之处为祭品中有水一杯或一碗，祭奠时泼入田中，有祝愿水源涌旺之意，表明了农民对水利灌溉的重视。小满时节是油菜籽成熟的时节，人们将油菜籽收割回来，送至油坊，启动油车榨油，是为动油车。至于动丝车，是指小满前后，蚕要开始结茧了，养蚕人家又要忙着摇动丝车缫丝了。

在古代，小满时节，新粮还未上市，储粮已经吃完，其时恰是青黄不接的时候，人口多的人家，缸里的米、箱子里的面都快要见底了。而此时，"春风吹，苦菜长，荒滩野地是粮仓"，苦菜的疯长，适时而至，就在粥里、面里搭配些苦菜吃，恰好可以解决粮食短缺的问题，吃苦菜因此亦成了小满节气的独特食俗。《周书》说"小满之日苦菜秀"，《诗经》说"采苦采苦，首阳之下"。据说唐朝宰相王允之女王宝钏，当年不顾父母之言，下嫁贫困的薛平贵为妻，被父母赶出家门，薛平贵入伍后，王宝钏独自一人在寒窑中苦度18年，为了活命曾在寒窑吃了18年的苦菜。当年红军长征途中，曾以苦菜充饥，度过了一个个难关，江西苏区有歌谣唱道"苦苦菜，花儿黄，又当野菜又当粮，红军吃了上战场，英勇杀敌打胜仗"，苦菜所以又被誉为"红军菜""长征菜"。兰州人喜欢把苦菜在水中烫熟，冷淘凉拌，调以盐、醋、辣油或蒜泥，清凉辣香，吃馒头、米饭，使人食欲大增。许多地方还将苦菜用开水焯过，挤掉苦汁，用以做汤、热炒、煮面，各具风味。苦菜的吃法还有清炒、炒肉、蒸菜馍、做菜粥、做汤、做馅等等。但吃苦菜前一定要先用开水焯烫，这样既可去掉苦涩之味，同时可以除去草酸，有利于钙的吸收。

苦菜遍布全国，医学上叫它败酱草，李时珍称它为"天香草"，而甘肃称其为"苦苦菜"。其味苦涩、回味甘甜，性质寒冷，具有清热解毒、凉血止痢之功效，主治痢疾、疔疮、痈肿、黄疸、血淋等病证。小满天气开始闷热潮湿，是湿性皮肤病的易发期，此时吃点苦菜可达到防止湿疮的作用。现代研究，苦菜含有蛋白质、脂肪、碳水化合物以及多种无机盐、维生素等营养成分，明代医药学家《本草纲目》记载"苦菜，久服，安心益气，轻身耐老。"所以说小满吃苦菜既可度荒，又有防治湿疮皮肤病，以及轻身减肥、耐老抗老等养生保健价值。

小满节气的养生保健

天人相应，小满节气之后的养生保健应该这样进行。

生活起居养生

小满时夏熟作物籽粒已开始饱满，但还未成熟，人体阳气将要旺盛，生理功能增强，新陈代谢转盛，但阳气尚未完全旺盛。此时节人们生活起居养生方面，最容易肆意贪凉，损伤将要旺盛的阳气，影响人们的健康。所以小满节气之后，早晚要随时增添衣服，夜晚要少开冷空调，不得过早使用凉席，少用冷水洗澡，不得过食寒性饮食、冷冻食品。

小满时节，需养成规律的起居习惯，要晚睡早起，适当地接受阳光照射，以顺应人体阳气的充盛，利于机体气血的运行，达到振奋精神、增强体力的目的。拥有一个充足且优质的好睡眠，对保持精力和体力的充沛十分有益。另外夏日昼长夜短，中午小憩可助人体清除疲劳，恢复体力。

小满之后，气温明显升高，雨水增多，但早晚仍会较凉，昼夜温差较大，尤其是降雨后气温下降更为明显。因此要注意适时添加衣服，尤其是晚上睡觉时，要注意保暖，避免着凉受风而患感冒等外感疾病。潮湿的天气里，房间内湿度比较大，要经常开窗通风，阴雨天可打开空调除湿，以防皮肤肌肉受湿或外湿内浸脾胃而引起疾病。

小满多雨潮湿，湿气明显，此时要特别注意衣服材质的选择，尽量穿透气性好、能吸汗的衣服。早晚温差较大，可在里面穿件短袖的棉衫，在外面搭个披肩，或是穿件化纤衣服。纯棉衣服吸汗好，化纤衣服不贴身，两件衣服之间的空隙方便热量散发，这样人不会有闷热感。

精神情志养生

中医五行学说认为，春天对应肝脏、属木，夏天对应心脏、属火，自然界的春季、夏季和人体的肝脏、心脏均属阳，所以在春夏之交的立夏、小满时节，由于阳盛就要阴衰，阳亢会产生实火、阴虚会产生虚火，而火盛扰神最易出现神躁的不适或病证，因此本时段的精神情志养生就非常重要。如若不然，情绪剧烈波动，心火极易偏盛，进一步可使风火相煽、心肝火盛、气血上逆，一般人可能出现神躁气浮、脾气暴躁、失眠多梦、夜卧不安、口舌生疮等不适或病证，心脑血管疾病的患者有可能出现血压升高、头痛头晕、胸闷胸痛，甚至引起脑血管意外等病症，影响人们的健康，严重者还会危及生命。

立夏、小满初夏时节为减轻、调理神躁的不适或病证，在精神情志养生保健方面，应保持良好的心态、愉悦的心情、宁神定志、神静心安。同时可选择弈棋、书法、绘画、吟诗、唱曲、垂钓等放松身心的养生方法，或选择散步、快走、打球、做操等形劳不倦、形劳神逸的养生保健方法，可使人们心情愉悦、情志安定，心火得到有效抑制，改善神躁的不适或病证。

饮食养生

小满节气过后，不但天气炎热，汗出较多，而且雨水也较多，因此饮食养生宜以清爽清淡的素食为主，常吃具有清利湿热、养阴作用的食物或药食两用物品，如绿豆、扁豆、赤小豆、薏苡仁、豆腐、豆芽、丝瓜、冬瓜、黄瓜、苦瓜、茄子、芹菜、黄花菜、胡萝卜、西红柿、西瓜、鲫鱼、草鱼等。少吃油腻、辛辣等刺激性食物，特别要忌食一些甘肥滋腻、生湿助热的食物，像动物油脂、甜点、黏糕以及油炸熏烤食物与辣椒、芥末、胡椒、茴香、海鲜及羊肉、狗肉等。另外，由于苦味有清热利湿的作用，根据需要，亦可适当吃一些味苦的野菜、蔬菜，如苦苦菜、枸杞头、马兰头、水芹菜、菊花脑、生菜、莴笋、芹菜、苦瓜等均可选用。

运动养生

小满之后的运动养生，时间上以每天早晚气温较凉快的时段为好，项目上以快走、慢跑、打太极拳、做八段锦等为宜。注意不宜做过于剧烈的运动，运动时间也不宜过长，避免大汗淋漓，以免伤阴损阳。如此，既可强筋壮骨、促进气血经络畅通，又能缓解人们的精神压力、促进饮食的消化吸收。

小满节气之后的导引养生，可选用由陈抟老祖编创，张明亮、代金刚整理的"小满单臂托举式功法"。

"单臂托举"，是指单臂在头顶上方呈托举之势，另一臂则下按外撑，一上一下、对拔拉伸的动作。小满单臂托举式功法，整个动作正中有斜，斜中寓正，臂肘相撑，上下拔伸而成圆，有"阴阳太极图"之势，其中蕴含了人体气机的升降开合，为炼气之机枢，有促进手少阴心经、手厥阴心包经、手太阳小肠经、手少阳三焦经等经脉运行的作用，可消除阴阳经的偏盛偏衰，所以成为小满节气的养生导引术。

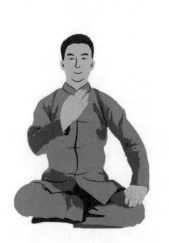 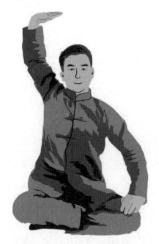

小满单臂托举式功法一　　　　小满单臂托举式功法二

练功姿势

取盘坐或正坐姿势，两手自然覆按于两膝关节。

练功方法

一式：两掌内转，覆按两膝，指尖向内，两肩松沉，肩胛骨打开，臂肘撑圆。

二式：右掌经体前向上穿掌，至头顶上方后再转掌向上托举，掌心向上，指尖朝左，身体其他部位不动，动作略停。

三式：右臂松肩、坠肘、旋臂、转掌，臂掌经体前下落，右掌还原，扶按右膝，目视前方，动作略停。

四式：左掌重复上述动作，左右相反，左右各做一次为一遍，共做三遍。

五式：两掌分开，两臂向左右45°侧伸，至与肩相平，掌心向下，目视前方。

六式：沉肩坠肘，松腕舒指，下落还原，两手覆按两膝，目视前下方。

保健功效

小满单臂托举式功法，通过锻炼气脉的升降开合，既可促进主时之脏手少阴心经等经脉的运行，亦可消除阴阳经的偏盛偏衰。

此外，经常习练此功法，可疏通任督二脉，有效防止背部以及肩、肘、腕部关节的疾病。同时通过上肢的上托下按、对拔拉伸，可起到抻拉两胁、疏肝利胆及调脾和胃、增强中焦脾胃运化功能的作用。

疾病预防

小满时节，气候炎热，雨量增加，各种皮肤病如疮疖、痱子、湿疹、脚气、下肢溃疡等极易发生。预防小满时节易发的皮肤病，应从三方面入手：一是饮食养生和药膳食疗，饮食宜以清爽清淡的素食为主，常吃具有清利湿热作用的食物或药食两用物品，忌食肥甘滋腻、生湿助热的食物，具体可参考本节之前【饮食养生】介绍的相关内容；药膳食疗可选用"立夏节气的养生保健"和本节【食疗药膳】介绍的"苦瓜炒香干""绿豆粳米粥"与"马齿苋菜粥"。二是注意不要被雨淋，要尽量避开潮湿的环境，运动之后不宜马上洗澡，应该在汗出尽后再用温水洗澡，亦可在浴盆里加些银花花露水、六神花露水沐浴，以免外感湿邪，引起皮肤病的发生。三是穿着衣物应选择透气性好的，以纯棉质地和浅色衣服为最佳，这样既可防止吸热过多，又可透气，避免湿气郁积。

小满节气过后，全国大部分地区的气温都将不断升高，此时段，人们如果生活无规律、经常熬夜加班、饮食不定时或过食辛辣油腻食物，很容易产生失眠多梦、神躁气浮、脾气暴躁、口苦便秘、口舌生疮等"热病"。预防小满时节易发的热病，要从三方面入手：一是要多饮水，且以温开水为好，以促进新陈代谢、加速内热的排出，最好不要用饮料尤其是含糖饮料代替日常饮水，含糖饮料由于味甘性缓，易于生热生痰、加重内热，所以要少喝。二是要多吃新鲜蔬菜水果，如冬瓜、苦瓜、丝瓜、水芹、莲藕、萝卜、西红柿、西瓜、梨子和香蕉等，这些果蔬既可清热泻火，又能补充人体所需的维生素、矿物质、膳食纤维等，忌食肥甘厚味、辛辣助热之品，像动物脂肪、海鲜、生葱、生蒜、辣椒、韭菜以及牛肉、羊肉、狗肉等。三是要生活规律、适度运动，尽量不要加班加点，运动以每天早、晚天气较凉快的时段为好，以散步、健身操、太极拳等最为适宜，避免剧烈的运动，这样既可以缓解精神压力，平定急躁的情绪，又可以促进食物的消化吸收，可有效防止内热的产生。

食疗药膳

方一：马齿苋菜粥（《本草纲目》）

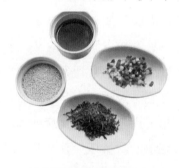 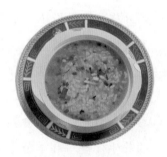

马齿苋菜粥原辅材料　　　　　　　马齿苋菜粥

　[原料]马齿苋150g，粳米60g。麻油、食盐、葱花适量。

　[做法与用法]先将马齿苋去杂洗净，入沸水锅内焯一下，捞出后控干水分、切碎。再把油锅烧热后，放入葱花煸香，而后加入马齿苋、食盐炒至入味，出锅待用。然后将粳米淘洗干净，放入锅内，加入适量水煮熟，放入马齿苋稍煮片刻即成。直接食用。

［适用人群］本方功能清热解毒、凉血止痢、除湿通淋。适用于夏季常发的肠炎、痢疾、泌尿系统感染、疮痈肿毒等病症的辅助食疗。

［使用注意］马齿苋性寒，有滑胎的副作用，怀孕和习惯性流产的妇女忌食。

方二：木瓜蒸米糕（《中华养生保健》《调鼎集》）

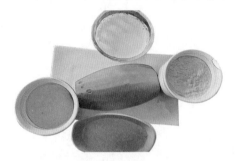

木瓜蒸米糕原辅材料

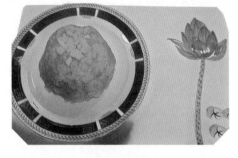

木瓜蒸米糕

［原料］番木瓜1个，中筋面粉2匙，牛奶1/2匙。白砂糖、玉米油适量。

［做法与用法］番木瓜去籽去皮，切成小粒备用。先将面粉、牛奶、部分木瓜粒、白糖与水拌匀，制成蒸糕面糊，再在碗内涂一层玉米油（其他植物油亦可）防粘，将面糊倒入碗中，上笼屉，大火蒸40～50分钟，然后将蒸好的蒸糕取出待凉，撒上剩余的木瓜粒即可。稍凉，直接食用。

［适用人群］本方出自清朝手抄菜谱、厨艺秘籍孤本《调鼎集》，功能和胃化湿、助运消食。适用于小满节气前后，脾湿胃燥所致脘腹胀满、食欲不振、饥不欲食、反酸嗝逆、形体消瘦、大便干湿不调等不适的调理。

约客

南宋·赵师秀

黄梅时节家家雨，
青草池塘处处蛙。
有约不来过夜半，
闲敲棋子落灯花。

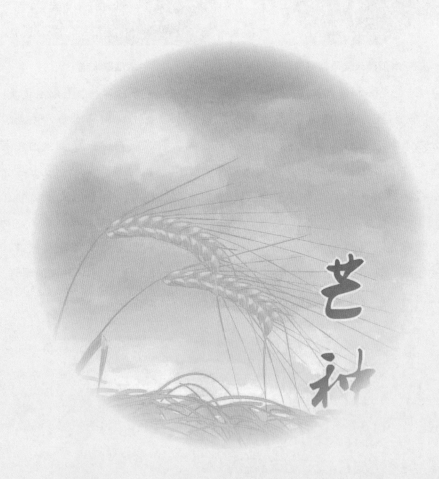

芒种

芒 种 节 气

芒种节气的那些事儿

时令与含义

"芒种",是夏季的第三个节气,为 24 节气中的第九个节气,亦是反映生物受气候变化影响而出现生长发育现象的节气,常在每年阳历的 6 月 5 日前后,太阳运行于黄经 75°。

《月令七十二候集解》中说:"(芒种),谓有芒之种谷可稼种矣。""芒"指麦、稻等有芒的谷类作物,"稼"是收获等农事活动,"种"即农作物播种。是说芒种节气,有芒的麦子快要收获,有芒的稻子如单季糯稻快要种植。由于此时正是收割和种植交缠在一起的时候,因此"芒种"亦称为"忙种",芒种节气预示着农民即将开始忙碌的田间劳作。农谚道"芒种不种,再种无用""芒种出力出汗,收秋压断扁担"……,从这些话语中不难想象勤劳的农人们在田里辛勤劳作的场景。芒种期间,黄熟的麦子和油菜正在开镰收割,新插的稻秧已经返青,一畦畦黄,一片片绿,"割麦插秧","割麦插秧",布谷鸟叫得欢实,农夫们看着听着,心想这一段忙下来,往后一家人吃的喝的都有了。

物候与气候

我国古代将芒种分为三候:"一候螳螂生,二候鵙始鸣,三候反舌无声。""螳螂",草虫,能捕蝉而食,故又名杀虫,深秋生子于林木,一壳百子;"螳螂生",是说这一节气自然界阳气旺盛而阴气开始产生,去年深秋螳螂产的卵,因此感阴气而生,破壳生出小螳螂。"鵙",音jú,指百劳鸟,因其五月鸣,叫声鵙鵙,故以之立名;"鵙始鸣",是说喜阴的百劳鸟开始在枝头出现，并且感阴而鸣啼。"反舌"，即百舌鸟，其"春始鸣，至五月稍止，其声数转，故名反舌"；"反舌无声"，是说反舌鸟却停止了鸣叫。

从芒种节气开始，自然界气温继续升高，雨水增多，湿度变大，北方进入雷雨、阵雨天气，南方则已是阴雨连绵的天气。

芒种之后，从我国江淮流域地区一直到日本南部地区每年常常会出现一段降水量较大、降水次数频繁的连阴雨天气。因此时正值梅子黄熟，故称梅雨或是黄梅雨。又因这时气温高、雨水多、湿气重，器物容易受潮生霉，故名霉雨。梅雨每年的开始日期称为"入梅"或"主梅"，结束日期叫作"出梅"或"断梅"。入梅和出梅时间随气候情况而变，各年不尽相同。中国长江中下游地区，一般为公立 6 月上旬到中旬入梅，7 月上旬到中旬出梅，历时 20 ~ 30 天，出梅后盛夏开始。

进入梅雨季节后，我国江南一带几乎天天都在下雨。一会儿阴雨绵绵，雨点飘洒着钻进雨伞，湿了行人的头发和衣衫。一会儿倾盆大雨，豆大的雨点从变黑的天空倾泻下来，地上很快积成水洼，浸透了行人的鞋与袜。即使不下雨的时候，也是让人感觉闷热潮湿，身上热乎乎、湿漉漉地特别难受。怪不得，有人说，江南的梅雨天是和北方的沙尘暴一样令人讨厌。然而，梅雨时节，气温较高，雨量丰沛，十分有利于水稻、蔬菜、瓜果等多种作物的生长。千百年来，我国劳动人民在生产实践中逐渐摸透了梅雨的脾气，合理地利用这一得天独厚的气候资源，将农作物布局和茬口安排做到因时制宜，让自然资源为人类服务，赢得了"两湖熟，天下足"和"江南鱼米之乡"的美称。像江南地区那些无垠的稻田、苍翠的林木、青青的茶树、交错的港汊，哪一样离得开梅雨季节雨水的滋润？古人和今人一样，也是怀着一种褒贬喜怨的复杂情感看待梅雨的，但古人对待梅雨的心态似乎远比今天的我们洒脱得多，也更会适时自我调摄，怡情养生，维护身心健康。古代吟诵梅雨的诗句要属南宋赵师秀的一首《约客》最为著名。诗中吟道："黄梅时节家家雨，青草池塘处处蛙。有约不来过夜半，闲敲棋子落灯花。"诗中是说:"江南夏月的梅雨时节,家家户户的笼罩在烟雨之中,长满青草的水洼池塘,远远近近的传过来蛙声阵阵。相约友人来对弈,时过夜半客未至,闲敲棋子灯花落。"诗人在梅雨之夜静静地等候着约客,然而面对烦人的梅雨、爽约的友人,诗人也许原本有过些许焦躁,但这种焦躁最终被闲逸、散淡和恬然自适的心境所调适,面对多情的梅雨、欢快的蛙鸣、清脆的棋子敲击声、闪烁的灯火及其震落的灯花……这样一幅既热闹又冷清、既凝重又飘逸的画面,诗人已经忘了他是在等友人,而完全沉浸到内心的激荡和静谧之中,诗人这回绝不会怪罪友人,反而应该感谢友人的失约,让自己享受到了这样一个独处的美妙不眠之夜。

传统的习俗

芒种节气这一天,传统上有"送花神""安苗"和"煮梅"的传统习俗。

"送花神",是因为芒种节气已近农历五月间,百花开始凋残、零落,民间在这一天举行祭祀花神的仪式,饯送花神各归其位,同时表达对花神的感激之情,盼望来年再次相会。《红楼梦》第二十七回,就非常生动地描写了为花神饯行的场面"那些女孩子们,或用花瓣柳枝编成轿马的,或用绫锦纱罗叠成干旄旌幢的,都用彩线系了。每一棵树上,每一枝花上,都系了这些物事。满园里绣带飘飘,花枝招展,更兼这些人打扮得桃羞杏让,燕妒莺惭,一时也道不尽。""干",通竿、杆;"旄",音máo,同"牦",即牦牛尾;"干旄"指以旄牛尾装饰旗杆的旗帜,竖于车后,以为威仪。"旌",即指挥旗;"幢",音chuáng,旧时作为仪仗用的旗帜。大观园中的女孩儿们为花神饯行,首先是把自己打扮得漂漂亮亮的,其次是为花神准备好上路的交通工具"骄马",以及庄严而堂皇的仪仗"干旄旌幢"。由此可见大户人家芒种节气为花神饯行的热闹场面,更可看出古人对大自然的一种亲近感,表现对天人和谐的敏感和重视。

"安苗",指芒种这一天,在安徽皖南地区的农事习俗。该习俗始于明初。每到芒种时节,种完水稻,为祈求秋天有个好收成,各地都要举行安苗祭祀活动。此时家家户户用新麦面蒸发包,把面捏成五谷六畜、瓜果蔬菜等形状，然后用蔬菜汁染上颜色，作为祭祀供品，祈求五谷丰登、村民平安生活美满。

芒种时节还有"煮梅"的习俗。煮梅的食俗在夏朝就有了，《三国演义》中就有"青梅煮酒论英雄"的故事。在南方，每年农历五、六月是梅子成熟的季节，青梅含有多种天然优质有机酸和丰富的矿物质，但是新鲜梅子大多味道酸涩，难以直接入口，需加工后方可食用，这种加工过程便是煮梅。煮梅的方法有很多种，简单的是用白糖与梅子同煮，也有用食盐与梅子同煮，比较考究的还要在里面加入紫苏。青梅酒，是将青梅以白酒浸泡并加白糖制成。我国北方产的乌梅很有名气，若将其与甘草、山楂、冰糖一同煮水，便制成了消夏佳品"酸梅汤"。煮梅子、青梅酒、酸梅汤，酸甜可口，具有清热解暑生津、和胃止呕止泻的养生保健功效。

芒种期间，常常还会遇到我国民间四大节日之一的"端午节"并有"端午龙舟水"之说。端午节这天除了"划龙舟""挂菖蒲、蒿草、艾叶""熏苍术、白芷""喝雄黄酒"等习俗外，最主要的还数"吃粽子"。端午节目前已成为国家法定节假日之一，并被列入世界非物质文化遗产名录。

"赛龙舟"，是端午节的主要习俗。相传赛龙舟起源于楚国，人们因舍不得贤臣屈原投江死去，许多人便划船追赶拯救，大家争先恐后，追至洞庭湖时不见踪迹，之后每年五月五日就以划龙舟以纪念之，借划龙舟驱散江中之鱼，以免鱼吃掉屈原的身体，由此就演变成现在赛龙舟，不仅有纪念、民俗价值，同时也有娱乐、养生价值。挂菖蒲、蒿草、艾叶，熏苍术、白芷，喝雄黄酒，以及佩戴装有苍术、白芷、菖蒲等药材、香料的香囊，主要作用在于净化空气、避秽防病，而佩戴香囊还有增加食欲、消除腹胀、改善脾胃消化功能的养生保健价值。

端午节"吃粽子"，是我国人民的又一传统习俗。全国不同地方所吃的粽子各有特色，南方的粽子多以咸为主，糯米需要调盐增味。江浙一带的粽子里面喜加咸肉、蛋黄、干贝、香菇等，形状以三角为主，也有瘦长的高脚粽。广西的粽子则常以枧水处理糯米，制成的斋粽淡黄莹透，多沾蜂蜜凉食。贵州则有用黑糯米、腊肉与绿豆制成枕粽、四方粽的传统。北方的粽子以甜为主，一般只加红枣、青红丝、栗子、花生，或不添它物，只以五色丝线与粽叶捆制成净白粽，吃时多蘸白糖或蜂蜜。南北方包粽的叶子也有不同，北方大多用芦苇叶，南方多用竹叶或荷叶，亦有少数民族地区使用香兰叶。苇叶可以清热生津、除烦止渴，竹叶可以清热除烦、利尿排毒，荷叶能清热利湿、和胃宁神。粽子的主料糯米能温暖脾胃、补中益气，对脾胃虚寒导致的食欲不佳、腹胀腹泻有一定调节的作用。芒种节气、端午节日适量吃点粽子，有清热解暑、健脾利湿、因时养生的保健功效。

芒种节气的养生保健

天人相应，芒种节气之后人们应该这样养生保健。

生活起居养生

芒种节气之后，自然界气温升高，雨水增多，气候湿热，人们因此出汗较多，体力消耗较大。生活起居养生方面，要晚睡早起，以顺应自然界、人体阳气充盛、人们活动增多的实际；无厌于日，在避开太阳直射、注意防暑的前提下，适当地接受阳光照射；注意睡好"子午觉"，养精蓄锐，消除疲劳。根据《内经》理论，人们经上午半日活动，阳气耗散，加之 11 时至 13 时即午时，属一日的阳中之阳，是阴气开始初生的时段，阳气由此即会由盛转衰，所以午后需稍事休息以培补阳气。此外，由于中午环境气温较高，使得体表血管扩张，血液被迫向外分流，因此午餐后应注意适当休息，以保证消化器官的血液供应和营养物质的吸收。晚上 23 时至 1 时为子时，1 时至 3 时为丑时，3 时至 5 时为寅时，5 时至 7 时为卯时，均是人们睡觉的最佳时间。《内经》认为，子时属一日的阴中之阴，是阳气开始初生的时段，所以此时必须休息。另外，现代研究，子时体内以副交感神经兴奋为主，体温下降，呼吸、心率及脉搏减慢，肾上腺素水平降低，外周血管扩张，内脏各器官功能下降，但大脑松果体内分泌的褪黑激素含量却开始增高，从而诱导人体进入睡眠放松状态。因此子、丑、寅、卯即晚上 23 时至第 2 天凌晨 7 时这一时段，不宜进食、看书、运动，以免引起机体兴奋，影响正常的睡眠休息。

芒种之后，气候湿热，应穿透气性好、吸湿性强的衣服，可起到良好的防暑降温效果。芒种节气前后应常洗澡，这样可发泄"阳热"，有效预防中暑。但由于《内经》讲"汗出见湿，乃生痤痱"，即汗出未尽，就去洗冷水澡，或雨天冒雨淋水，因为水湿病邪有郁阻阳气的致病特性，所以湿邪阻遏阳气，阳气郁结于皮肤腠理，甚至阳郁化热、化火，即会发生疮疖或痱子，因此出汗时不要立即洗澡，同时洗澡要洗热水澡。另外，因芒种人们经常出汗，衣服应常洗常换。

芒种时节，气温还有变冷的时候，尤其是阴雨连绵的天气，雨日多、雨量大、日照少，有时还伴有低温。因此还要注意保暖，以免受凉感冒。芒种期间常常会遇"端午节"，端午节后往往才真正进入夏天，所以民间就有"未呷端五粽，破裘不敢送""吃了端午粽，再把棉衣送"等养生箴言。

精神情志养生

芒种前后，在精神情志养生上要根据季节的气候特征，应神清气和，保持轻松、愉快的心态，一方面要胸怀宽阔，精神振奋，对外界事物要有浓厚兴趣，培养乐观外向的性格，以利于阳气的宣通；另一方面要注意调节情绪，"使志无怒"，切莫因天热、事多而恼怒忧郁，以免阳气升动太过或阳气郁结不畅而影响阳气的宣畅、通泄。

俗话说"心静自然凉"，其实是说芒种等夏天的节气调整精神情志是养生保健的一个好办法。也就是说，在炎热的夏天，人们应当调整呼吸，使心神安静，意念中如能想象着心中存有冰雪，便不会感到天气极其炎热了。在此期间，还应注意保持积极心态，尽量不发火、少发火。同时也要根据自己的个人情况培养兴趣，如听听悠扬的音乐、看看优美的书画，或者进行散步、慢跑、太极拳、五禽戏、健身操等不太剧烈的运动，或是读书看报等，都有利于调节精神情志，保持心情舒畅，内心清静，气定神闲，自然能安度湿热的芒种时节。

饮食养生

芒种时节，阳气旺盛、暑热偏盛，雨水较多、水湿偏盛，暑热、水湿相搏，故而表现为潮湿闷热的气候特点。中医认为芒种时节人体与自然界相通应，人体阳气亦受鼓舞而透发于外，但易外感环境的湿邪引起体内阳气郁滞，变生为湿热；天气炎热，现代人不知节制常喜大口豪饮，瞬间大量的水液入胃不得运化，损伤脾胃，水饮与邪热结滞，演变为湿热水蓄，引起不思饮食、胸脘痞闷、心烦躁热、身重身热、肢体酸痛、精神萎靡、头昏头重、大便稀溏、小便短赤等不适。唐代医学家、养生家孙思邈认为"常宜轻清甜淡之物，大小麦曲，粳米为佳"，元代医家朱丹溪指出"少食肉食，多食谷菽菜果，自然冲和之味。"因此，芒种时饮食须清淡，宜选食质软、易消化之物，进食方式宜缓宜慢。少吃脂膏厚味及辛辣上火之物。还宜常食化湿利水、养阴生津的蔬菜、水果，如西瓜、凉瓜、西红柿、绿豆、冬瓜、木耳、丝瓜等，既可为人体补充多种营养物质，又可预防中暑。绿豆汤、金银花露、菊花茶、芦根茶等饮品亦是不错的选择。

运动养生

芒种节气之后，考虑到天气闷热及南方黄梅天的特殊气候，无论是运动项目、运动时段还是运动强度都应特别讲究。就运动项目来说，老年人可选择慢跑、散步、太极拳、健身操等缓慢、轻柔的运动项目，中年人适合快走、健美操、骑车等中等强度的运动项目，而年轻人和中小学生则以跑步、跳绳、打羽毛球、打乒乓球项目为最佳的选择。就运动时间来讲，早上和傍晚尤其是早上 6 点至 7 点和傍晚 6 点至 7 点，温度适宜，是运动的最佳时间，而午后因温度高、湿度大，不宜运动。此时段的运动锻炼，强度不宜过人，每天可抽出半小时至 1 小时的时间进行室外活动，每次锻炼都要达到轻微发汗的程度，以提高机体的散热功能，而当气温高于

29℃、湿度高于75%时，则要减少运动量或暂时停止运动锻炼，以防中暑的发生。

芒种之后的导引养生，可选用由陈抟老祖编创，张明亮、代金刚整理的"芒种掌托天门式功法"。

"天门"，从内景功夫而言，指头顶之囟门、人体之口鼻、全身之毛孔等；从自然外景而言，则喻指遥远之天际。本功法不仅可使身体内芜杂可以通过毛窍排出体外，而且还可加强体内外气体的交换，使气脉逐渐拔、升并充满全身，因此对身心各部都有滋润的作用，所以成为芒种节气的养生导引术。

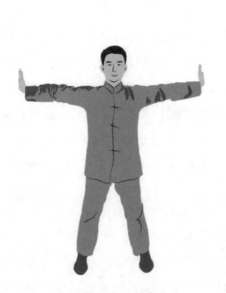 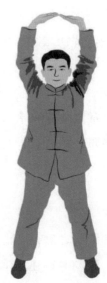

芒种掌托天门式功法一　　　　　芒种掌托天门式功法二

练功姿势

两脚并拢，自然站立，两臂自然下垂，头正颈直、竖脊含胸。

练功方法

一式：左脚向左侧开步，两脚距离略宽于肩，两脚平行，脚尖向前，同时以中指带动，两臂向左右伸展至与肩平，成"一字式"。

二式：以中指带动，十指指尖向远、向上伸展，同时屈腕、立掌，指尖向上，掌心向外，两臂上举，至头顶，同时提脚跟、伸两胁，两掌心向上，两中指相对，相距约10cm，停留在头顶正上方。

三式：两脚跟下落，两脚放平，同时两掌继续上撑，动作略停，然后两臂外旋，两掌转成指尖向后，同时仰头、舒胸，目视上方，动作略停。

四式：下颌内收，百会上两掌带动两臂向左右伸展下落至两臂平举，同时头颈还原，目视前方。

五式：两臂下落，还原体侧，同时左脚收回，并步站立，目视前方，心静体松。

六式：反方向练习，动作同前，只有脚的左右方向相反，左右各做一次为一遍，共做三遍。

保健功效

芒种掌托天门式功法为全身性的导引功法，有提升阳气、益气养心、健脾除湿的养生保健功效。

此外，经常习练此功法，通过掌托天门、提踵上举、百会上顶，可增强腰腿力量及身体的平衡能力，有效防治颈肩、腰腿、胁肋等部位的不适与疾患。同时通过调理上、中、下三焦之气，并将三焦及手足三阴经脉五脏之气全部发动，以灌溉五脏、布精四肢、充实营卫、固摄肌肤，使正气强盛，邪气不能侵犯，因此有预防疾病的作用。

疾病预防

芒种之后，正是"疰夏"的高发期，因此要注意疰夏的预防。

"疰夏"又叫苦夏，相当于西医学所说的"夏热综合征"，是平素体质较弱和脾胃功能欠佳的人群，特别是老人、儿童、妇女，在暑热时节，由于气候炎热、雨水较多而感受暑湿邪气，所引起的以乏力倦怠、眩晕心烦、出汗较多、食欲不振或有低热等为临床特征的外感热病。

疰夏病名中有一个"夏"字，说明其发病与夏季暑湿邪气有关。暑热是夏季的主气，但这个季节南方又逢入梅，乍雨乍晴，湿热交蕴，蒸蒸而炽，物感其气则霉，人感其气则疰。故疰夏的发病，以芒种、夏至、小暑节气为高峰期，如遇到黄梅天则有可能延续到大暑节气，立秋后症状往往会渐渐减退。所以进入夏季尤其是芒种节气之后必须避暑防湿。避暑防湿，首先要避免在烈日下过度曝晒，或高温高湿环境下活动或工作，注意室内降温、定时通风。但又不宜长时间使用空调或电扇，若长期待在温度特别低的密闭房间里，暑湿邪气排不出，再加上冷气、冷风或是饮食生冷而感受寒邪，这就要生病，出现发热恶寒、无汗、头痛身重、神疲体倦，或伴有恶心、呕吐、腹泻等表现的"空调病"，这在中医叫"阴暑证"。其次饮食既要有营养以保证人体的需求，又不至损伤脾胃而产生内湿，要多食蔬菜、水果、瘦肉、淡水鱼等，少食油腻、辛辣、油炸、过凉食物。

疰夏发病后，需去医院，请医师诊治，若症状较轻，亦可使用药膳来调治。如口干口渴、食欲不振、恶心干呕者，可用乌梅、山楂各50g，五味子、红枣、薄荷叶各10g，冰糖适量，加水2000ml制成药膳饮料饮用。如全身乏力、胸闷不适、食欲不振，甚至低热不退、汗出不畅者，可用绿豆、赤小豆、黑豆、薏苡仁各30g，加清水1500ml左右制成药膳粥食用。如口干口渴、嗜卧困倦、肢体沉重、头昏头痛者，可用冬瓜（切块）500g、荷叶（切片）1张，食盐适量，加水2000ml制成药膳汤羹食用。

疰夏的发病与人们个体体质密切相关。临床常见疰夏多发于老弱妇幼，以及平素神疲乏力、食欲不振、口淡或口干、自汗或盗汗、便稀或便干等气阴不足、脾胃虚弱之人，也有因疰夏每年必发，戕伐元气而变生其他疾病者。因此在夏季之前，有发生疰夏可能的人群，可在中医师的指导下，服用生脉颗粒、补中益气丸、香砂养胃丸等中成药，或食用山药粥（山药、粳米煮粥）、人参莲肉汤（人参、取芯莲子煮汤）、洋参炖白鸭（西洋参、百合干、麦门冬、红枣与鸭肉块炖制）等药膳，并少吃生冷、油腻、辛辣食物，以益气养阴、健脾祛湿，减轻脾胃负担，提高机体对夏季的适应能力，可有效预防疰夏的发病或减轻疰夏的症状。

食疗药膳

方一：银荷炒豆芽（《食品与健康》）

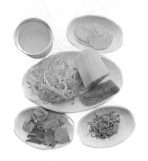

银荷炒豆芽原辅材料　　　　　　　　银荷炒豆芽

[原料]金银花10g，荷叶半张，莲藕、瘦猪肉各50g，绿豆芽100g。植物油、生姜、精盐、味醋各适量。

[做法与用法]荷叶撕小片，与金银花一起洗净，同放砂锅中，加1碗水，开锅后煮5分钟滤取药汁。莲藕洗净，切片，放冷水中泡去淀粉，取出控干水分；猪肉切丝，豆芽洗净，生姜洗净、切丝。起油锅，煸炒肉丝，炒到七八分熟时起出。余下的油，先下姜丝爆香，再加藕片，边煸炒，边加入药汁约30ml，至汁吸干后，再加入煸过的肉丝和绿豆芽，加少许精盐、味醋，大火炒匀即可出锅。佐餐食用。

[适用人群]本方功能清热解暑、养阴润燥、益气补中。适用于夏季、芒种前后心烦失眠、头痛头晕、口干口渴、便秘尿少、神疲乏力、食欲不振等不适的调养，暑季发热、微恶风寒、咽喉疼痛、咳嗽咯痰等风热感冒以及暑季高血压病、疖肿疔疮等病证的调治。

[使用注意]金银花有抗早孕作用的动物实验报道，因此孕妇禁服本品。

方二：五叶芦根饮（《中华药膳防治肝胆疾病》）

[原料] 薄荷叶、藿香叶、荷叶各 3g，枇杷叶、佩兰叶各 30g，鲜芦根 30g，冬瓜 60g。白糖适量。

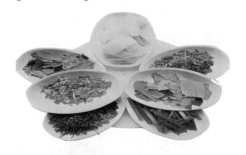 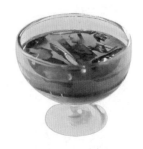

五叶芦根饮原辅材料　　　　　　　　五叶芦根饮

[做法与用法] 将上料洗净，先以枇杷叶、冬瓜共煎汤水约 500ml，再加入其他各物同煎 10 分钟，调入白糖即成。直接饮用。

[适用人群] 本方源于清代医学家薛生白《湿热病篇》，功能清解暑热、化湿健脾、生津利尿。适用夏季、芒种前后出现暑湿较盛，出现食欲不振、消化不良、脘腹胀满、大便泄泻、头痛头晕、口干口苦等不适的调养，还适用于药物性肝病等湿热黄疸病后，余邪未尽，胃气未复，所致胃脘微闷、知饥不食、大便泄泻等病证的调治。

夏至避暑北池

唐·韦应物

昼晷已云极，宵漏自此长。

未及施政教，所忧变炎凉。

公门日多暇，是月农稍忙。

高居念田里，苦热安可当。

亭午息群物，独游爱方塘。

门闭阴寂寂，城高树苍苍。

绿筠尚含粉，圆荷始散芳。

于焉洒烦抱，可以对华觞。

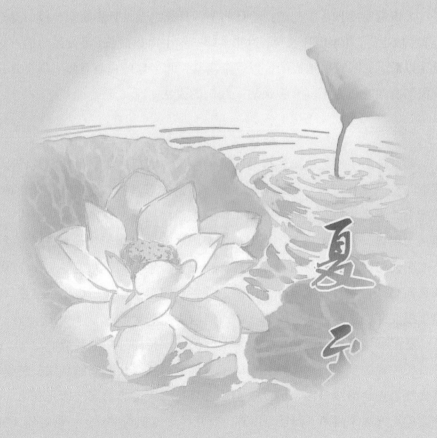

夏至

夏 至 节 气

夏至节气的那些事儿

时令与含义

公元前七世纪我国就采用土圭测日影的方法确定了"夏至"，夏至因而是 24 节气中最早被确定的节气之一，其是夏季三个月六个节气中的第四个节气，为 24 节气中的第十个节气，时间常在每年公历的 6 月 21 日或 22 日，太阳运行到达黄道 90°。

《恪遵宪度抄本》记载："日北至，日长之至，日影短至，故曰夏至。至者，极也。"夏至也称长至，为北半球一年中白昼最长、黑夜最短的一天。夏至以后，太阳直射地面的位置逐渐南移，北半球的白昼日短、黑夜日长。故民间有"吃过夏至面，一天短一线"的说法。

物候与气候

夏至日为一年之中阳气最为旺盛的一天，而后一阴初生，阴气产生并逐渐旺盛。《礼记》中记载了这一时节的物候形景："夏至到，鹿角解，蝉始鸣，半夏生"，其中一候鹿角解，二候蝉始鸣，三候半夏生。古人将鹿视为阳兽，而鹿角居于鹿之巅顶为至阳之物，故鹿于夏至五日后感受始生之阴而纷纷落角。又五日，雄蝉即"知了"感受到了初生的阴气便开始鼓翼而鸣。再五日，溪岸林下的阴凉处，喜阴近水的药用植物"半夏"陆续生根发芽，这些都表明了阴气正悄悄地从地下生出。

夏至节气虽然一阴初生，但是阳气仍然保持向外向上发散的壮势，由于日长夜短的现象还将持续一段时间，地面仍接受长时间的日照，使得自然界气温还会继续升高，因此这预示着夏日真正炎热的天气即将到来。夏至之后天气越来越热，而且是闷热，有几种天气值得关注：一是对流天气，夏至以后地面受热强烈，空气对流旺盛，午后至傍晚常易形成雷阵雨，人们称其为"夏雨隔田坎"，唐代诗人刘禹锡曾巧妙地借喻这种天气，吟出了"东边日出西边雨，道是无晴却有晴"的著名诗句。二是江淮地区梅雨，夏至时节正是江淮一带的"梅雨"季节，因为这时正是江南梅子黄熟期，空气非常潮湿，冷暖空气团在这里交汇，导致阴雨连绵的天气，器物容易发霉，所以称"梅雨"，也叫"霉雨"。三是高温桑拿，夏至和冬至节气一样，都是反映四季更替的节气，夏至为北半球夏季的开始，过了夏至，虽然太阳直射点逐渐向南移动，北半球白天一天比一天缩短，黑夜一天比一天加长，但由于太阳辐射到地面的热量仍比地面向空中散发的多，因此在以后的一段时间内，气温将继续升高。随着夏至节气的到来，一年中最热的"三伏天"亦由此按时而至。"三伏"包括头伏（亦称初伏）、中伏（又叫二伏）和末伏（也称三伏），夏至节气后第三个庚日入初伏、第四个庚日入中伏，而立秋节气后第一个庚日入末伏，此即"夏至三庚"。庚日是中国农历干支纪日中带有"庚"字的日子，按干支纪日法，每 10 天有一个庚日，因此头伏、末伏便总是 10 天。而夏至后的第五个庚日与立秋这个节气的位置关系是不固定的，如果夏至后的第五个庚日在立秋之后，则中伏为 10 天，如果在立秋之前，则中伏为 20 天，大多数的年份，中伏都是 20 天。所以我国民间有"夏至不过不热""冷在三九，热在三伏"的说法。

唐代山水田园诗派诗人韦应物《夏至避暑北池》最能表现夏至节气的景致和诗人的情怀。诗中吟道："昼晷已云极，宵漏自此长。未及施政教，所忧变炎凉。公门日多暇，是月农稍忙。高居念田里，苦热安可当。亭午息群物，独游爱方塘。门闭阴寂寂，城高树苍苍。绿筠尚含粉，圆荷始散芳。于焉洒烦抱，可以对华觞。""晷"，音guǐ，观测日影用以定时间的工具，实际就是一节竹竿，这里指日影。"漏"，即漏壶，古代一种计时的装置，简称漏。"亭午"，指正午、中午。筠，竹子的青皮，这里指竹子。诗中是说："夏至这天，昼晷所测白天的时间已到了极限，从此以后，夜晚漏壶所计的时间渐渐加长。还没来得及实行自己的计划，就已忧愁气候变化冷暖的交替了。衙门每日空闲的时候比较多，而这个月的农事却比较忙活。老百姓在地里耕作，酷热也不知怎样抵挡。正午时分那些人和物都在歇息，静悄悄的，唯独我自己在池塘边游来游去，好不惬意。城墙挺拔，城门紧闭，树木葱翠，绿荫寂静。翠绿的鲜竹尚且含粉，池塘里的荷花已开始散发阵阵的清香了。在这里可以放弃烦恼忘掉忧愁，整天对影举着华丽的酒杯畅饮。"诗中反映了诗人在夏至节气之后安心静养、怡情养生避暑的景致，更表达了作者自己避暑之时心忧百姓疾苦、心里念着赤日炎炎下忙于农事的老百姓的情怀，体现出关心民众疾苦的民本主义思想。

传统的习俗

夏至之日是一年的阳气之极，亦是阴阳转变的日子，古人非常重视夏至，其不仅是一个重要的节气，还是中国民间重要的传统节日，古时被尊为"夏节"或"夏至节"。如宋代《文昌杂录》指出，每年夏至，官方要放假三天，让百官回家休息、娱乐。《辽史·礼志》记载"夏至日谓之'朝节'，妇女进彩扇以粉脂囊相赠遗"，彩扇用来纳凉，香囊可除汗臭。在清代以前的夏至日，全国要统一放假一天，而宋代百官还会在夏至时放假三天，人们要回家与亲人团聚欢娱。居家餐桌上，除了桃李瓜藕、凉粉等消暑吃食之外，少不了长长的面条，吃面长寿，同时也暗示着夏至长长的白天。

夏至是阴气上升的时节，主张顺应自然的古人在这天要举行相应的扶阴助气仪式。周代在夏至日举行"地神祭祀"仪式，期望能够驱除疾疫、荒年与饥饿。《史记·封禅书》记载："夏日至，祭地祗。皆用乐舞。"东汉夏至日民间家户以桃印封门。南北朝时期，夏至吃粽子，唐朝依然，后改到了端午节。直至清代皇家还保持着夏至日祭地的大典，明清时期祭地典礼均在北京地坛举行。

夏至日为"冬病夏治"的最好时机。根据《素问·四气调神论》中"春夏养阳"的思想，对于素体阳虚、寒伏于内的人群于夏至日可进行"冬病夏治"。夏至艾灸与贴三伏贴是"冬病夏治"最传统的养生保健方法，时至今日在夏至日这一天或是头伏、中伏、末伏"三伏天"，许多百姓仍会在家中或前赴中医医院进行三伏贴作为养生保健的活动。民间亦有夏至吃羊肉、狗肉等补养阳气的习俗，如广东尤其是阳江地区有夏至吃狗肉的传统习俗，并有"夏至狗，没啶走（指无处藏身）""吃了夏至狗，西风绕道走"等俗语。徐淮地区每年夏至后的伏天有吃羊肉的习俗，并成为美食节日"伏羊节"，徐州民间有"彭城伏羊一碗汤，不用医生开药方"的说法。

夏至节气养生，在养护身体阳气的同时，古人亦注重夏至的消暑养阴，多于夏至前后吃冷食、凉食、瓜果。清代文士顾禄《清嘉录》记载："街坊叫卖凉粉、鲜果、瓜藕、芥辣、索粉，皆爽口之物。什物则有香蕉、苎巾、麻布、蒲鞋、草席、竹席、竹夫人、藤枕之类，沿门担供不绝，……浴堂亦暂停爨火，茶坊以金银花、菊花点汤，谓之'双花'。面肆添卖半汤大面，日未午已散市……。"此时又是瓜类食品上市的季节，人们坐在瓜棚下乘凉，品尝西瓜清热消暑。民间有"冬至饺子，夏至面"的俗语。

饸饹，即是面食的一种，古称"河漏"，因多用荞面制成，习称荞麦饸饹或荞面饸饹。荞麦饸饹是陕西、甘肃等地区著名的汉族面食小吃，被誉为北方面食三绝之一，与兰州拉面、山西刀削面齐名。元代农学家王祯《农书》就有"北方山后，诸郡多种，治去皮壳，磨而成面或作汤饼"的记载。荞面饸饹有两种吃法，一种是吃热的，另一种是吃凉的。夏季饸饹一般是凉吃，吃的时候，要调入精盐、香醋、芥末、蒜汁、芝麻酱和红油辣子等味汁，配以黄瓜丝等夏蔬于面上，轻拌后便可爽快入口。凉吃荞麦饸饹味汁酸甜辛香，面体爽口清甜，是消夏祛暑的上佳良品。

荞面为荞麦制成，荞麦味甘微酸、性寒，归脾、胃、大肠经。李时珍《本草纲目》言荞麦"降气宽肠，磨积滞，消热肿风痛，除白浊白带，泻痢腹痛上气之疾。气盛有湿热者宜之。"并称其有"炼积滞之功"。在夏至吃荞麦饸饹，荞麦面性寒能清暑解毒，味甘微酸能化阴养津，培护夏至初生之稚阴；佐料味汁味辛带酸，既益肺柔肝，符合夏月增辛宜酸的饮食习惯，又能制衡荞麦寒凉伤中之性。根据现代研究，荞麦中所含的化学成分有黄酮、蛋白质、脂肪酸、植物甾醇以及矿物元素等活性成分，其主要药理活性为抗糖尿病、抗肿瘤作用。因此在夏至时节不妨常常选择荞麦饸饹作为主食，将对身体大有裨益。

夏至节气的养生保健

天人相应，夏至节气之后的养生保健应该这样进行。

生活起居养生

夏至是一年之中阳气最为旺盛的时节，这一天白昼最长、夜晚最短。为顺应自然界与人体阳盛阴衰的变化，夏至之后人们的生活起居养生宜晚睡早起，并利用午休来弥补夜晚睡眠的不足，年老体弱人群则应早睡早起，尽量保持每天有 7 小时的睡眠时间。合理安排午休，一可避免中午气候炎热之势，二能恢复人体疲劳之感。另外，夏季气候炎热，人体腠理开泄，正气不足，易外受风寒湿邪侵袭。因此，睡觉时不宜久吹风扇、空调；使用空调时，室内外温差不宜过大，更不宜夜晚露宿。夏季暑热，人们出汗较多，汗多津液易于损耗，津伤则进一步易于伤气，甚至还会伤神，因此常致头昏头痛、口渴心慌、神疲乏力，重者出现恶心、胸闷、心悸以至昏迷，引起中暑。所以室外工作和体育锻炼时，应避开烈日炽热之时，并注重防暑措施的运用。

夏至等炎暑时节，每日温水淋浴洗澡也是值得提倡的养生措施，其不仅可以洗掉汗水、污垢，使皮肤清洁凉爽、消暑防病，而且能起到锻炼身体的目的。因为，温水淋浴冲澡时的水压及机械按摩作用，可使人体经络、气血疏通，神经系统兴奋性降低，体表血管扩张，加快血液循环，改善肌肤等组织的营养，降低肌肉张力，消除疲劳，改善睡眠，增强抵抗力。

精神情志养生

夏至是自然界阳气最旺的时节，人们养生保健包括精神情志养生亦要顺应夏季阳盛于外的特点，注意保护阳气，着眼于一个"长"字。《素问·四气调神大论》指出："使志无怒，使华英成秀，使气得泄，若所爱在外，此夏气之应，养长之道也。"即夏季要神清气和，快乐欢畅，心胸宽阔，精神饱满，如万物生长需要阳光那样，对外界事物要有浓厚的兴趣，培养乐观外向的性格，以利于人们气机的通泄。与此相反，举凡懈怠厌倦，恼怒忧郁，则有碍气机通调，皆非所宜。如三国时期养生家嵇康《养生论》对炎炎夏季养生保健有其独到之见，认为夏季炎热，"更宜调息静心，常如冰雪在心，炎热亦于吾心少减，不可以热为热，更生热矣。"就是说，在炎热的夏天，人们应当放慢呼吸，安静心神，意念之中想象着心中存有冰雪，便不会感到天气炎热了。否则天气炎热，人们气浮神躁，神躁心热，即会使身体感到天气更为炎热。天热我不躁，则人不热，天热我亦躁，则人更热，即"心静自然凉"，这里所说的正是夏季养生中的精神情志调养。

饮食养生

夏至节气是天地间阳渐减、阴渐生的节点，但是气温却是日渐拔高，"夏至三庚数头伏"，过了夏至后，大约再过二十多日，即小暑与大暑之间便是气温最高而且又潮湿、闷热的"伏天"了。此时饮食仍宜清淡，不宜肥甘厚味。虽然饮食选择清淡，但亦要注重食物的五味调和，以使人心悦情畅，开胃欲食。此时的食材与佐料选择应省苦增辛多酸，制作方法多以清炖、煸炒、蒸制、凉拌为主。在食材种类的选择上，仍应以五谷为主，可以多食荞麦、豆类。元代胡思慧《饮膳正要》亦指出："夏气热，宜食菽（即豆类）以寒之，不可一于热也。禁温饮饱食，湿地濡衣。"此外还应以新鲜绿叶蔬菜、时令瓜果等为辅，可以适量佐以瘦猪肉、鸭肉以补气养血、养阴清热。江南等地有夏至食三鲜的习俗，可以供以效仿。树三鲜为樱桃、香椿、梅子，地三鲜为苋菜、豌豆、蚕豆，水三鲜为螺蛳、鲥鱼、咸鸭蛋。这些食材皆合夏至节气的养生保健之理，但是要注意，上述食物中的水三鲜多偏寒凉清润，易伤脾胃阳气。现代社会，人们多贪凉喜冷，长期在空调房内生活，过食冷饮冰物等习惯容易导致寒凝内聚，或者素体阳虚之人食寒凉之物更为雪上加霜，因此在饮食取舍上还应以辨体施膳为原则择膳为食。

夏至时节，大多数人会有全身困倦乏力、心慌气短以及头痛、头晕等不适，严重者可影响日常生活和工作。究其原因，首先是由于这一时节气温高，人体血容量减少，大脑会因此而供血不足，进而造成头痛、头晕。其次是因为人体出汗时体表血管会扩张，更多的血液会流向体表，这种血液的再分配可使血压偏低的人血压更低，从而发生头痛头晕。人体出汗较多，相应的盐分损失也多，若心肌缺盐，心脏搏动失常就会出现心慌气短。所以此时段要特别注意适时补水，中医认为此时宜多食酸味以固表，多食咸味以补心，如《素问·藏气法时论》即谓"心苦缓，急食酸以收之""心欲软，急食咸以软之，用咸补之，甘泻之"。

运动养生

夏至时节应顺应自然界的气候变化，以养阳为主，适宜进行适当的运动养生。在运动方式上，宜选择散步、慢跑、太极拳、五禽戏、健身操等舒缓的运动方式，应避免强度过大。若运动过激，可导致大汗淋漓，汗泄太多，不但伤津耗损阴气，也易损伤阳气，不利于养阳。在运动时间上，最好选择清晨或傍晚天气较为凉爽的时段。在运动场地上，宜选择在河湖水畔、公园庭院等空气清新、凉爽的地方。有条件的朋友，可以到山林、海滨、湖畔地区去疗养、度假。运动后要适时调养，可适当饮用淡盐开水或盐水绿豆粥，切不可饮用大量凉开水，亦不能立即用冷水冲头、淋浴、洗澡，否则会引起寒湿痹病、皮肤痤疮等疾病。

夏至节气之后的导引养生，可选用由陈抟老祖编创，张明亮、代金刚整理的"夏至手足争力式功法"。

"争力"，是指在功法练习中两种相反方向用力的方法，借以发力、持中以及达到伸展、圆空之意。夏至手足争力式功法，使心火下照于肾水，则肾水不寒；肾水上奉制约心火，则心火不亢，从而心肾相交，阴阳平衡，所以成为夏至节气的养生导引术。

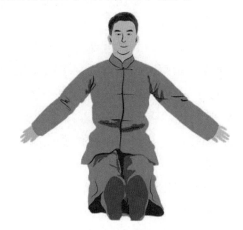
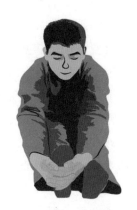

夏至手足争力式功法一　　　　　　　夏至手足争力式功法二

练功姿势

正身平坐，两腿伸直，两手自然覆按于两膝，竖脊含胸。

练功方法

一式：右腿屈膝内收，脚掌自然踏地，两手十指交叉相握，右脚踏在两掌中间。

二式：右腿用力，右足向前蹬出，然后两臂用力将右足拉回。

三式：两手松开，右腿伸直，还原成正身平坐的姿势。

四式：左腿屈膝内收，进行对侧的练习，左右方向相反，然后还原成正身平坐的姿势。

保健功效

夏至手足争力式功法，有助于心肾相交、水火既济、调心补肾。

此外，经常习练此功法，可预防腕、膝关节疼痛和腰背疼痛等不适或疾患。同时通过下肢的伸曲及上下肢之间的争力练习，能有效地促进手足少阳、少阴经气血的流注，使全身气脉得到锻炼，也加强了对内心静、柔、松的练习。

疾病预防

夏至节气阳气旺盛，机体抗病能力增强，很多疾病都会进入静止期，此时是中医"冬病夏治"、预防疾病的最佳时机。

"冬病夏治"属于《黄帝内经》"春夏养阳"的范畴，具体应用于夏季尤其是夏至节气实施。如阳虚体质或久病阳虚的人群，易于秋冬感受寒邪等外邪，使旧病复发或加重，对此可于春夏尤其是阳气最为旺盛的夏季、夏至时节，借助自然界和人体阳气旺盛之势，给予适当的养阳之品，药物、食物之阳可借机体旺盛之阳而起到补阳作用，从而使阳虚体质或状态得到纠正或改变。阳气得以补养，秘藏于体内，至秋冬尤其是天寒地冻、阴寒充斥的冬季，方能使此类体质的人群或患者阳气强盛，御寒抗邪，强身愈疾，有减少旧病在秋冬复发或减轻旧病发作症状的防治作用。

临床上像"慢性支气管炎""慢性支气管哮喘""慢性结肠炎""风湿性类风湿关节炎（中医称"痹病"）"等患者，若秋冬尤其是冬季经常感受外邪，旧病经常复发或加重，表现咳嗽气喘、咯痰白黄量多，或脘腹冷痛、大便稀软、泄泻清稀、五更泄泻，或肢体关节疼痛肿胀、喜热恶寒，同时伴有神疲乏力、畏寒肢冷等不适，即中医诊断为阳虚为病者，可采取"冬病夏治"的方法来调治。如"三伏天"白芥子泥丸贴敷背部腧穴防治慢性支气管炎、慢性支气管哮喘，夏季、夏至节气前后服用中成药附子理中丸防治慢性结肠炎、金匮肾气丸防治痹病等，均属"冬病夏治"的具体运用。

食疗药膳

方一：绿豆乌梅粥（《家庭保健饮品》）

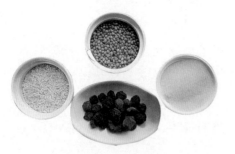 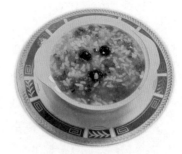

绿豆乌梅粥原辅材料　　　　　　　　绿豆乌梅粥

[原料] 绿豆、粳米各 160g，乌梅 100g。白糖适量。

[做法与用法] 绿豆、粳米淘洗干净，乌梅洗净，三者加锅内，加水约 2000ml，熬煮至绿豆、粳米熟透，加入白糖即可。待温直接食用。

[适用人群] 本方功能消暑利湿、益气生津。适用于夏至时节的养生保健，能缓解因为暑热湿热天气导致的厌食纳呆、心烦汗多、体劳身倦、口干便干等不适。

方二：炖煮羊肉汤（《二十四节气药膳养生》）

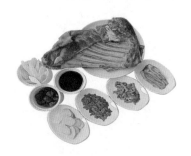

炖煮羊肉汤原辅材料

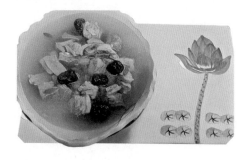

炖煮羊肉汤

[原料] 羊肋条肉 1000g，当归、巴戟天各 5g，枸杞子、红枣、生姜各 10g。葱、精盐、黄酒、胡椒与清汤各适量。

[做法与用法] 羊肉洗净，切块，开水焯去血污；生姜、葱洗净，姜切片，葱切段；当归、枸杞子、红枣、巴戟天洗净，当归、巴戟天润软装入纱布袋、扎紧袋口。将焯过的羊肉块与纱布袋和洗净的枸杞子、红枣，以及姜片和适量的葱段、黄酒、清汤或沸水放入炖锅内，如常法用小火炖 1.5 小时。捞出纱布袋，弃除姜、葱，加精盐、胡椒调味即可。佐餐食用，食肉喝汤。

[适用人群] 本方又名"归戟羊肉汤"，为邓沂教授自拟习用方，由张仲景《金匮要略》"当归生姜羊肉汤"改创，功能温阳散寒、养血补虚。适用于冬日加剧之脾胃虚寒、脾肾不足之人脘腹冷痛、大便泄泻、畏寒肢冷、关节肿痛等证的调养。夏至前后食用本膳取"冬病夏治"之意，可减少、减轻脾肾阳气不足、冬重夏轻病证的发作和病情。

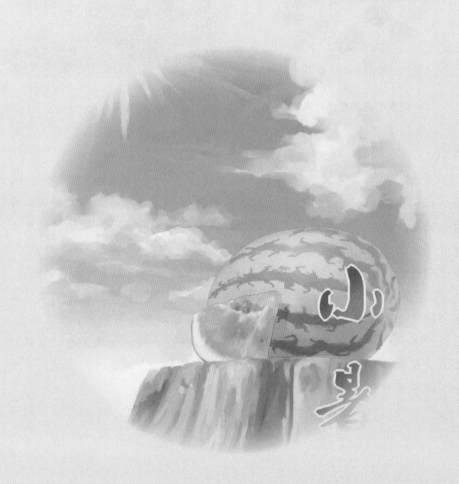

小暑六月节

唐·元稹

倏忽温风至，因循小暑来。

竹喧先觉雨，山暗已闻雷。

户牖深青霭，阶庭长绿苔。

鹰鹯新习学，蟋蟀莫相催。

小 暑 节 气

小暑节气的那些事儿

时令与含义

"小暑"，是夏季的第五个节气，为 24 节气中的第十一个节气，是反映气温变化的节气，常在每年公历的 7 月 7 日左右，太阳运行到达 105°。

《月令七十二候集解》说："六月节，……暑，热也，就热之中分为大小，月初为小，月中为大，今则热气犹小也。"就是说，暑，表示炎热的意思，"小暑"虽热，但相较于之后的"大暑"还不是最热，即所谓"小暑不算热，大暑三伏天"。

物候与气候

我国古代把小暑分为三候："一候温风至，二候蟋蟀居宇，三候鹰始鸷。"意思是说，到了小暑时节大地就不再有凉风了，所有的风都夹着热浪。等到了二候、三候的时候，由于炎热，蟋蟀离开了田野，到庭院的墙角下去避暑热，蟋蟀离开了田野，老鹰也因地面气温太高而到清凉的高空中捕猎去了。一言以蔽之：天气真是"热"。唐代诗人元稹《小暑六月节》吟道："倏忽温风至，因循小暑来。竹喧先觉雨，山暗已闻雷。户牖深青霭，阶庭长绿苔。鹰鹯新习学，蟋蟀莫相催。""户牖"，户，即门；牖，音yǒu，指窗。"鹰鹯"，鹰、鹯（音zhān），均指猛禽，此指苍鹰。诗中是说："温热的夏风突然来到，原来它是追随着小暑的脚步而来。竹林被风儿吹动的声音预示着即将落下的大雨，山色昏暗得仿佛已经响起惊雷。由于夏季的雨水颇多，门窗以及庭院台阶都长满了潮湿的青霭和蔓生的绿苔。苍鹰感受到阴雨天气，忙着练习搏击长空，而蟋蟀在田野上则感受到了未来的肃杀之气。"整首诗没有用过多的描写手法，只是细致描绘了小暑时节具有特点的景物，给人以清新自然、真实贴切之感。

小暑节气前后，我国华南西部地区进入暴雨最多的时节，常年 7、8 两月的暴雨日数可占全年的 75% 以上，一般为 3 天左右。但在华南东部地区，小暑以后因常受副热带高压控制，多是连晴高温天气，开始进入伏旱期。我国南方大部分地区各地进入雷暴最多的季节。"出梅"和"入伏"是小暑标志性气象特点，高温、高湿的"桑拿天"开始袭来。

【 传统的习俗 】

小暑时节民间有"食新祭祀""吃饺子""吃黄鳝""吃杂烩菜"等传统习俗。

小暑节气的到来，预示着高温天气即将开始，不久将进入"三伏天"。小暑时节，天气虽不像"大暑"前后那样炎热，但高温高湿的气候也已十分难耐，这种气候有利于农作物生长，早先北方地区种的小麦、南方种的稻子，此时都开始收割了。所以伴随着新粮食的收获，随之而来的是一系列隆重的祭祀仪式，包括祭天、祭地等，甚至还会祭祀"土地公公"。传统上，小暑节气即有"食新"的习俗，在农村人们将新收的小麦磨成面粉、蒸成馒头等吃食，或是将新割的稻谷碾成米、做成饭，在城市人们一般是买少量新米与老米同煮，有的还要加上新上市的蔬菜一块来煮，献给祖先。客家人有祭祀"五谷大神"的习惯，用意与祭天、祭地相同。"食新祭祀"体现了中国人良好的感恩传统，丰收固然有自己的心血在里面，也是靠着大自然的风调雨顺以及祖先的保佑，才能得以实现。

我国北方有"头伏饺子二伏面，三伏烙饼摊鸡蛋"说法，说的是老百姓过伏天的传统习俗。以前由于人们生活条件差，饮食选择上较单调，入伏后，正是麦子丰收的季节，以饺子、面条、烙饼为代表的面食就大受欢迎。伏天气温高，人体新陈代谢会加快，身体大量出汗，对能量的需求增多。饺子等面食含糖类、B 族维生素、多种矿物质等，可为人体提供充足的热量。而且，暑热难耐，人们脾胃亏虚、食欲不振，暑热侵扰、心烦气躁，小麦味甘、性平稍凉，入心、脾等经，有补脾胃、清心热的功效，这也是热天人们喜欢吃面食的一个理由。

相传，在三国时期，神医华佗得罪了曹操，被打入死牢，他痛惜自己一身的医术不能传人，思忖着想把医书交给自己的夫人。看管华佗的人敬仰华佗的医术和乐善好施，便决定为他做传书人。不料走漏了风声，传书人被杀，书也被烧成灰烬。灰烬飞落到水田，恰被黄鳝吃了。由此，人们认为黄鳝可以去除百病，免遭灾难，也就形成了"小暑吃黄鳝"的民间习俗。

农历六月初一，在豫南和豫东等地有过小年的说法。人们把这一天作为庆祝丰收、祈求丰年的节日。此时，麦子刚刚收获不久，人们在屋里、院内、麦场摆上供桌，放上枣馍、桃子、李子等，用贴上红"福"的斗盛满新收的小麦，焚香燃炮，祈求秋季风调雨顺，五谷丰登。虽然各地小暑的节庆方式不尽相同，但是此时夏收刚过，市面上的植蔬瓜果种类丰富，在食俗方面，人们不约而同地喜用应时鲜丰的食材制作一顿"杂烩菜"来作为家常宴客的美食。选材上山珍海味、时蔬瓜果、肥禽良畜皆可选用，其搭配和烹调各有不同，各家各味，体现了中华民族饮食上的灵活和智慧。

小暑时节，黄鳝体壮而肥，肉嫩鲜美，营养丰富，滋补作用最强，故我国民间有"小暑黄鳝赛人参"之说。鳝鱼味甘性温，有温阳补虚、祛风除湿的功效，因此"小暑黄鳝赛人参"与中医"春夏养阳"的养生思想是一致的，蕴含着"冬病夏治"的理念。

小暑时节已入初伏，气温高热湿闷，此时人体血液多分布于皮毛以散热，因此肠胃的消化功能相对较弱，容易引起食欲不振，导致营养摄入减少。同时在炎热的气温下，人体的新陈代谢速度较快，多种营养物质的损耗较高，所以人往往比常日消瘦，因此谓之"苦夏"。杂烩菜的食材由于地域变化而变化万千，通过多种食材的搭配互补，杂烩菜往往具有更高的营养价值，在小暑节气常食杂烩菜能为人体提供均衡丰富的营养，满足人体的物质消耗。又因为杂烩菜一般选择多种肉蔬来烹煮，各食材间的性质得以制衡，寒热不至偏颇，而且食物间滋味互补，味感层次迭起，更能激发人的食欲。但是需要注意，食材的选择应以新鲜应时之物为主，烹饪不宜过煮过炖，且最好当次食完，忌隔夜或多次反复加热。

小暑节气的养生保健

天人相应，小暑节气之后人们应该这样养生保健。

生活起居养生

小暑节气前后，自然界温度高、湿度大，人们出汗较多，又没有胃口，消耗较大。因此生活起居养生非常重要，首先要规律生活：按时作息，保证充足的睡眠，有条件者可适度午休。其次要防暑降温：避免长时间在烈日下暴晒或劳作。第三是切勿贪凉：如不可在室外露宿，这是因为人在睡着以后身上的汗腺仍会不断地向外分泌汗液，整个机体也处于放松状态，抵抗力下降，与此同时，随着夜间气温的逐渐下降，人体与其周围环境之间的温度之差会逐渐增大，很容易导致寒湿之邪乘虚侵袭，引起头痛头重、胃胀腹痛、关节酸痛不适以及消化不良和腹泻；又像需合理使用空调，入夏后应该在室内温度达到30°以上才使用空调，白天应该是25～28℃之间，夜晚睡觉时室温应该调到28℃，室内与室外温差最好不超过6～8℃，室温以人在日常生活、学习、工作状态下体感舒适不出汗即可，若在空调房内体感寒冷就说明温度过低了。第四是勿久坐木：民间素有"冬不坐石，夏不坐木"的养生箴言，是说小暑节气前后气温高、湿度大，久置露天的木质材料，如小区或公园里的木椅、木凳，经过雨淋露打，含水分较多，表面看上去是干的，可是经太阳一晒，温度升高，便会由内向外散发潮气。如果人们不注意，在木椅、木凳上面坐久了，可能诱发痔疮、关节炎和皮肤湿疮等病症，因此小暑节气时段不宜在户外木质凳椅上久坐。

精神情志养生

由于夏季与主时之脏心脏均属五行的"火"行，进入小暑节气以后，天气炎热，无论是北方的干热还是南方的湿热，均会伤心、伤心所主之神。因此小暑节气前后容易使人心烦躁扰、情绪不稳，甚至发怒发火、伤神伤心。同时中医还认为"心动则五脏六腑皆摇"，即心脏受损必然涉及其他脏腑，所以小暑节气等夏季需特别重视精神情志的养生保健，以避免心烦躁扰、心脏受损给人们身体健康带来不利的影响。小暑节气前后的精神情志养生，应注意平心静气，做到"心静自然凉"，遇到任何事情都要戒躁戒怒，保持心气平和，使心情舒畅、心神安定，气血和缓、脏腑强健，确保我们度过难耐的夏季。

饮食养生

俗话说"热在三伏"，小暑节气恰在初伏前后，此时随着温度和湿度的逐渐提高，暑湿两邪互结为害，同时暑为阳邪，易伤阴津，因此养生上应注意消暑祛湿、养阴生津。因为脾脏为人体后天之本、气血生化之源，主司运化饮食及水湿，喜燥恶湿，易受暑湿邪气的侵扰，所以小暑节气前后饮食养生则为消暑养阴、祛湿健脾，宜以应时且味甘淡、性平稍凉的食物为主，冬瓜、萝卜、黄豆、豆腐、豆芽、莲藕、黄瓜以及山药、莲子、薏苡仁、赤小豆等食材与药食两用物品都是不错的选择。其中淀粉含量较高的豆类、根蔬类可将其煮粥食用。口感爽脆的萝卜、黄瓜等可以调醋凉拌。选择炒制蔬菜时，宜快火少油，不宜久炖长焖。当然西瓜是夏季最好的清暑瓜果，适度直接食用有很好的清热消暑作用，留着瓜皮，削去外面青皮与内层瓜肉部分，洗净，切块或切丝，煮汤、凉拌既能清热，又可利湿，还有减肥的功效。

小暑时节气温高，自然界阳气旺盛，人体阳气亦旺盛，阳盛则热，热则出汗较多，汗多则"气随汗脱"，人体阳气易于损伤。夏季出汗较多，加之饮冷、纳凉过度，均会耗伤人体阳气，悖于"春夏养阳"之理。所以人们在工作劳动之时，一方面要注意趋阴防热，不宜出汗过多，另一方面也要注意适度降温防暑，不宜饮冷、纳凉过度。

运动养生

小暑时节气候炎热，人体由于天热饮冷乘凉，易于伤损阳气，加之天热出汗较多，津液损耗，气随津脱，阳气更易损伤，因此这个时节只有保护好自身的阳气，人体才能得以健康无恙。小暑时节适宜进行运动强度不太大的运动，如散步、慢跑、游泳、打太极拳等，同时注意选择在早晨或傍晚时段进行锻炼，避免在烈日下运动，避免运动后大汗淋漓，一方面起到了锻炼身体、强健体魄的作用，另一方面亦有调神定志、稳定情绪的功效，同时可免阳气损耗太过，符合"春夏养阳"、夏季"少动多静"的养生原则。

小暑之后的导引养生，可选用由陈抟老祖编创，张明亮、代金刚整理的"小暑翘足舒筋式功法"。

"翘足"，是指脚尖做勾与伸的运动。本功法，两手指尖向下而拄地，以练阳中之阴；下肢前伸及足尖勾伸，以练阴中之阳，正应合了天地之间阴阳二气相搏之自然象，所以成为小暑节气的养生导引术。

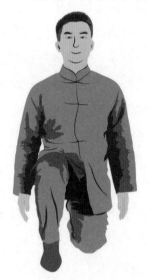

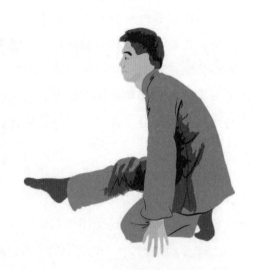

小暑翘足舒筋式功法一　　　　　小暑翘足舒筋式功法二

练功姿势

正身跪坐，头正颈直，竖脊含胸，两手放于两腿上。两脚并拢，自然站立，头正颈直、竖脊含胸，两臂自然下垂。

练功方法

一式：下巴内收，百会上顶，带动身体向上立起，成跪立姿势。

二式：两脚尖向内勾回，脚尖着地，然后重心移向左腿，提右腿带动右脚向前踏地。

三式：重心后移，臀部坐于左脚跟上，同时两手下落于身体两侧，十指拄地，右脚向前缓缓踢出。

四式：勾右脚尖，动作略停，伸右脚尖，重复三次，收右腿，右脚落地。

五式：起身直立，两臂自然下垂，左脚尖放平，右腿收回，成跪立式，然后臀部坐于两脚跟，正身跪立。

六式：进行对侧练习，动作同上，方向相反，左右各做一次为一遍，共做三遍。

保健功效

小暑翘足舒筋式功法，有强健四肢、健运脾胃、预防疾病的养生保健功效。

此外，经常习练此功法，通过脚尖的勾伸，可促进足三阴、三阳经脉的运行，可有效改善人体阴虚阳亢、上盛下虚的状态，达到舒筋活络、柔筋壮骨的养生目的。

疾病预防

小暑节气前后，由于气候炎热、潮湿，人们最容易长疮疖，因为这种疮疖多发于暑热季节，所以又有"暑疖""热疖""痱子""热痱子"等别称。暑疖是一种生于皮肤及皮下组织较为浅表的急性化脓性炎症，是由于汗液大量分泌，不能及时地从体表挥发，致使汗管口角质浸渍、肿胀，堵塞汗孔，使不断产生的汗液排出困难，淤积汗液使汗管在不同水平上发生扩张或破裂，汗液渗入周围组织引起刺激而产生。痱子以小儿、青年较为多见，多长在脖子、胸背和肘窝等部位，儿童可发生在头部、前额等处。中医认为，本病因暑热夹湿、闭于毛窍、蕴蒸肌肤所致，故治以清热解暑化湿、凉血解毒疗疮。

　　预防暑疖，一是注意个人卫生，勤洗澡，勤理发，勤换衣，要用温水洗脸、洗头、洗澡，出汗之后，必须等到汗出净后，再用温水清洗，保持局部皮肤清洁。二是暑季适当食寒：暑热季节，可适当吃一些苦、寒食物，如苦瓜、青菜、芹菜，或西瓜、绿豆、红小豆等，以清解暑热，避免体内阳热偏盛，引发疮疖。三是注意饮食忌口：少食辛辣油炸及甜腻食物，以免助热生湿，引发疮疖，患病期间忌食鱼腥发物。

食疗药膳

方一：三豆苡仁粥（《医药与保健》）

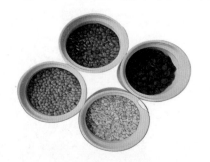 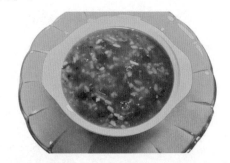

三豆苡仁粥原辅材料　　　　　　　　　三豆苡仁粥

[原料] 绿豆、赤小豆、黑豆、薏苡仁各 10g。

[做法与用法] 上 4 味淘洗干净后置锅中，加清水 600ml 左右，用小火煮 20 ～ 30 分钟即可。晾凉，直接食用。

[适用人群] 本方功能清暑利水、健脾渗湿。适用于小暑节气前后"疰夏"的防治。疰夏，主要源于夏季的暑湿病邪和体质的虚弱，是一种季节性病证，相当于西医的功能性发热，表现出全身乏力、胸闷不适、食欲不振等不适，甚至低热不退、汗出不畅，同时有夏季发病、秋凉自愈的特点。疰夏发病之前，食用本方，有预防作用；疰夏发作之时，食用本方，有辅助治疗作用。

[使用注意]绿豆、红豆、黑豆属于豇豆类，是中等嘌呤食物，痛风患者急性发作期宜慎食。

方二：解暑酱包兔（《中医药膳学》）

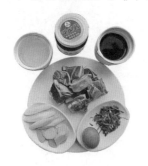 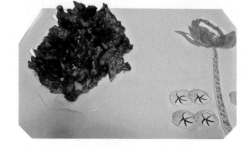

解暑酱包兔原辅材料　　　　　　　　　　解暑酱包兔

[原料]兔肉200g，佩兰叶6g，鸡蛋1枚，甜面酱15g。葱、姜、精盐、酱油、白糖、味精、黄酒、生淀粉、白汤、植物油、香油适量。

[做法与用法]兔肉切成长6cm、宽3cm的薄片，佩兰叶加水煎煮10分钟取汁，鸡蛋打破，蛋清、蛋黄搅匀。肉片放入碗内，加生淀粉、精盐拌匀，再加佩兰汁，搅拌至肉片吸足水分，加鸡蛋汁搅拌，使蛋汁均匀地黏附在兔肉片上。先起油锅，放植物油，烧至五成热时放入挂芡的肉片，用筷子迅速搅散，避免粘连，至肉片断红时，取出沥去油。再把锅烧热，放植物油，烧至五成热时，放面酱、葱、姜，炒至酱细腻无颗粒、起香味时放黄酒、白糖、味精、酱油与白汤炒拌成糊状，然后放肉片拌匀，沿锅边淋上少许香油，翻炒至面酱包牢兔肉，出锅装盘即成。佐餐食用。

[适用人群]本方为成都市药材公司研发方，功能清暑解热、化湿醒脾、益气生津。适用于小暑前后，暑湿所伤、气阴两虚所致烦热口渴、头晕头重、胸闷腹胀、食欲不振、神疲乏力、大便黏结等不适的调补。

消暑

唐·白居易

何以消烦暑，端坐一院中。

眼前无长物，窗下有清风。

散热由心静，凉生为室空。

此时身自保，难更与人同。

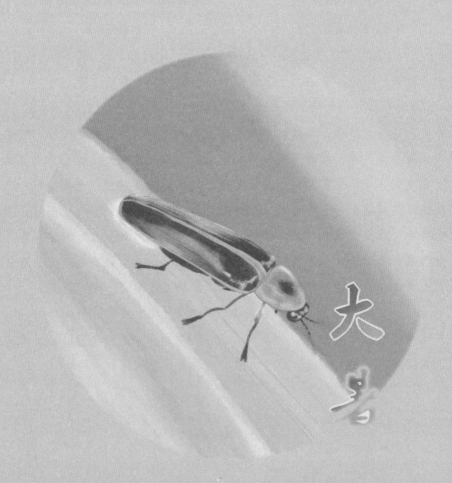

大暑

大 暑 节 气

大暑节气的那些事儿

时令与含义

"大暑"是夏季的最后一个节气，为 24 节气中的第十二个节气，也是反映气温变化的节气，常在每年阳历的 7 月 23 日前后，太阳运行到黄道 120°。

《月令七十二候集解》指出："六月节，……暑，热也，就热之中分为大小，月初为小，月中为大，……今则热气犹大也。"大暑之"大"区别于小暑之"小"，意思是气候壮热、大热，气温炎热程度比小暑更甚，即所谓"小暑小热，大暑大热"。大暑节气正值"中伏"前后，火力全开，全国大部分地区都进入一年之中最热的时期，如俗语即谓"小暑不算热，大暑三伏天""大暑大暑，有米不愿回家煮"。"伏"，有伏藏的意思，是说人们此时应当伏藏、宅在家中，躲避暑热。

物候与气候

我国古代把大暑分为三候："一候腐草为萤，二候土润溽暑，三候大雨时行。"第一候是说大暑时节，萤火虫卵化而出，因为陆生的萤火虫常常产卵于枯草上，所以古人认为萤火虫是腐草变成的。"溽"，湿热的意思，第二候是说土地很潮湿，天气开始变得闷热。第三候是说时常有大的雷雨天气出现，这大雨可使暑意减弱，天气开始向立秋过渡。

大暑节气正值中伏前后，我国除青藏高原及东北北部地区外，大部分地区天气炎热，35℃的高温已是司空见惯，40℃及其 40℃以上的酷热也屡见不鲜。根据大暑之日的热与不热，民间常有不少预测后期天气的农谚，譬如短期预示的有"大暑热，田头歇；大暑凉，水满塘"，中期预测的有"大暑热，秋后凉"，长期预测的有"大暑热得慌，四个月无霜""大暑不热，冬天不冷""大暑不热要烂冬"等。在炎热少雨的季节里，滴雨似黄金，如像苏、浙一带有"小暑雨如银，大暑雨如金""伏里多雨，囤里多米"、"伏天雨丰，粮丰棉丰""伏不受旱，一亩增一担"等说法。如大暑节气前后出现阴雨，则预示以后雨水多，农谚即有"大暑有雨多雨，秋水足；大暑无雨少雨，吃水愁"的说法。

大暑时节，酷暑难耐，人们消暑的方法各种各样，而情绪安定、精神消暑的养生方法最为有效。如像唐代伟大的现实主义诗人白居易的一首《消暑》节气诗实在精辟："何以消烦暑，端居一院中。眼前无长物，窗下有清风。热散由心静，凉生为室空。此时身自得，难更与人同。"诗中是说："如何消除暑热烦躁，只要你在院子里安静地坐着，眼前无多余的东西，不想别的事，安定下心来，你就会感觉窗子有清风吹来，所谓心静热散，室空凉生，此时身心自在得意，难得与他人有同样的想法。"诗人居住在小院之中，室内东西不多却很是清爽，迎着临窗的习习清风而怡然自得，神安心定，热散心静，凉意顿生。此种消暑解热之法，既有屋空临窗生活起居纳凉的做法，更有安定情志、凉从心生精神养生消暑的作为，因此这时候诗人感觉身心舒畅愉快，又怎么能和那些不能静心纳凉的人一样呢？

传统的习俗

大暑时节，天气灼热似火，暴雨时行，人的体感闷热黏腻，但是高热的气温与丰沛的雨水关乎秋后的收成，故而大暑的民俗活动主要表达的是人们希望农作物丰收，以及自己和家人身体健康无恙的愿望。

浙江台州沿海地区已有几百年历史的大暑送"大暑船"活动，即是人们祈愿五谷丰登、生活安康为主要目的的民俗活动。

饮食方面，大暑节气的民俗文化更为丰富。广东、湘东南地区流行有"六月大暑吃仙草，活如神仙不会老"的谚语。仙草即"凉粉草""仙人草"，为药食两用植物，茎叶晒干后可做成烧仙草，广东一带也叫凉粉，是一种类似龟苓膏的甜品，由于其神奇的消暑功效，因此被誉为"仙草"。浙江台州椒江人有大暑节气吃姜汁调蛋、部分地区也有老年人吃鸡粥等习俗，福建莆田人在大暑节气那天有吃荔枝等传统，因为姜汁能温阳祛湿，鸡蛋、鸡肉、谷米有补气血、健脾胃的功效，荔枝有温阳补血的作用，所以这些传统习俗既有民俗文化意义，亦有养生保健价值。有些地方则有大暑吃羊肉的习俗，像山东鲁南地区在大暑节气要喝"暑羊"（即喝羊肉汤）、徐淮地区伏天要吃羊肉等。

羊肉味甘性温、入脾胃肾经，在大暑伏中时节食用，寓有"冬病夏治"、温补阳气之意。但是此时暑湿之邪盛行，若是素来体质燥热或阴虚火旺或湿热之人，以及伤暑少津短气，食用羊肉则有损害人体的弊端，需多加辨别。

大暑节气的养生保健

天人相应，大暑节气之后的养生保健应该这样进行。

生活起居养生

大暑节气，一年之中炎热的顶点，这一时段不仅气温高，有的地方湿度也很大。天气炎热，人们出汗多，睡眠差，人体消耗很大，因此生活起居养生显得尤其重要。一要注意防暑降温，外出要预防中暑和防晒，需戴遮阳帽或打遮阳伞，戴太阳镜，并适当使用防晒霜，避免长时间暴露在烈日下，老人及体质虚弱者，尽量不要在中午 12 点到下午 2 点最高温时段出门；室内要注意通风、降温，要合理使用电扇和空调，避免直对风扇或空调吹风，空调白天应该是在 25 ~ 28℃之间，夜晚应该调到 28℃，室内与室外温差最好不超过 6 ~ 8℃。二要保证充足睡眠，注意夜间要睡眠充足，中午要静卧或者静坐半个小时到一个小时，保持精力充沛。

精神情志养生

大暑时节，天气闷热，不少人都感觉自己"长脾气"了，时常与周围的人争执，事后又懊悔不已。现代研究发现，当气温超过 35℃、日照超过 12 小时、湿度高于 80% 时，约有 15% 的人会出现情绪、心境和行为的异常，容易产生情绪失控，常常会发生摩擦或争执等现象，这就是"情绪中暑"，医学上称为"夏季情感障碍综合征"。天气炎热是"情绪中暑"的关键诱因，主要是高温闷热天气对人体下丘脑的情绪调节中枢产生显著的负面影响。而且，夏季人体排汗增多，体内电解质代谢容易出现异常；加之常有睡眠不足、食欲不振，致使正常的代谢失调，从而影响大脑神经活动，极易引发心理波动，出现情绪异常。特别是年老体弱者，若情绪不好极易引发心肌缺血、心律失常和血压升高，严重者甚至会发生猝死。

"情绪中暑"对夏日人们的日常生活和身心健康的危害甚大。特别是老年体弱者，由于情绪障碍时容易引起心肌缺血、心律失常和血压升高，甚至还会引发猝死。因此，人们特别是有心脑血管疾病的人，就要重视"情绪中暑"的预防。情绪中暑的预防，一是避免不良刺激：要调节自己的脾气、习气和个性，保持心平气和、心态清静、情绪稳定。二是采用心理纳凉：可采用"心理暗示"和"心理纳凉法"等法调整情绪，想象自己处于大自然之中，绿树摇曳、飞泉漱玉，使自己心旷神怡、心平气和、情绪稳定。三要调整生活起居：因为天气炎热是引起情绪中暑的主要原因，所以首先应注意防暑降温，尽量找凉快的地方避暑，在室内时可通过空调、风扇等措施来调节温度；尽量避免在最炎热的时候外出，避免在高温下长时间作业。由于情绪中暑与睡眠不足、营养缺乏有关，因此还要保证每日充足的睡眠，中午也应午休 0.5 ~ 1 小时，保持充沛的体力和精力；注意饮食营养清淡并易于消化，确保营养物质充分、代谢活动旺盛。

饮食养生

大暑时节正值农历六月中，既是一年之中最热的时节，又是脾胃所主的农历六月长夏季节，因此暑湿之气较重。

常人与皮肤油腻、身重困倦、大便黏滞不畅等湿热体质之人，饮食养生上，宜选用性平偏凉或微寒之物为主，味宜甘淡、酸或微苦，如山药、薏苡仁、绿豆、红豆、谷米、荸荠、甘蔗、苋菜、鲜藕、鲜莲子、冬瓜、香瓜、柠檬、西红柿、鸭肉、瘦猪肉等祛湿邪、清暑热。体力强壮、精神兴奋、口干便干等阳热偏盛体质者的人，饮食养生上，可以适度食用西瓜、山竹、绿豆、凉粉等性质寒凉的食物，或冲泡绿茶、金银花、鸡蛋花、荷叶、生甘草等药茶清热降暑；身体肥胖、头昏肢困、舌苔白腻等痰湿偏盛体质的人，饮食养生上，可以添加藿香、薄荷、橘皮等做粥食，柚子皮、无花果、佛手、扁豆花、豆芽等亦可作为日常的食材，以祛除湿邪。无论热盛还是湿盛体质的人，都应少食荔枝、芒果、菠萝、榴莲等热性水果，烹调方法则以凉拌、煸炒、白灼、蒸制、温火烧炖为主。

素体虚寒、脾阳虚弱体质的人，饮食养生上，可以顺时之势以壮阳气，可以选择性平、温热之物相互辅佐为菜肴，味宜甘辛，如糯米与艾汁制作而成的艾粑粑或青团，葱、姜、蒜、肉桂、八角茴香等与牛羊肉同烹，榴莲炖鸡等，又可仿广东、福建人夏月狗肉荔枝同食的习俗。此外芡实、南瓜、桂圆、红枣、樱桃、椰肉、茼蒿、桂花、鳝鱼、鲤鱼等健脾温胃祛湿的食物也可选择搭配食用。

运动养生

大暑时节人们可根据自身体质特点选择合适的运动养生方式，但总的原则是强度不宜过大。对于身体健康的人来说，运动强度以运动后适量出汗、身体有舒服的畅快感为度；中老年人则以活动时不感觉到疲乏为度。每个人可根据各人身体情况及喜好选择游泳、散步、快走、慢跑、太极拳、健身术、非对抗性球类运动等方式。大暑节气及夏季提倡轻松运动，时间控制在 20 ~ 30 分钟，强度适当减小，同时运动时间最好安排在清晨或傍晚天气凉爽时，尽量避免上午 10 点后至下午 4 点前的户外运动。

大暑节气之后的导引养生，可选用由陈抟老祖编创，张明亮、代金刚整理的"大暑距地虎视式功法"。

"距地"，指的是以两拳拳面拄地之意。"距地虎视"，是双拳拄地、两目圆睁、摇头摆尾的姿势，如虎之威猛，故名。大暑距地虎视式功法，可健脾除湿、防治中暑，与大暑节气相应，所以成为大暑节气的养生导引术。

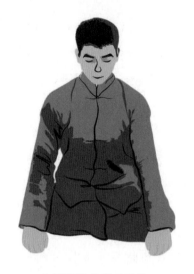
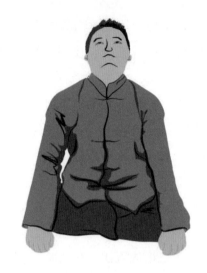

大暑距地虎视式功法一　　　　　大暑距地虎视式功法二

练功姿势

盘坐姿式（散盘、单盘、双盘均可），正身端坐，两手自然覆按于两膝。

练功方法

一式：两臂内旋，小指在上，拇指在下，掌心向后，侧伸至身体两侧，然后两臂向体前画弧，同时两手握成拳，上身前俯，两拳拄地，两臂平行，与肩等宽，腰背伸直。

二式：下颌尽量抬高，同时尽量伸展腰背，眼睛睁大，目视前上方，动作略停。

三式：头向左后方转动，尽量去看尾骨，动作略停，然后头转回，目视前上方。

四式：头再向右后方转动，去看尾骨，动作略停，头转回，目视前上方，重复摆头的动作，左右各三遍。

五式：下颌收回，腰背伸直，上身直起，两拳离地，由拳变掌，两臂向左右 45° 侧伸，至与肩相平，掌心向下，目视前方。

六式：沉肩坠肘，松腕舒指，下落还原。

保健功效

大暑距地虎视式功法，有促进五脏六腑尤其是脾胃消化功能强健的作用。

此外，经常习练此功法，通过伸展胸腹、拔伸背脊，加强脊柱伸展功能，可有效矫正脊柱变形，防治颈椎、腰椎疼痛等不适或疾患，并使任督二脉气血调畅、全身阴阳气血平衡，有强壮脏腑、补肾养心的作用。

疾病预防

中暑是大暑节气前后最常见的季节病之一，因此要注意中暑的预防。

中暑是人体在高温和热辐射的长时间作用下，机体体温调节出现障碍，水、电解质代谢紊乱，以及神经系统功能损害为主要表现的急性疾病。中暑的发病，除了环境高温、烈日下曝晒之外，工作强度过大、时间过长，以及睡眠不足、过度疲劳等均为其常见的诱因。中暑的常见症状，包括发热、疲乏、皮肤灼热、头晕、恶心、呕吐、胸闷、烦躁不安、脉搏加快、血压下降等，重症还有头痛剧烈、昏厥、昏迷、痉挛等表现。

中暑分为先兆中暑、轻症中暑和重度中暑三种情况。高温环境下，人们尤其是老人、儿童及体虚气弱者常出现"先兆中暑"，表现为明显乏力、头昏、心悸、胸闷、注意力不集中、大量出汗、四肢麻木、口渴、恶心等不适或症状，这时如果能及时转移到阴凉通风处休息，并喝些淡盐温水或绿豆汤、西瓜汁、酸梅汤等，短时间内即可恢复。如果上述症状加重，就会发展成为"轻症中暑"，患者的体温可升高到38℃以上，同时面色潮红或苍白，大汗、皮肤湿冷、脉搏细弱、心率快、血压下降，此需及时送到医院处理，并要休息几个小时，才能恢复健康。"重度中暑"患者多数是在高温环境中突然发生昏迷，是中暑中情况最严重的一种，如不及时救治将会危及生命。

预防中暑，可采用以下方法：在大暑期间应合理安排工作、学习和生活，注意劳逸结合，保证充足的休息和睡眠，尽量坚持午休半小时到一小时，避免在烈日下暴晒，白天出门最好打伞、戴帽子，中午前后气温最高的时段尽量减少户外活动，室内要有良好的通风，注意室内降温，要充分饮用温开水、饮料，并加少量食盐，以补充体内水分与盐分，饮食营养清淡并且卫生安全，减少中暑诱发的因素，随身准备并合理使用人丹、清凉油、十滴水、藿香正气水等，一旦发生中暑，应立即将患者转移到阴凉通风处休息，并补充水和盐分。

食疗药膳

方一：双甘藿香茶（《中国茶叶大辞典》）

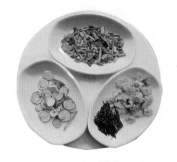 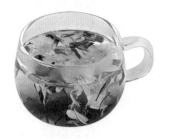

双甘藿香茶原辅材料　　　　　　　　双甘藿香茶

[原料]甘菊花10g，生甘草10g，广藿香10g，绿茶10g。

[做法与用法]各味洗净，放入杯中，开水冲泡，代茶饮用，随喝随添水，至味淡为止。

[适用人群]本方功能解暑清热、化湿和胃、生津止渴。适用于大暑前后中暑及上呼吸道感染、急性胃肠炎等病症的防治。

[使用注意]甘草有类似醛固酮样作用，有水肿、低血钾的患者慎用。

方二：荷叶绿豆粥（《食物健康营养与食疗百科》）

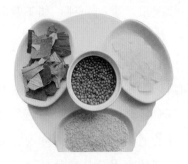 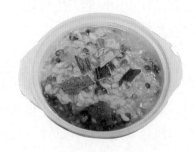

荷叶绿豆粥原辅材料　　　　　　　　荷叶绿豆粥

[原料] 荷叶 30g，绿豆 100g，粳米 50g，冰糖 15g。

[做法与用法] 绿豆洗净，用温水浸泡 2 小时。粳米淘洗干净，用冷水浸泡半小时，捞出，沥干水分。锅内加入冷水、绿豆，先用大火煮沸，后改用小火煮至半熟，加入洗净的荷叶、粳米，续煮至米烂豆熟。去除荷叶，以冰糖调味即可。直接食用。

[适用人群] 本方功能清热解暑、健脾利湿。适用于大暑节气、三伏天感受暑湿病邪，所致心烦、躁热、目赤、喉痛、口干、大便泄泻或黏滞秽臭等病证的调治。亦适合于湿热体质高脂血症及其肥胖的调治。

[使用注意] 荷叶有"令人瘦劣""升散消耗，虚者禁之"等败坏脾胃的记载，因此脾胃虚寒、年老体弱者不宜服用，常人亦不宜久服。

秋季及其所属节气的养生保健

秋季即秋三月，包括中国农历的七月、八月、九月的三个月，按节气则指自立秋之日开始、至立冬前一日为止的三个月，包括立秋、处暑、白露、秋分、寒露、霜降共六个节气。

《黄帝内经》的《素问·四气调神大论》说："秋三月，此谓容平。天气以急，地气以明。……此秋气之应，养收之道也。"也就是说，秋季天气转凉劲急，地气清肃明净，是万物收获的季节。秋季的三个月谓之"容平"，此时自然界万物经过春天的生发、夏天的长养之后业已成熟，形态平定，处于一种丰硕、从容的平定景象。秋季自然界阳气收敛，阴气微生，气温转凉，秋风劲急，在秋气肃杀作用下，草木花凋叶落，果实成熟，因此大地山川呈现出清肃明净之象。秋季自然界阳气收敛，阴气微生，一派清肃，天人相应，秋季亦是人体阳气收敛、阴精微生之时，按中医五行学说的说法，秋季与人体肺脏均属"金"行，金主肃降，故秋季也是人体肺脏功能调降、清肃之际。因此秋季养生即应保养此"收敛"之气。

根据《内经》等中医著作秋季养生的理论，目前秋季养生人们宜从以下四个方面着手进行：

首先是精神情志养生

调摄精神，远离悲秋：中医五行学说认为，人体的肺脏、情志的悲伤，以及四季的秋季等，均属"金"行。"立秋"后凉风劲急，白露产生，寒蝉鸣叫，"霜降"后草木凋零，万物败落，自然界一派萧条、凄凉景象。因此在秋天就特别容易引起人们悲伤、忧郁的情绪，这就叫"悲秋"。悲秋，是人们对自然现象的一种正常反应，一般没有太大问题。但如果调养不当，悲秋过度，就容易引起抑郁不适或抑郁症，甚至发生其他一些疾病。所以秋季要注意调摄精神，远离悲秋。预防悲秋，首先应养成不以物喜、不为己悲，乐观开朗、宽容豁达、淡泊宁静的性格，收神敛气，保持内心宁静。

其次由于香蕉含有一种能帮助人脑产生 5- 羟色胺的物质，使人心情变得愉快、活泼开朗。因此易于忧郁者，秋季可多吃香蕉来减少情绪低落，使悲观失望、厌世烦躁的情绪逐渐消散。

收敛神气，使志安宁：秋季宜安心静养，安定情志，不宜妄动七情而暴怒狂喜悲忧。人们尤其是中老年人，或外出秋游、登高赏菊，饱览大自然秋景烂漫、红叶胜火的胜景，或参加一些有益而力所能及的社会活动，收神敛气，保持内心宁静，减缓秋季肃杀之气对精神情志的影响，使肺气清肃，才能顺应自然界阳气收敛、阴气微升、"秋气平"的特点，也才能符合秋季养"收"的养生要求。如《四气调神大论》指出：秋三月"使志安宁，以缓秋刑，收敛神气，使秋气平，无外其志，使肺气清。"

其次是生活起居养生

早卧早起，与鸡俱兴：秋季自然界和人体的阳气从夏季的向外疏泄趋向于向内收藏，人们的起居作息应做到"早卧早起，与鸡俱兴"。早卧，以顺应阳气的收藏、阴精的内蓄，以养"收"气；早起，以顺应阳气的疏泄，使肺气得以舒展。为了保养肺的秋收之气，在秋季要适当延长睡眠时间，相较而言，与春夏季节之早起宜稍稍迟点起床。

春捂秋冻，不生杂病：我国自古以来流传着"春捂秋冻，不生杂病"的养生习俗，即要适当"秋冻"。夏去秋来，秋风拂面，虽凉还不至于寒，人们还能耐受，因此为了能使机体从夏热顺利地与秋凉接轨，提高人体对冬天的御寒能力，不生杂病，应进行秋冻。秋冻不仅能提高人体在冬天的御寒能力，同时还可避免多穿衣服产生的身热汗出、汗液蒸发、阴津耗伤、阳气外泄，也符合秋季阴精内蓄、阳气内收的养生要求。秋冻一般宜在初秋，当然还要根据天气变化来决定，应以自己感觉不过于寒冷为标准。初秋，暑热未尽，凉风时至，天气变化无常，即使在同一地区也会有"一天有四季，十里不同天"的情况。所以应多备几件秋装，做到酌情增减。特别是老年人由于阳气虚衰、肺气不足，阴精亏乏、血虚不足，既怕冷，又怕热，对天气变化非常敏感，应及时增减衣被。"白露不露"，进入深秋则应注意保暖，若遇天气骤变，气温明显下降，阴雨霏霏，应加衣添被，无论出门在外的人，还是居家的人，都应注意防寒保暖，避免受凉感冒或旧病复发，否则就违背了"秋冻"的本意。

第三是饮食养生

减辛增酸，慎食秋瓜：秋季肺脏当令，肺脏功能较强，而肺属金行、味辛，肝属木行、味酸，肺强则易于伤肝，因此秋季饮食宜减辛增酸。秋季宜多食山楂、石榴、柠檬、酸枣、青果、乌梅等酸味食物或药食两用物品。食酸味可以强肝以防属"金"的肺脏功能过强克伐属"木"的肝脏，同时酸味、甘味的食物、药食两用物品亦可化阴以润燥，后者如梨子、甘蔗、百合、山药、桑葚、枸杞子等。秋季宜少食辣椒、韭菜、大葱、生姜，少饮白酒，即减少辛温的食物。此既可避免肺气过强伤肝，也可减少辛温耗伤津液而预防秋燥病的发生。如民间即有"一年之内，秋不食姜；一日之内，夜不食姜"的养生箴言。

立秋之后，由于自然界和人体阳气收敛、阴气微生，即人体阳气相对春夏季节要虚弱一些，尤其是很多人夏季爱吃苦寒食物，或是冷饮，到了秋季，人的脾胃阳气多有损伤而处于虚弱状态。因此入秋后，尤其是脾胃虚弱的人，应尽量少吃过于寒凉的食物或生食大量瓜果，特别是不吃或少吃西瓜、苦瓜、黄瓜等瓜类，以免损伤阳气、损伤脾胃，出现手脚发凉、胃凉腹痛，或是腹泻拉肚。饮食讲求顺应时节，建议秋季多吃应季水果，如梨子、鲜枣和葡萄等凉润之品，以养阴润肺、生津润燥。如民间素有"秋瓜坏肚""立秋不食瓜"等养生谚语。

润肺防燥，贴膘强体：由于秋季雨水逐渐减少，空气中湿度较小，秋燥便成秋季的主要气候。秋季又是肺脏当令之时，稍有疏忽，人体的肺脏即易被秋燥病邪耗伤津液，引发口干舌燥、咽喉疼痛、皮肤干燥、咳嗽咯痰、大便干结等不适或症状。因此，秋季宜常吃养阴生津、润燥润肺的食物，如梨子、甘蔗、柑橘、红枣、莲子、白果、芝麻、百合、山药、白木耳、蜂蜜、牛奶、泥鳅、鲫鱼、鸭肉等都是秋季最好的食物。

　　民间流行在立秋这天以悬秤称人，将体重与立夏时对比来检验肥瘦。因为人到夏天，暑湿难耐，脾胃消化功能较差，饮食清淡简单，营养摄取多有不足，加之出汗较多，睡眠较少，身体常有损耗，一个夏天过下来，人们的体重大都要减少一点。秋风一起，胃口大开，瘦了当然要"补"，补的办法就是"贴秋膘"，在立秋这天或是秋天，要多吃肉来"贴秋膘"，以此增加营养，补偿夏天的损失，适当增加一些皮下脂肪的含量，让形体强健，为过冬御寒打下良好的基础。"贴秋膘"和"以肉贴膘"的养生习俗来自生活水平较低的时代。这个说法对于现代人来说不一定适用，需要因人而异。但对于那些形体瘦弱、神疲乏力、畏寒肢冷，乃至贫血、低血压的人，可趁此秋凉来临适当多吃点肉类食物，配以足够的主食和适量蔬菜、水果，对于改善健康、提高抗寒能力有一定的好处。

第四是运动养生

　　金秋时节，最宜运动：金秋时节，天高气爽，是全民开展各种健身运动的最好时期。秋季健身锻炼，应因人而异选择锻炼项目，如中青年人可跑步、打球、爬山、游泳等；老年人可散步、慢跑，打太极拳、做健身操，练五禽戏、八段锦、易筋经，自我按摩等。在进行"动功"锻炼的同时，可配合"静功"锻炼，如松字功、意守功、真气运行五字功等，动静结合，动则强身，静则养神，可达到心身康健之养生功效。

　　秋季运动，妥帖安排：秋季宜于运动，但仍需妥帖安排，方能取得最佳的养生效果。具体需注意以下事项：第一，早晨以进行跑步、快走、打球、太极拳、健身操等运动为主的项目最宜，晚上则以散步、慢跑、快走、健身术等强度不大的运动或"静功"锻炼最好。第二，运动锻炼要循序渐进，持之以恒，由简到繁，由易到难，运动量则宜由小到大。第三，锻炼时要注意防寒保暖，清晨气温较低，不可穿单衣做户外运动，应根据户外气温变化灵活增减衣物。

立秋

唐·刘言史

兹晨戒流火，商飙早已惊。
云天牧夏色，木叶动秋声。

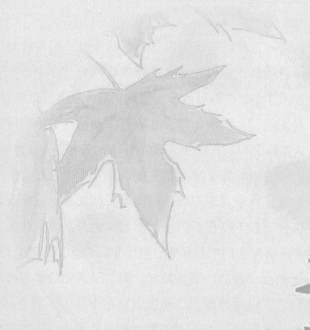

立秋

立 秋 节 气

立秋节气的那些事儿

时令与含义

"立秋"，是秋季的第一个节气，为 24 节气中的第十三个节气，是一个反映季节转换的节气，时间在每年公历的 8 月 7—9 日之间，太阳运行到黄道 135°。

"立"是开始的意思，《月令七十二候集解》说"秋，揪也，物于此而揪敛也"，"秋"由禾与火字组成，是禾谷成熟的意思。因此，"立秋"不仅指暑去凉来，意味着秋天的开始，也表示草木开始结果孕子，收获季节到了。

物候与气候

立秋节气开始，自然界阳气收敛，阴气微生，气温由热转凉，预示着夏天即将过去，秋天即将来临。古代分立秋为三候："初候凉风至"，立秋后，我国许多地区开始刮偏北风，偏南风逐渐减少，小北风给人们带来了丝丝凉意。"二候白露降"，由于白天日照仍很强烈，夜晚的凉风刮来形成一定的昼夜温差，空气中的水蒸气于清晨室外的植物上凝结成了一颗颗晶莹的露珠。"三候寒蝉鸣"，这时候的蝉儿，食物充足，生活在温度适宜的环境中，在微风吹动的树枝上得意地鸣叫着，好像告诉人们炎热的夏天过去了。一候为 5 天，立秋 15 天，天气会逐渐变凉。

唐代诗人、藏书家刘言史一首《立秋》，最能表达立秋的物候气候特点。诗中吟道："兹晨戒流火，商飙早已惊。云天收夏色，木叶动秋声。"《诗经·国风·豳风·七月》说"七月流火"，立秋正值农历七月，大火星西行坠落，为天气转凉的标志。古人五行学说把五音与四季五时相配，商音配秋季，因此这里以商指代秋季。"飙"，指风声。"商飙"所以指的是秋风。全诗是说：从立秋之日天气开始转变，火星西行坠落，暑热天气渐退，秋风开始蠢蠢欲动，云际天空开始收敛夏日的色调，树叶间秋声索索声声已动，一句话，秋天的脚步离我们近了！

立秋后虽然一时暑气难消，还有"秋老虎"的余威，但是总的趋势是天气逐渐变得凉爽，气温的早晚温差逐渐明显，往往是白天很热，而夜晚却比较凉爽。秋老虎是我国民间所指立秋以后短期回热天气，一般会持续 7 ~ 15 天。形成秋老虎的原因是控制我国的西太平洋副热带高压秋季逐步南移，但又向北抬，在该高压控制下晴朗少云，日射强烈，气温回升。

现实生活中，秋季的开始，不仅是指 24 节气中"立秋"为秋季的开始，更是指气象学意义上的秋季的开始，就是说连续 5 天平均气温低于 22℃即为入秋，而 5 天中的首日就是秋季开始的日期。由于全国各地气候不同，因此秋季真正开始的时间也不一致。秋季最早的黑龙江和新疆北部地区往往要到 8 月中旬入秋，一般年份里，9 月上半月华北地区包括北京开始秋高气爽；西南地区北部、秦淮地区在 9 月中旬才觉秋风来临；10 月上旬江南地区方感秋风凉意；10 月下半月，岭南地区炎暑消退；11 月上旬、中旬，秋的讯息来到达雷州半岛、海南岛北部；而当秋天的脚步到达海南省三亚市的"天涯海角"时，已经快到来年的元旦了。

传统的习俗

古人把立秋当作夏秋之交的重要时刻，一直都很重视这个节气。早在周代，逢立秋那日，天子亲率三公、九卿、诸侯大夫到西郊"迎秋"，举行祭祀仪式。天子回朝之后还要对有功的将士进行奖赏，并要求加强军事训练，整肃法制，修缮监牢，审理案件，处罚罪犯，征讨抗拒王命之人。为了顺应秋天的特色，就服色来说，天子要穿上白色的衣着，乘上白色的大车，佩戴白色的玉佩，立起白色的旗帜，就方位来看，要去"西郊"祭祀"迎秋"，同时向下颁布秋令，寻找一些不孝不悌的有罪之人，加以处罚，以助阴气。另外，据记载，宋朝立秋这天，宫内要把栽在室外盆里的、对秋天凉意最明显的梧桐移入宫殿之内，等到"立秋"时辰一到，太史官便高声奏道"秋来了"，奏毕，梧桐应声落下一两片叶子，所谓"梧桐一叶落，天下尽知秋"，以寓报秋之意。

我国各地，自古以来就有立秋"啃秋""咬秋"的饮食习俗。譬如清代《津门杂记·岁时风俗》明言"立秋之日食瓜，曰咬秋，可免腹泻"，民国时期《首都志》记载"立秋前一日，食西瓜，谓之啃秋"。据说在河北、天津一带，立秋这天，家家户户事先都买好西瓜，晚饭后全家围坐一起吃西瓜，称为"咬秋"。江苏各地在立秋时日常常是吃西瓜来"啃秋"，认为可不生秋痱子、不得癞痢疮。在山东，立秋的风俗是包饺子，老百姓都称之为'咬秋'。立秋当天，年纪稍大的人会在堂屋正中，供奉一只盛满五谷杂粮的碗，上面插上三炷香，祈求"立秋"过后五谷丰登。同时大多数人家会在立秋时刻过后，剁肉馅包饺子，全家人围在一起"咬秋"。在北方农村，农人的啃秋则豪放得多，他们在瓜棚里，在树荫下，三五成群，席地而坐，既抱着红瓤西瓜啃，也抱着白生生的山芋、金黄黄的玉米棒子啃，啃秋抒发的，实际上是一种丰收的喜悦。

西瓜是从西域、西北地区传入中原地区的，因此称"西瓜"。我国西北地区立秋前后西瓜刚进入采摘期，所以立秋吃西瓜本身就是一种尝鲜，只是北方风俗的影响而已。"啃秋""咬秋"吃西瓜的风俗大约在清代影响南方地区，而立秋江浙沪等地的西瓜已进入末市，因此立秋日人们再吃一吃西瓜，有依依惜别之意。西瓜味道甘甜，水分很多，性质寒凉，故称"寒瓜"，有清热利尿、解暑生津的功效，堪比主治大热大汗大渴热证的中医名方"白虎汤"，所以又称"天生白虎汤"。因其具有清热祛湿的作用，故立秋时日"啃秋"吃西瓜，清解暑湿季节积留体内的湿热郁结之邪，确有防治湿热泄泻、秋痱子、癞痢疮的作用。所以说，立秋"啃秋""咬秋"吃西瓜，既有民俗价值，亦有养生保健意义。不过立秋后人体阳气逐渐收敛，胃肠道对寒凉食物的适应力下降，因此西瓜一次不要吃得太多，也不能吃冰箱冷藏时间过长的西瓜，以免损伤脾胃，引起各种疾病，年老休弱者，尤其是脾胃素虚、阳虚体质者尤其要特别注意。

立秋节气的养生保健

天人相应，秋季是人体阳气收敛、阴精微生之时，而秋季应于肺脏。因此整个秋季包括"立秋"节气之后的时段，人们的养生保健都应注意保养收敛之阳气、微生的阴精，及其主时的肺脏。

生活起居养生

《黄帝内经》记载包括立秋在内的秋天要养"收"，就人们的起居作息而言应做到"早卧早起，与鸡俱兴"，早卧是顺应阳气的收敛，可以多藏精，早起使肺气舒展，对发挥主时之脏肺脏的功能大有裨益。据此，秋天的作息要适当延长晚上的睡眠时间，相应地要减少白天的活动时间。

立秋等早秋时节虽然暑热未尽，气温仍高，但温差逐渐加大，昼热夜凉，往往是白天酷热而夜间凉爽，俗谚因此有"早上立了秋，晚上凉飕飕""立秋一日，水冷三分"之说。所以，人们再不能像夏季那样使用空调来降温。如若仍在晚上睡觉时使用空调，容易使人感寒伤阳而出现身热头痛、关节酸痛、腹痛腹泻等不适，或是引起疾病。同时还需注意适时增减衣被，睡觉时不宜对着门窗，也不可贪凉露卧。

精神情志养生

《素问·四气调神大论》指出："秋三月，此谓容平……使志安宁，以缓秋刑，收敛神气，使秋气平，无外其志，使肺气清，此秋气之应，养收之道也。"立秋节气后的各个节气在精神情志方面首先要做到内心宁静、心情舒畅，不以物喜、不为己悲，乐观开朗、宽容豁达、淡泊宁静，切忌悲忧伤感，即使遇到伤心、悲伤的事，也应主动予以排解，否则当秋天肃杀之气来临之际，心神、情志就会受到伤害。其次还应收敛、安定神气，以适应秋天自然界万物业已成熟、形态平定即"容平"之气，让心神、志向回归身体，再不要想入非非，要收敛心神，学会放弃，准备来年的"生"

与"发"，"无外其志"，拘谨收敛，不要向外表露自己的心思和志向，这样才会使心志安定而无所畏惧，才能"使秋气平""使肺气清"，让人们适应秋气并达到天人相应、相互平衡，保持肺脏清肃的生理状态。

饮食养生

饮食养生方面，首先饮食宜少辛而增酸，由于辛味发散泻肺，酸味收敛肺气，秋天肺气宜收不宜散，因此要少吃葱、姜、蒜、韭菜、辣椒等辛辣食物，多吃橘子、柠檬、葡萄、苹果、石榴、杨梅、柚子等酸味食物。其次多食养阴润肺食物，因为秋季主燥，立秋后燥气当令，燥邪易伤肺而引起口干口渴、咽干咳嗽、皮肤干燥瘙痒、大便干结不通、小便短少黄赤等不适，所以饮食应以甘凉养阴润肺为宜，可适当食用芝麻、百合、蜂蜜、菠萝、乳制品等以养阴润肺。另外，因立秋时气温仍高、暑热还未尽消，故仍需适当食用防暑降温之品，如绿豆汤、莲子粥、百合粥、银耳羹等，此类食疗药膳不仅能消暑敛汗，还能健脾开胃、促进食欲。

运动养生

立秋之后进入秋季，秋季天高气爽，是开展各种健身运动的最好时期，人们可根据自身体质和个人爱好，以及相关条件，选择球类、跑步、快走、散步、太极拳、健身操、健身术、爬山、游泳等轻松柔缓的项目，运动量与夏季相比可适当增大，运动时间亦可延长，但要注意运动强度不可太大，以防出汗过多，阳气耗损，违逆秋季人体阳气开始收敛、养生宜养"收"的基本要求。

立秋节气之后的导引养生，可选用由陈抟老祖编创，张明亮、代金刚整理的"立秋缩身拱背式功法"。

"缩身拱背"，是指胸腹内收，缩身拱背可使体内浊气尽力排空，而抬头翘尾、伸展胸腹，则身体自然充分吸气入内并使气充沛全身。立秋缩身拱背式功法，通过缩身拱背、头尾相接，真正体现吐纳炼气、导引炼形，可促进人体气血的运行，应和了秋属金、主肃杀的秋季养生保健特点，所以成为立秋节气的养生导引术。

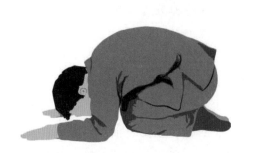 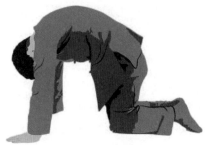

立秋缩身拱背式功法一　　　　　　立秋缩身拱背式功法二

练功姿势

取正身跪坐姿势，两手自然放于两腿上。

练功方法

一式：俯身、伸脊，两掌触地，再向前尽力伸展。

二式：身体重心前移，两臂、两大腿支撑身体，并与地面垂直，头、颈、背、脊、腰伸平成一条直线。

三式：脊柱及腰背尽量向上拱起，同时收腹凹胸，头及尾闾尽量向内收拢，略停，腰背放松，脊柱伸展成一条直线。

四式：头部、尾闾向上伸展并尽量靠拢，同时脊柱、胸腹向下伸展，身体成"U"字形，略停，脊柱展平。

五式：脊柱做上下伸展各三次后，重心后移，俯身后坐，臀部坐于足跟上。

六式：上身竖直，两手收回大腿上，还原成跪坐式。

保健功效

立秋缩身拱背式功法，可以加强任督二脉的气血循环、调整阴阳气脉的平衡。

此外，经常习练此功法，对整个脊柱产生对拔拉伸，使脊柱得到充分的锻炼，有防治各种脊椎、腰椎、颈椎疾患的养生保健功效。伸腰拱背的动作，还有加强消化系统功能、肺活量、肾功能的养生保健价值。

疾病预防

燥邪为秋季的时邪，秋季又是肺脏当令之时，因为肺为娇脏，所以人体的肺脏等脏器即易被秋燥病邪耗伤津液，引起"肺燥""秋燥"病。《内经》的《素问·阴阳应象大论》谓"燥胜则干"，具体来说"病在上焦则咳"，是肺之津液损伤引起的咽喉干痛、干咳无痰；"病在中焦则渴"，是胃之津液损伤引起的口干舌燥、口渴喜饮；"病在下焦则闭"，是大肠、膀胱之津液损伤引起的小便短少、大便秘结。另外，肺脏又外合皮毛，秋季肺之津液损伤因此又会出现皮肤干燥、皮肤皲裂，毫毛不荣、皮肤瘙痒等不适或病症。"肺燥""秋燥"的预防，一是秋季宜养"收敛之气"，不宜运动、活动太过，出汗太多，引起津液损伤；二是秋季宜常吃味甘性凉、养阴生津、润燥润肺的食物，同时亦应多饮水、多喝米粥、多喝豆浆，以补充津液的不足；三是秋季要尽量少食或不食辣椒、葱、姜、蒜、胡椒等燥热之品，少吃油炸、肥腻食物，以防损伤人体的津液；四是根据需要，适时选择合适的食疗药膳防治"肺燥""秋燥"病，如可使用本节之后介绍的【食疗药膳】。

食疗药膳

方一：冰糖蒸莲子（《中国药膳大全》）

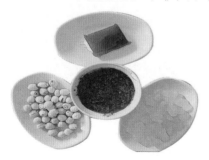

图88 冰糖莲子羹原辅材料

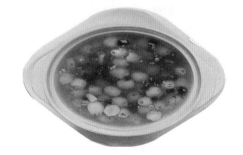

图89 冰糖莲子羹

[原料] 去芯莲子300g，冰糖200g，金糕30g，桂花卤少许。

[做法与用法] 莲子水泡胀发后，用水洗净，倒入海碗中，加入开水，漫过莲子，上屉蒸约50分钟取出。锅内加水2000ml，烧开后，下入冰糖，化融。金糕切成小丁。在蒸好的莲子中倒入冰糖汁，放上金糕丁，撒入桂

花卤，即成。直接食用。

[适用人群]本方功能补脾润肺、收敛固精。适用于立秋前后、秋季养生润肺益胃，预防"肺燥""秋燥"病之用。另外，对妇女体虚白带，男子肾虚遗精、滑精、早泄，以及脾虚久泻、食欲不振等病证亦有较好的调治作用。

方二：芝麻核桃羹（《现代养生》）

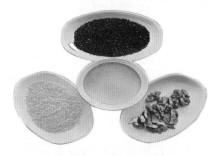

芝麻核桃羹原辅材料　　　　　　　　　芝麻核桃羹

[原料]黑芝麻、核桃仁各15g，粳米100。白糖适量。

[做法与用法]先将黑芝麻炒香、研碎，核桃仁切小块，粳米洗净。再将三物与白糖一起放入锅内，加水适量煮熟即可。直接食用。

[适用人群]本方功能滋益五脏、补肾润肠。适用于立秋前后、秋季阴虚内燥所致皮肤粗糙、咽干咳嗽、大便干结等不适的调补。另外，对于肝肾不足、病后体弱所致须发早白或头发脱落以及头晕目眩、耳鸣耳聋、腰膝酸软等病证亦有较好的调治价值。

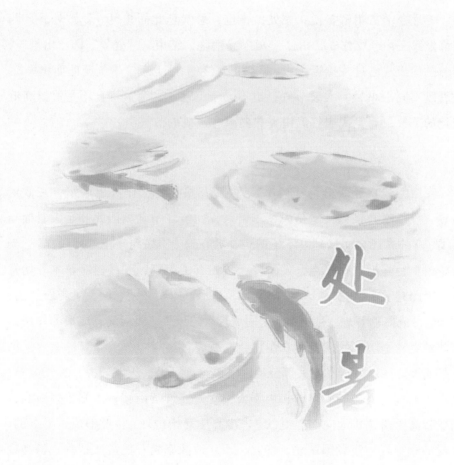

山居秋暝

唐·王维

空山新雨后，天气晚来秋。

明月松间照，清泉石上流。

竹喧归浣女，莲动下渔舟。

随意春芳歇，王孙自可留。

处暑

处 暑 节 气

处暑节气的那些事儿

时令与含义

"处暑"，是秋季的第二个节气，为 24 节气中的第十四个节气，系反映气温变化的一个季节，时间在每年公历的 8 月 23 日前后，太阳运行到达黄道 150°。

《月令十二集解》说："处，止也，暑气至此而止矣。""处暑"两字都发第三声，念作chǔ shǔ，"处"是消隐、结束，"处暑"即"出暑"，这时三伏天气已过或接近尾声，暑热正式终结，所以称"暑气至此而止矣"。处暑既不同于小暑、大暑节气，也不同于小寒、大寒节气，不是气温高低变化的节气，而是代表气温由炎热向寒冷过渡的节气。

物候与气候

我国古代将处暑分为三候："一候鹰乃祭鸟，二候天地始肃，三候禾乃登。""鹰乃祭鸟"，是说秋季肃杀，此节气中老鹰因此开始大量捕猎鸟类，有的鹰还会将捕到吃不了的猎物放在地上，如同祭祀陈列一样。"天地始肃"，是说这时气温开始下降，开始有了凉气，一些树叶草木开始发黄，因此有了肃杀之气。"禾乃登"，"禾"即黍、稷、稻、粱类农作物，"登"是成熟的意思，是说由于"阴成形"的缘故，即阴气有成形的作用，因此随着秋季阴气的发生而农作物会逐渐成熟。

处暑节气以后，我国大部分地区气温逐渐下降，天气转凉，暑气渐隐，已不再暑气逼人。处暑时节，由于太阳直射点继续南移，太阳辐射减弱，副热带高压跨越式地向南撤退，蒙古冷高压开始出现，由此形成了下沉的、干燥的冷空气，使我国东北、华北、西北地区率先开始进入秋季。每当冷空气影响我国时，若空气干燥，往往带来刮风天气，若大气中有暖湿气流输送，常常形成一场像样的秋雨。每每风雨过后，特别是下雨过后，人们会感到较为明显的降温。所以自古就有"处暑热不来""立秋处暑天气凉""一场秋雨（风）一场寒""立秋三场雨，麻布扇子高搁起"等谚语。南方地区，尤其是华南地区、华东地区长江沿岸低海拔地区，人们刚刚感受一丝秋凉，往往在处暑尾声还会再次出现30℃、35℃以上高温天气，人们会感受到"秋老虎"的余威，有不少年份，立秋热，处暑依然热，故有"大暑小暑不是暑，立秋处暑正当暑"的说法。

描写处暑节气诗词之中，最著名、最有情感的当推唐代诗人王维的《山居秋暝》。诗中吟道："空山新雨后，天气晚来秋。明月松间照，清泉石上流。竹喧归浣女，莲动下渔舟。随意春芳歇，王孙自可留。"暝，即日落、天色将晚。喧，喧哗，指竹叶发出沙沙声响；竹喧，指竹林中笑语喧哗。浣，洗涤衣物，浣女指洗衣服的姑娘。王孙，原指贵族子弟，亦泛指隐居的人。诗中吟道："空旷的群山刚刚沐浴了一场新雨，夜晚的降临使人们感到已是初秋。皎皎明月从松叶间隙中洒下清光，清清泉水在山谷青石上淙淙淌流。竹林沙沙喧响想是洗衣姑娘归来，莲叶莲蓬摇曳必是上游荡下轻舟。昨日春天的芳菲不妨任随它消歇，秋天山中的王孙与隐士自可久留。"诗人通过一场新雨过后，在清爽怡人的初秋傍晚，如银的月华透过松林将斑驳的静影撒落一地，叮叮咚咚流淌的泉水击石声，伴随着洗衣姑娘的谈笑声，还有摇曳的莲叶和打渔的小舟，好一幅清新、幽静、恬淡、优美的山中初秋黄昏美景。

传统的习俗

处暑节气意味着进入气象意义的秋天，处暑节气前后的传统民俗多与"祭祖"及"迎秋"有关。

处暑前后民间有庆赞"中元"的民俗活动，俗称"七月半""中元节"，或"鬼节""施孤"。"中元节"在处暑后的七月十五，故称"七月半"；其与正月十五的"上元""上元节"，十月十五的"下元""下元节"，都是一年之中三个月亮最圆的夜晚，因为介于"上元""下元"之间，所以叫"中元"。中元节，传说该日地府放出全部鬼魂，民间普遍进行祭祀鬼魂的活动。这天，家家要祭祀祖先，凡有新丧的人家，还要上新坟，而一般在地方上还会举行普渡布施活动，祭祖，以报谢先人长养慈爱之恩，普渡、施孤，以安抚孤魂野鬼，这是整个儿以祀鬼为中心的节日，系中国民间最大的鬼节，所以又称"鬼节""施孤"。旧时民间从七月初一或七月初七起，就有开鬼门的仪式，直到中元节关鬼门止，都会举行活动，或是先通过一定的仪式接先人鬼魂回家，每日晨、午、昏供 3 次茶饭，直到七月十五日送回为止。时至今日，"上元节"已成为祭祖的重大活动。

处暑过后，秋意渐浓，正是人们畅游郊野迎秋赏景的好时节。处暑过，暑气止，就连天上的那些云彩也显得疏散而自如，而不像夏天大暑之时的浓云成块。民间向来即有"七月八月看巧云"之说，之后就有了"出游迎秋"的意味。

民间素有处暑"吃鸭子"的传统，鸭子的做法也五花八门，有白切鸭、荷叶鸭、核桃鸭等。北京至今还保留着这一传统，一般处暑节气这天，北京人都会到店里去买处暑百合鸭等。如北京稻香村特制的"处暑百合鸭"，由百合、菊花、陈皮、蜂蜜等腌制而成，芳香可口，营养丰富，很受人们的欢迎。

鸭肉味甘咸、性凉，具有滋阴养胃、健脾补虚、利水消肿作用，被民间认为是"补虚劳的圣药"，适用于处暑"温燥"致使体内虚火、又有阴津液损伤者食用，尤其适用于低热、乏力、食少、便干、咽干、口燥、盗汗等身体虚弱或病后体虚患者处暑食用。百合味甘微苦、性平稍凉，入心肺经，具润肺止咳、清心安神之功，营养丰富，为滋补妙品，补益而兼清润，补无助火，清不伤正，十分适合处暑"温燥"的节气特征。以百合炖鸭，醇香清润，可补肺益气、养阴润燥，非常适宜处暑季节食用。

处暑节气的养生保健

天人相应，处暑节气之后的养生保健应该这样进行。

生活起居养生

俗话说春困、秋乏、夏打盹、睡不醒的冬三月。一到秋季，尤其是"处暑"节气过后，天气由热转凉，很多人都会特别容易感觉疲倦，这就是"秋乏"。"秋乏"是夏天欠下的债，是人体对自然界气候变化的一种生理反应，它虽然不会对机体造成严重危害，但也确实影响我们的生活、工作和学习。秋天的时候，由于自然界阴气产生、阳气开始闭藏，气温因此降低，"阴静阳躁"，天人相应，人体的神经系统也会受到抑制，所以此时人们容易提不起精神，老是感到想睡觉，再加上天气凉爽容易入睡，更是让人一睡就不想醒。

秋乏常有以下不适表现：第一，容易疲劳：上班族、上学族常常工作、学习一会儿就觉得无精打采，打不起精神来，昏昏欲睡，喝茶、喝咖啡都不能起到良好的作用。第二，口干舌燥：秋天天气比较干燥，常常感觉口干，甚至因此会引起咳嗽和咽痛。第三，睡眠质量差：白天提不起精神，困乏至极，到了晚上，反而又难以入睡，显得特别精神，睡下后又常常睡得不安稳，第二天更是精神不济。实际这就是《黄帝内经》讲的阴阳失衡引起的"昼不精"白天不精神、"夜不寐"夜晚不安眠。

介绍一些秋乏的预防和调节方法：首先睡眠要充足。夏天昼长夜短，天气闷热，很多人长期睡眠不足。处暑之后天气变凉，就该改变夏季晚睡的习惯，尽量争取晚上10时前入睡，并要早睡早起，早睡可避免秋天肃杀之气伤害人体阳气，也有助于人体初生阴气的培养，早起则有助于人体阳气的舒畅，使得人体阴阳平衡，避免"昼不精夜不寐"的发生，可有效预防或减轻上班、上课犯困。另外也可以适当午睡，通过午睡可弥补夜晚睡眠不足，有利于缓解秋乏的不适。其次要加强运动。中医讲"动则升阳"，预防和改善秋乏，不能光是睡眠充足，还要加强锻炼，升动阳气，阳气旺盛才能精力充沛，体力旺盛，同时阳动才有阴静，有兴奋才有抑制，到了夜晚人们才会安卧。再次可摆放植物。由于"秋乏"状态与人体缺氧有一定关系，因此室内可摆放一些能吸收二氧化碳等废气的植物，如盆栽柑橘、吊兰、斑马叶橡皮树、文竹和绿萝等，可有效改善精神萎靡、情绪困顿等不适表现。

民谚说"处暑十八盆"，指处暑节气气候仍然炎热，每天还需一盆水洗澡，过了十八天，节气进入"白露"，天凉了，就不一定天天洗澡降温。因此，处暑节气前后还需谨防暑热，切不可对秋老虎掉以轻心。此外，处暑时节，阳光猛烈，紫外线容易灼伤皮肤，所以外出特别是正午时段外出还须做好防晒措施。

精神情志养生

时至处暑，秋意越来越明显，大自然逐渐出现一片肃杀的景象，人们尤其是老年人与多愁善感的人易触景生情而产生悲伤的情绪。悲伤的情绪对人体的影响，主要是气郁、气消，即气的郁结不通、气的消耗损伤，若这种不良情绪长期存在而得不到排解，可影响健康，既可出现精神情志方面的病变，又能出现身躯身体方面的病变。对此，人们要注意精神情志的养生，要观照内心，调整心境，注意收敛神志，不为外物所感染，选择一个自己的爱好，诸如书法、绘画、篆刻、抚琴，也可以是聆听音乐、唱歌吟诗、登山游览、野外垂钓等，都能帮助我们修身养性，使神志安宁，情绪安静，神旺体健，才能更好地顺应自然，健康长寿。

饮食养生

处暑，意味着暑气的结束，炎热的气候已接近尾声，但气温并未真正下降，也就是人们常讲的"秋老虎，毒如虎"，此时节的显著气候特征为干燥。所以此时饮食养生应以润肺健脾、养阴润燥为原则，如可多吃一些五谷粥、新鲜时令水果蔬菜等。

另外，人们在经历酷暑及"秋老虎"的肆虐后，人体多比较虚乏，所谓"一夏无病三分虚"，即是此意。根据中医"春夏养阳，秋冬养阴"的原则，处暑时节时已进入秋季进补的好时节。但是人们需要注意的是，进补不可滥补。处暑时，进补应以清补、平补为主，即选用寒温之性不明显的平性滋补品来进补。中医的调治原则是虚者补之，除阳虚体质者外，不要过多食用温热的食物或药物，如羊肉、狗肉、人参、鹿茸等。因为由于秋季阴阳虽相对平衡，但燥是秋季的主气，进食过多温热的补品就有可能使肺的阴津被燥气所伤。一般来说，秋季饮食补养宜以鸭肉、鱼类、泥鳅、黄鳝、猪瘦肉、海产品等最为常用，还有山药、百合、黄精、枸杞子、当归、阿胶等药食两用物品也有很好的补养作用。

运动养生

立秋、处暑初秋节气过后可逐渐增大运动量，多做户外运动，根据自己的身体状况、爱好和条件，选择不同的运动养生项目，如快走、慢跑、健身操、传统健身术及各种球类运动、登山郊游等，均可增强血液循环、改善心肺功能和大脑的血液供应，中医讲动则升阳，阳动则气血、经络都可以得到疏通，因此有很好的强健体魄、维护健康的养生保健价值。但由于处暑节气前后白天天气仍比较炎热，而早晚天气较凉，因此不要剧烈运动、大量出汗，也不宜清晨过早、上午或中午时段锻炼身体，避免寒凉、暑热邪气伤及阳气和损伤筋骨。

处暑节气之后的导引养生，可选用由陈抟老祖编创，张明亮、代金刚整理的"处暑反捶背脊式功法"。

"反捶背脊"，是指两手握空拳并反手在背后沿着脊柱两边轻轻捶打。处暑反捶背脊式功法，降中有升，应于自然节处暑节气等秋气"肃降"之象，且降而不过，所以成为处暑节气的养生导引术。

练功姿势

取盘坐或正坐姿势，两手自然覆按于两膝关节。

练功方法

一式：两臂内旋，小指在上，拇指在下，掌心向后，侧伸至身体两侧。

二式：两手从指尖开始卷握成空拳，向后划弧，只轻轻抵至骶骨两旁，沿脊柱两侧由下向上轻轻捶打。

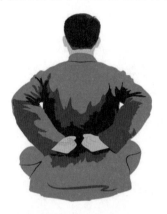
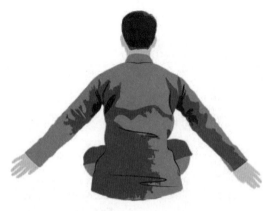

处暑反捶背脊式功法一　　　　　处暑反捶背脊式功法二

三式：头身尽量向左后转动，脊柱旋转拔伸两拳继续捶打脊柱两侧，头身转正，由上向下捶打至骶骨两侧。

四式：身体微微前倾，头身尽量向后转动，进行对侧练习，共做三遍。

五式：头身转正，两拳松开成掌，向身体两侧伸展，掌心向后。

六式：两臂向左右前方45°侧伸，至与肩相平，掌心向下，目视前方。

七式：沉肩坠肘，松腕舒指，下落还原。

保健功效

处暑反捶背脊式功法，具有催发阳气、补肾益气、壮骨健腰的功效。

此外，双拳对脊柱两侧的捶打，对脊柱产生振动波，既可疏泄郁滞，又可补益虚损，既能激发经气、疏通经络、补益脏腑，亦能振奋阳气、强腰壮骨，因此可有效改善腰背疾患。

疾病预防

立秋节气后尤其是处暑节气前后气候复杂，白天天气仍然比较炎热，而早晚天气较凉，同时气候也很干燥。另外，立秋后很长一段时间里，气温走高不低，再经过苦夏的煎熬，很多人往往有神疲乏力、食欲不振、大便稀溏等脾胃虚弱的不适表现。

处暑节气前后气候白天炎热、干燥，早晚较凉，多数人群还有脾胃虚弱、正气不足的表现，人们若不注意养生，仍然过食寒凉食物，仍然常用冷空调、常吹电扇，不随时加衣添被，一则寒冷、燥热病邪侵袭，年老体弱者易于发生上呼吸道感染、气管炎、肺炎、支气管哮喘等呼吸道疾病；二则肩周炎、颈椎病、痛风性关节炎、风湿性关节炎、类风湿关节炎即中医所谓"痹病"，以及季节性腹泻、胃炎和肠炎等"老毛病"都有可能复发。因此，在包括处暑节气等多事的秋季，人们特别是年老体弱、抵抗力较弱的人群，除了要留意温差变化，适时添衣加被，不要过食寒凉食物，不要过度使用空调、电扇等降温措施之外，也要在平时多做一些运动锻炼，强健体魄，增强正气，即所谓"正气存内，邪不可干"。

食疗药膳

方一：上海梨膏糖（《开卷有益（求医问药）》）

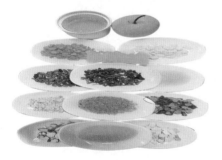
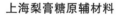
上海梨膏糖原辅材料

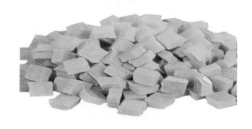
上海梨膏糖

[原料]鸭梨（其他梨亦可）1000g，百部50g，茯苓、杏仁、制半夏、前胡、川贝母各30g，款冬花20g，生甘草10g，橘红粉30g，香橼粉10g。冰糖、白砂糖、食用油各适量。

[做法与用法]梨切碎，与橘红粉、香橼粉以外的各物，共入锅内，加少许水，边熬边加水，共加水4次，熬至稠厚时，加入冰糖500g，和匀，继续熬至黏稠时，加橘红粉、香橼粉，和匀，再熬至用铲挑起即成丝状，

但不黏手，倒在涂有食用油的搪瓷盘中，冷却后切成100块，撒上一层白糖即可。随意食用，每次1块，咳嗽时可每次1～2块，含服。

[适用人群]"梨膏糖"源于民间，各地都有使用，此处介绍的"上海梨膏糖"，亦称"城隍庙梨膏糖"。本方功能清热润燥、化痰止咳。适用于包括处暑等节气的秋季预防风热感冒、秋燥咳嗽。另外，亦用于肺热、肺燥型感冒、气管炎所致干咳无痰、痰黏难咯以及咽痒、口渴等不适的调治。

方二：青鸭煮汤羹（《华夏长寿》）

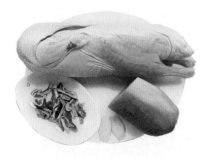 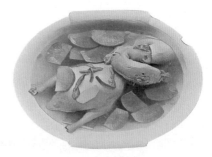

青鸭煮汤羹原辅材料　　　　　　　　青鸭煮汤羹

[原料]青头鸭一只（老雄鸭最好），青萝卜500g，陈皮少许。生姜两片。

[做法与用法]青头鸭去毛及内脏，洗净，放在滚水内焯去血污，冲洗干净，切块不切块均可。青萝卜去皮，洗净，切厚片。陈皮浸软，去络，洗净，切丝。待汤锅的水烧开后，放入所有用料，慢火炖约2小时，调味后即可。直接食用，食肉喝汤。

[适用人群]本方功能养阴补虚、利水消肿。适用于处暑前后乃至秋季气候干燥，表现口干口渴、咽干咽痛、皮肤干燥、神疲乏力、急躁易怒等不适的调养。亦适用于感染性疾病、传染性疾病后期低热不退、以及脾虚水肿、小便不利的辅助治疗。

杂　诗

西晋·左思

秋风何冽冽，白露为朝霜。
柔条旦夕劲，绿叶日夜黄。
明月出云崖，皦皦流素光。
披轩临前庭，嗷嗷晨雁翔。
高志局四海，块然守空堂。
壮齿不恒居，岁暮常慨慷。

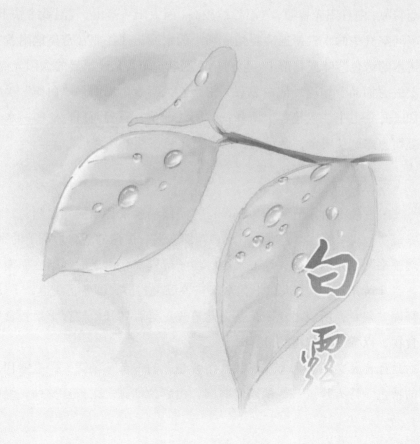

白露

白 露 节 气

白露节气的那些事儿

时令与含义

"白露"，为秋季第三个节气，为24节气中的第十五个节气，是反映自然界气温变化、水汽凝结的节令，时间在每年公历的9月7日到9日在，太阳运行到黄道165°。

"露"是"白露"节气后特有的一种自然现象。节气至此，由于天气逐渐转凉，白昼阳光普照，气温仍然较高，而太阳一落山，气温就很快下降，至夜间空气中的水汽便遇冷凝结成细小的水滴，往往非常密集地附着在花草树木的绿色茎叶或花瓣上，呈白色透明状，尤其是经早晨的太阳光照射，看上去更加晶莹剔透、洁白无瑕，很是惹人喜爱，因而得"白露"美名。正如《月令七十二候集解》所释："阴气渐重，露凝而白也。……水土湿气凝而为露，秋属金，金色白，白者露之色，而气始寒也"。

【物候与气候】

我国古代将白露节气分为三候："一候鸿雁来，二候元鸟归；三候群鸟养羞。""鸿雁"即大雁，"元鸟"即玄鸟、黑色的鸟，是燕子的别称。"鸿雁来""元鸟归"，是说大雁、燕子等候鸟，由于天气渐冷而南飞避寒。"群鸟养羞"，三人以上为众，三兽以上为群，群者，众也，《礼记》注释说"羞者，所美之食"，是说此节气正是百鸟开始贮存干果粮食等美馐食物，以备过冬养用的最好时节。

西晋著名文学家、《三都赋》作者左思的一首《杂诗》，最能代表白露的特色。诗人吟道："秋风何冽冽，白露为朝霜。柔条旦夕劲，绿叶日夜黄。明月出云崖，皦皦流素光。披轩临前庭，嘹嘹晨雁翔。高志局四海，块然守空堂。壮齿不恒居，岁暮常慨慷。"皦皦"，发jiǎo jiǎo音，形容洁白明净的样子，此处指月光。"嘹嘹"亦作"謷謷"，指鸿雁、大雁的鸣叫声。诗中是说："秋风是多么的凛冽，白露凝结成了晨霜。原本柔软的树枝一天天变硬，绿叶也一天天变黄。明月从云边露出，洒下清白如银的月光。彻夜难眠开门来到前院，直到晨飞的大雁嘹嘹鸣叫。崇高的志向限制在四海之内，无奈只能孤独地守在屋内。少壮盛年不能常驻永在，时常因为年岁已老而伤悲。"诗人通过秋风、露霜以及树枝变硬、绿叶变黄、鸿雁南飞等气候、物候景象的描摹，展现了白露时节的自然特点。同时诗人更是借时咏怀，借诗抒情，抒发了自己贫士失职的暮年凄凉。诗中秋的气候、物候的萧瑟、凋零，唤起了诗人对生命流逝的伤感。诗人满腹经纶且有远大抱负，但在西晋的门阀社会中他一直屈沉下僚，后来又在"八王之乱"中，不得不退居家中。诗人一生不得志，倍感光阴虚掷、老而无成的失落，所以发出了"状齿不恒居，岁暮常慷慨"的悲伤感慨与呐喊。实际诗人的感慨与呐喊，既是自己心境心情的真实写照，如果从养生保健的角度来分析，实际也是很好的借诗抒情、情志养生的好办法。

白露节气实际上是表征天气已经转凉。这一时段，夏季风逐步被冬季风所代替，冷空气常常转守为攻，暖空气则逐渐退避三舍。冷空气分批南下，往往带来一定范围的降温幅度，人们会明显地感觉到炎热的夏天已经过去，而凉爽的秋天已经到来，常常是白天的温度仍达三十几度，可是夜晚就会下降到二十几度，昼夜温差可达十多度，人们喜用"白露秋风夜，一夜凉一夜"的谚语来形容气温下降速度加快的情形。此时，我国北方地区降水明显减少，秋高气爽，比较干燥，而长江中下游地区常有暴雨或低温连阴雨，东南沿海特别是华南沿海还可能会有台风造成的大暴雨天气。

传统的习俗

白露时节，传统上，凡是建有禹王宫的地方，人们都要举办活动祭祀禹王。禹王是传说中的治水英雄大禹，各地的渔民常称他为"水路菩萨"，每年清明、白露春秋两祭。在祭禹王的同时，常常还要顺带祭祀土地菩萨、花神娘娘、蚕花姑娘等，寄托了人们对美好生活的一种祈盼和向往。

白露时节，各地都有许多饮食习俗。

江苏、浙江一带在白露前后有用糯米、高粱等五谷酿制并饮用"白露米酒"的习俗。

浙江温州等地有过白露节的习俗。如苍南、平阳等地民间，人们为与"白露"字面的"白"字上相应，要在此日采集"十样白"或"三样白"等白字的草药，如白木槿、白毛苦等等，以此煨制乌骨白毛鸡或是鸭子食用，据说食后可滋补身体、祛风除湿。

福州地区有个传统叫做"白露必吃龙眼"，认为在白露节气这一天吃龙眼有大补身体的奇效，吃一颗龙眼有相当于吃一只老母鸡那样补人的功用。

米酒性温不烈，有温阳散寒的作用，同时还有健脾利湿的功效，南方地区白露节气前后低温多雨，适当饮用，确有养生保健价值。温州的"十样白"或"三样白"炖制的鸡鸭，所用药材可能都是祛风除湿的中草药，而鸡鸭等家禽肉食有健脾益气的养生保健价值，现代研究认为其可提高人体的免疫力、抗病力，白露前后吃吃家禽亦有一定的养生保健功效，但是药膳鸡鸭，需根据个人需要，同时最好在中医医师指导下对证选用，且不可盲目使用。

龙眼不仅是水果，龙眼干也是药材，其甘温滋补，入心脾两经，具有益心脾、补气血的功效，而且甜美可口，不滋腻，不壅气，还可以治疗贫血、失眠、神经衰弱等多种疾病，故清代严西亭《得配本草》谓龙眼肉"益脾胃，保心血，润五脏，治怔忡"。白露时节，龙眼完全成熟，甜度最高，口感最好。此时，一般人吃吃龙眼，既尝鲜，饱口福，同时有益脾胃、补气血的养生保健价值，对身体健康确有益处。对于久病体虚或老年体衰，证属气血不足，表现面色苍白或萎黄、倦怠乏力、心悸气短、失眠多梦等不适或症状者，吃吃龙眼，既补心脾，又益气血，有较好的疗效，同时龙眼还有治疗和预防贫血的功效。若属此类人群，不妨在白露时节多吃些龙眼。但是，并非所有人都适合白露吃龙眼。因为龙眼性质偏温，过量食用会引发眼目红赤、大便秘结等不适，甚至出现易长口疮、鼻子流血、情绪急躁、易于发火、夜卧不安等病证，因此容易上火的人要少吃龙眼。另外，糖尿病患者因多属气阴不足、内有虚火，也不宜白露时节多吃龙眼。在吃完龙眼之后，最好喝一些淡盐水或稀蜂蜜水，多吃些青菜，这样可以适当中和一些龙眼的热性，不容易上火。

白露节气的养生保健

天人相应，白露节气之后的养生保健应该这样进行。

生活起居养生

白露节气是气候转凉的开始，此后夜间及早晚气温较低，正午仍然很热，是秋日温差最大的时段。白露时节的养生保健，就生活起居养生来说，古语谓"白露身不露""白露下勿露""白露着凉易泻肚"，告诫人们白露时节气温转凉，不能再袒胸露体，尤其不能赤足净脚，人们在一早一晚要多添衣服，夜晚睡觉也要关好门窗，避免寒湿病邪侵袭，损伤将要闭藏的阳气和夏季已经损伤的脾胃阳气，否则极易出现肢体关节酸痛沉重、脘腹痞满、大便稀溏等不适，甚至引起关节炎疼痛、胃肠炎泻肚等病证。这一时段添衣加被不要过快、过厚，宜适度经受寒凉，此不仅有利于提高皮肤和鼻黏膜的耐寒能力，对安度冬季有益，同时也利于阳气内藏，对秋季养"收"有益，这就是所谓"秋冻"的意思。"秋冻"主要适用于立秋、处暑"初秋"时段，一般人在白露之后的"仲秋""暮秋"不应再进行"秋冻"锻炼，如果是身体素质较好的人群也可将"秋冻"锻炼延至中秋甚至秋末，但是体质较弱的老人和儿童、心脑血管疾病患者、慢性支气管炎患者、哮喘病患者和关节炎患者等人群白露之后绝对不能进行"秋冻"锻炼，同时还应注意胸腹部与足部的保暖。

白露之后天气渐凉，热水泡脚的好习惯从此就可以开始了，并且可以一直坚持到冬季。泡脚要用温水，水要没过脚腕，时间在 15 ~ 30 分钟，泡脚时候也别闲着，两脚可以互相搓按，同时可以搓双耳和两腰，直到发热最好，泡完脚以后要将足心搓至发热。由于肾主一身之阴阳，足底有归属肾经的涌泉穴，肾开窍于耳，腰为肾之府，足部和耳朵都有密集的穴位和反射区，联系着全身每一条经络、每一个器官。因此这种养生方法不仅能补肾温阳益精、和调脏腑阴阳，同时可通经降压安眠，适用于经常手脚冰凉、身体怕冷、小便频数、夜尿较多、血压不稳、夜卧不安等不适的调理之用。

精神情志养生

白露时节自然界已现"花木凋零"景象，所谓"秋风秋雨愁煞人"，这一时节人们尤其是妇女、老年人、气郁体质的人群很容易出现"悲秋"消沉的情绪，甚至发生季节性情感障的身心疾病。为了避免不良情绪以及身心疾病对人们健康的影响，人们应收敛神气而不外露、宁静神志而顺秋气，保持心情舒畅、心境平和，不以物喜、不为己悲，乐观开朗、宽容豁达，淡泊宁静。另外，人们要以平和的心态对待一切事物，常和家人谈心、散步，多参加集体活动、与人交流，可使自己心情愉快、心境平和。走出家门、走出自我，游览名山大川，努力工作、忘我工作，去与自然交流，在工作中寻求欢乐，可使自己乐观开朗、淡泊宁静。这些都可有效克服悲秋消沉的情绪、减轻季节性情感障碍的症状。

饮食养生

白露时节的饮食养生，应当以健脾润燥为主，宜食性平味甘或味甘性温，营养丰富、容易消化的平补食品。忌吃性质寒凉，易损伤脾气、脾阳的食品，以及味厚滋腻，容易阻碍脾气消化功能的食品。粮食类宜选择粳米、籼米、玉米、薏米、番薯等性平、容易消化的食物。肉、蛋类应选择牛肉、鸡肉、兔肉、狗肉、牛肚、猪肚、鳜鱼、乌鸡、鸡蛋等性温的食物。蔬菜类多选择扁豆、豇豆、胡萝卜、洋葱、平菇等性平、稍温、补益的食物。

运动养生

白露、秋分"仲秋"时段的运动养生。由于自然界阳气进一步收敛、气温降低，因此人们要顺应人体内阳气开始闭藏、内敛的改变，避免太过激烈的运动，以防汗液流失，伤耗阳气。此时适合人们运动的方式很多，大家可根据自己的身体状况、爱好和条件，选择不同的运动养生项目，但最为适宜的运动有慢跑、登山、太极拳、五禽戏、易筋经等项目。慢跑，可有效改善心脏功能，增强血液循环，保证脑的血液供应和脑细胞的氧供应，降低血液胆固醇含量，减轻脑动脉硬化。研究资料显示，每天在室外活动 1 ~ 2 个小时，并进行 40 分钟左右的慢跑，期间会吸入大量的新鲜空气，从而提高抵抗力，使人的精力更加充沛。登山运动，不仅能有效增强下肢力量，提高关节灵活性，促进下肢静脉血液回流，预防静脉曲张、骨质疏松及肌肉萎缩等疾病，同时山林地带空气清新，所具有的高含量负氧离子对身心健康亦大有益处。

白露节气之后的导引养生，可选用由陈抟老祖编创，张明亮、代金刚整理的"白露正身旋脊式功法"。

"正身"，指的是身体端正，不偏不斜，使气机得到通达；"旋脊"，指的是脊柱的旋转，"旋"为画圆，有一升一降之意。白露正身旋脊式功法，由于气机顺脊柱升于百会之后，又旋降于身前，可更好地应合秋季气机的"肃降"特性，因此成为白露节气的养生导引术。

练功姿势
取盘坐或正坐姿势，两手自然覆按于两膝关节。

练功方法
一式：两掌内转，扶按两膝，指尖向内，肩胛骨打开，臂肘撑圆，身体中正，百会与尾闾对拔拉伸。

二式：头颈向左侧水平转动，带动脊柱做旋转、拔伸的运动，略停，头颈水平转正，目视前方。

三式：头颈向右水平转动，带动脊柱做旋转、拔伸的运动，继而还原转正，左右各做一次为一遍，共做三遍。

四式：两掌外旋，成指尖向前，两臂向左右45°侧伸，至于肩齐，掌心向下，目视前方。

五式：沉肩坠肘，松腕舒指，下落还原，双手覆膝。

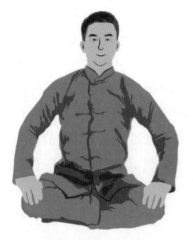
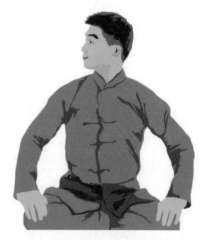

白露正身旋脊式功法一　　　　　　白露正身旋脊式功法二

保健功效

白露正身旋脊功法，具有通畅气机、启动真气、调和任督阴阳之气的功效。

此外，通过头颈的左右转动及拔升，使脊柱得到充分的伸展，身形得以矫正，所以能有效防治头、颈、肩、背、脊柱的疾患。

疾病预防

燥邪为秋季的时邪，秋季又是肺脏当令之时，所以在秋季常会发生"肺燥""秋燥"病。"燥病"是中医所特有的病名，称肺燥是说该病常易于伤肺，叫秋燥是说该病多见于秋季，两者实际指的是一类病。"肺燥""秋燥"常可区分为"外燥""内燥"与"温燥""凉燥"四种。外燥、内燥是从燥邪的来路讲，外燥指自然界六淫之燥邪侵害引起，内燥指人体阴津耗伤出现的病变；温燥、凉燥是从病邪的性质讲，温燥的性质多属温热，凉燥的性质多属寒凉。

外燥为秋天时令病邪燥邪引起，具体分为温燥、凉燥两种，温燥常兼温热，多见于初秋、仲秋时节，轻者病邪侵袭体表，肺脏轻微受病，肺津损伤而肺失清肃，以身不甚热、干咳无痰，或痰少而黏、咳出不爽、咽干口渴、舌红少津、脉浮数为主要表现；重者病邪较甚，肺脏受病深重，肺之气阴均有耗伤，以头痛身热、干咳无痰、咽干鼻燥、喘息胸闷、心烦口渴、舌干无苔、脉数为主要表现。凉燥常兼寒凉，凉为寒之始，属秋令之常气，多见于暮秋近冬时节，燥兼寒凉之气外袭，肺失宣肃，燥干津液，以头部微痛、恶寒无汗、咳嗽痰少、鼻塞咽干、苔白、脉弦为主要表现。因此，在初秋时节要重点预防温燥，在白露之后、暮秋近冬时节要重点预防凉燥。温燥、凉燥即外燥的预防，除秋季不宜运动太过、避免过汗伤津，多吃味甘性平稍凉、养阴润燥的食物，少食或不食辛辣辛香、易于耗伤津液的食物之外，还要注意适应气候变化，随气温冷热变化增减衣被，避免温燥、凉燥病邪侵袭，同时要加强身体锻炼、根据需要选用药膳，增强机体抗病能力。如此，"虚邪贼风"，及时趋避，"机体正气"，适时强壮，就可有效预防温燥、凉燥等外感疾病。

食疗药膳

方一：银杏炒鸡丁（《中国药店》）

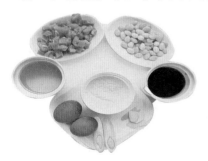

银杏炒鸡丁原辅材料

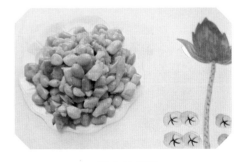

银杏炒鸡丁

[原料] 银杏 200g，无骨嫩鸡肉 500g。鸡蛋清 2 个，花生油、香油、黄酒、淀粉、食盐、酱油、生姜、葱各适量。

[做法与用法] 银杏去壳，放入温水中浸泡 2 小时，去掉胚芽，再用开水焯过备用。鸡肉切成 1.2cm² 的肉丁，放入碗内，加入鸡蛋清、黄酒、淀粉、食盐，拌匀上浆。生姜、葱洗净，生姜切片、葱切段。锅烧热，放入花生油，待油烧至六成热时，将鸡丁下锅用勺划散，放入银杏炒匀，至热后连油倒入漏勺内。原锅再加入少量花生油，放入姜、葱煸炒出香，烹入黄酒、食盐、酱油，倒入鸡丁和银杏，翻炒几下，用淀粉着薄芡，推匀后淋入香油，再颠翻几下，起锅装盘即成。佐餐食用。

[适用人群] 本方功能益气补虚、止咳平喘、涩精止遗。适用于身体虚弱或无病者，预防秋燥如秋季感冒或秋季气管炎之用。此外，亦常用于白露节气前后慢性气管炎、支气管哮喘，及遗尿、尿浊、男子遗精、女子带下等症的调治。

[使用注意]

1. 银杏尤其是银杏胚芽内含有少量氰苷，在一定条件下可分解为氢氰酸，生食或熟食过量会引起中毒。去掉胚芽的熟白果食用安全，一般成人 1 次以 10 粒以内为宜，儿童 1 次以 5 粒以内为宜，5 岁以下的幼儿应禁吃白果。

2. 因为哮喘的发生与高盐饮食有关，所以本药膳的口味以清淡为佳，在制作过程中应少放盐。

方二：扁豆山药粥（《中医养胃饮食防治胃肠病》《本草纲目》）

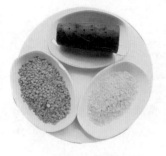

扁豆山药粥原辅材料

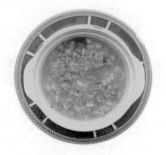

扁豆山药粥

[原料]炒扁豆、淮山药各30g，粳米60g。

[做法与用法]将炒黄的扁豆、淮山药与粳米洗净，把全部材料一起放入锅内，加清水适量，文火煮成粥，调味即可。直接食用。

[适用人群]本方功能益气健脾、祛湿止泻。适用于脾虚体质之人，或年老体衰者，白露时节前后，由于受凉或过食寒凉，引起饮食减少、大便溏薄或泻出水样便、体虚乏力等不适的调治。也适用于单纯消化不良性腹泻的预防与辅助治疗。

点绛唇·金气秋分

北宋·谢逸

金气秋分，风清露冷秋期半。

凉蟾光满，桂子飘香远。

素练宽衣，仙犯明飞观。

霓裳乱，银桥人散，吹彻昭华管。

秋 分 节 气

秋分节气的那些事儿

时令与含义

"秋分"为公历 9 月 23 日左右，是秋季的第四个节气，为 24 节气的第十六个节气，太阳运行到黄经 180°。

《月令七十二候解集》注释："分者平也，此当九十日之半，故谓之分。"秋季从立秋节气开始到霜降节气结束前后共九十天，秋分恰居之中，从而将秋季平分为二。《春秋繁露·阴阳出入上下篇》指出："秋分者，阴阳相半也，故昼夜均而寒暑平。"此时一天 24 小时昼夜均分，各 12 小时。也就是说，一年之中秋分与春分这两天，自然界阴阳之气对半，寒暑相平，昼夜平均，一切都是不偏不倚。

物候与气候

我国古代将秋分分为三候："一候雷始收声，二候蛰虫坯户，三候水始涸。""雷始收声"，古人认为雷声是因为阳气盛而发出的，秋分后阴气开始逐渐旺盛，所以就不再打雷了。"蛰虫坯户"，"坯"是细土的意思，"户"即门户，指洞口，是说由于阴气渐旺、"阴静阳躁"的缘故，蛰居的小虫开始藏入洞穴之中，并且用土将洞口封起来以防寒气侵入。"水始涸"，是说此时降雨量开始减少，因为天气干燥，水汽蒸发较快，所以湖泊与河流中的水量变少，一些沼泽及水洼处便干涸了。另外，秋分这一天会出现三种非常有趣的特殊现象：一是南北极共同见到白昼，秋分节气这天，因为太阳直射赤道，所以南北极同时都可以看见太阳，共同分享同一个白昼。二是高度和影子一样长，秋分这天，由于在北纬 45° 线上，高度和影子一样长，因此用不着爬高，仅凭影子的长度，就可丈量出建筑物的高度。三是找不到自己的影子，秋分这天，因为太阳直射点不偏不倚地照在赤道上，所以在赤道线时，任何物体都找不到自己的影子。

北宋文学家谢逸《点绛唇·金气秋分》将秋分时节自然的景物、人之心态做了生动的表述。谢逸吟道："金气秋分，风清露冷秋期半。凉蟾光满，桂子飘香远。素练宽衣，仙仗明飞观。霓裳乱，银桥人散，吹彻昭华管。""金气"指秋气，"凉蟾"指秋月。词中是说："金秋秋分时节，清风冷露还在眼前弥漫，秋天已然过去一半。冷冽的月光倾泻而下，洒满大地，浓郁的桂花馨香弥漫空中，香飘十里。遥想仙宫宴会，着一身宽松的衣袍，舞着素色的白练，仪仗飘飘，翩跹飞舞，好像明观中的仙子。霓裳因着舞动而凌乱，银河上横卧的桥上已散去了人影，只余下昭华丝竹吹奏的乐音经久不散。"谢逸在前半段，寥寥几笔描写出秋分时节自然界秋风瑟瑟、凉意袭来的凄冷景色，后半段借景说事表达了曲终人散、繁华尽去的人间心态。

秋分节气之后，自然界阳气敛藏，阴气生长，阳主热，阴主寒，阳主白昼，阴主黑夜，因此白天逐渐变短，黑夜渐次变长，昼夜温差逐渐加大，幅度将高于10℃以上，气温逐日下降，一天比一天冷，逐渐步入深秋季节。如俗语说"一场秋雨一场寒""白露秋分夜，一夜冷一夜""八月雁门开，雁儿脚下带霜来"，东北地区降温早的年份，秋分时节见霜已不足为奇。

传统的习俗

秋分节气曾是传统的"祭月节"。"秋分祭月"习俗由来已久，如古有"春祭日，秋祭月"之说，说的就是古代帝王礼制中的春秋二祭，北京的月坛即为明清皇帝祭月的地方。据考证，最早先人们祭月，选的就是24节气的秋分这一日，此时暖湿空气消退，天空明净，星朗月明，是祭月、赏月的最佳时期。秋分虽在农历八月，但每年秋分的日子却行踪游离，秋分当天，天上挂的并不一定都是满月朗朗，而月亮不圆，赏月就不能尽兴，祭月之仪，也就无从谈起。所以，后来先人们就将"祭月节"由"秋分"调至农历八月十五中秋这一日。月坛迎来了数百次隆重的皇家祭祀大典，那个与月有关的秋分被人淡忘，中秋逐渐取而代之。通常是过了中秋节，第二天就是秋分节气。中秋节的传说是非常丰富的，嫦娥奔月、吴刚伐桂、玉兔捣药之类的神话故事流传甚广。现在中秋节即形成了拜月、赏月、吃月饼、品香茗、尝鲜果、庆团圆的节日，很受中国人的重视，也是国家法定节日之一。月到中秋分外明，皓月当空照，清辉撒人间，在月光最好的庭院中、阳台上、房间里，人们摆上切好的月饼、沏泡的香茗和苹果、石榴、柿子、甜瓜、花生、菱角等时鲜果品，边吃边喝，边聊天边赏月，好一幅人间美满团圆全景图。

秋分节气还有"吃芋头""吃秋菜"等传统饮食习俗。如北京就有秋分节气吃芋饼的习惯，北京稻香村每年亦有应时生产"秋分芋饼"上市的传统，一层层酥皮像盛开的花瓣，好看又好吃，很受人们的喜爱。像广东江门市开平苍城镇，昔日即有春分、秋分吃春菜、秋菜的习俗。春分那天吃的是"春碧蒿"，秋分那天吃的是"秋碧蒿"，既有期望家人平安健康、少生病痛的民俗价值，亦有养生保健的实用价值。

芋头味甘微辛、性平，入脾胃经，既有益气补脾等补益功效，同时又可辅助治疗大便秘结、甲状腺肿大、乳腺炎、虫咬蜂蜇、肠虫癖块、急性关节炎等病症。现代研究，其营养价值很高，块茎中的淀粉含量达70%，还富含蛋白质、钙、磷、铁、钾、镁、钠、胡萝卜素、烟酸、维生素 C、维生素 B_1、维生素 B_2 等多种成分。既可当粮食，又可做蔬菜，是老幼皆宜的滋补品，为秋补素食一宝，且温软易消化，最宜秋分时节食用。

秋分节气的养生保健

秋分和春分节气一样，作为阴阳双方持平、昼夜时间相等的节气，人们在养生保健中亦应本着阴阳平衡的规律，使机体保持"阴平阳秘"的原则，如《黄帝内经》《素问·至真要大论》就说"谨察阴阳之所在，以平为期"。

生活起居养生

秋分时节的生活起居养生，仍然要坚持早睡早起，要多参加户外活动和体育锻炼，但由于秋分之后气温开始转凉、一日温差较大，因此人们应注意适时加衣添被，尤其是老年人、儿童、体虚之人和某些疾病患者，绝不可拘泥于"秋冻"之说，以免受凉生病或使病情加重。

俗话说："白露秋分夜，一夜冷一夜"。由于秋分之后自然界阳气进一步敛藏、阴气逐渐增强，气温明显降低，昼夜温差加大，因此人们应该注意适时加衣添被，尤其是早晚更应特别注意。清晨气温低，不可穿着单衣去户外活动或锻炼，锻炼时不宜一下脱得太多，应待身体发热后，方可脱下过多的衣服，锻炼后切忌穿着汗湿的衣服在冷风中逗留，以防身体着凉。老年人代谢功能下降、血液循环减慢，儿童肺脏娇嫩、发育尚不健全，气虚、阳虚体质之人机能虚衰、适应气候与环境能力不足，胃肠病、关节炎等病症发病与病情加重和气温降低密切，对于此类对天气变化敏感的人，更应适时添加衣服，注意胃部、四肢关节等部位的保暖，同时夜晚睡觉时也要注意盖好被子。

精神情志养生

由于秋分后日照减少，气温渐降，草木凋零，秋风阵阵，秋雨绵绵，自然界一派萧条肃杀的景象，这样的天气往往会使人们产生悲秋、凄凉、垂暮之感，出现忧愁苦闷、敏感多疑、抑郁不舒等消极情绪，所谓"秋风秋雨愁煞人""花木凋落愁我心"。因此，秋季尤其是秋分之后注重精神情志养生，预防、调节"悲秋"为养生保健的要务。

秋分时节预防、调节"悲秋"，人们首先宜保持乐观情绪，收神敛气，力争使自己不以物喜、不以己悲，维护内心平衡。其次宜动不宜静，要多参加户外活动和体育锻炼，身体动起来才能顺调气血，安定心志，排解不良情志。通过运动养生以排解悲秋，除了快步走、跑步之外，登山观景、登高远眺为最好的方法。

饮食养生

秋分时节，饮食上首先要特别注意预防秋燥。秋分的"燥"不同于白露与白露之前的"温燥"，而是"凉燥"，因此饮食上要注意多吃一些清润、温润为主的食物，比如芝麻、核桃、糯米等，秋天上市的果蔬像莲藕、荸荠、甘蔗、秋梨、柑橘、山楂、苹果、葡萄、百合、银耳、柿子等，都是调养佳品。

秋分之后还宜多食温食，少食寒凉之物，以保护颐养胃气。如过食寒凉之品或生冷、不洁瓜果，会导致湿热内蕴，毒滞体内，引起腹泻、痢疾等，故有"秋瓜坏肚"之民谚，老人、儿童及体弱者尤要注意。

秋季还是进补的好季节。由于从炎夏转入凉秋，人体常常觉得比较舒服，由于"疰夏"而致的身体消瘦也渐渐地恢复，胃口和精神因此转好，使秋季由此成了一个进补的好季节。在进补过程中宜平补，这是根据秋季气候凉爽、阴阳相对平衡而提出的一种进补法则。所谓平补，就是选用寒温之性不明显的平性滋补品。另外秋季阴阳虽相对平衡，但燥是秋季的主气，"天人相应"，肺脏易被燥所伤，因此进补时还应当注意润补，即养阴、生津、润肺，采取平补、润补相结合的方法，以达养阴润肺的目的。补肺润燥，要多用芝麻、蜂蜜、水果等柔软、含水分较多的甘润食物。一方面，可以直接补充人体的水分，以防止口唇开裂等气候干燥对人所产生的直接伤害；另一方面，通过这些食物或药物补养肺阴，防止因机体在肺阴虚的基础上再受燥邪影响，产生疾病。晨饮淡盐水，晚饮蜂蜜水，既是补水分、防便秘的好方法，又是养生抗衰的重要措施。

运动养生

秋分时节，如果坚持适宜的体育锻炼，不仅可以调心养肺，提高内脏器官的功能，而且有利于增强人体各组织器官的免疫功能和机体对外界寒冷刺激的抵御能力。但是，由于秋分之后早晚温差大，气候干燥，要想收到良好的养生效果，必须注意预防受凉而引发感冒、鼻炎、气管炎、肺炎等呼吸系统疾病。另外，中医认为"寒主收引"，由于人在气温下降环境中会反射性地引起血管收缩，肌肉伸展度明显降低，关节生理活动度减小，神经系统对运动器官调控能力下降，因此极易造成肌肉、肌腱、韧带及关节的运动损伤。所以，每次运动前一定要注意做好充分的准备、热身活动，预防运动性损伤的发生。

秋分节气之后的导引养生，可选用由陈抟老祖编创，张明亮、代金刚整理的"秋分掩耳侧倾式功法"。

"掩耳"，是指用手捂住耳朵，练功则要倾听于内，去体察我们体内气机的生化运行；"侧倾"，是指脊柱的侧弯。秋分掩耳侧倾式功法，就是用我们的心去聆听身体内部发出的声音，达到内外合一、形神合一的境界。本功法可调达和舒畅肺之气机，有利于身体和精神的协调，与"秋气"相应，所以成为秋分节气的养生导引术。

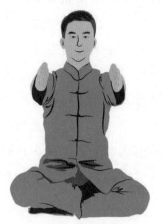 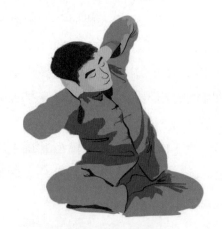

秋分掩耳侧倾式功法一　　　　　　秋分掩耳侧倾式功法二

练功姿势

取盘坐或正坐姿势，两手自然覆按于两膝关节。

练功方法

一式：头颈正直，两臂由体前慢慢抬至与肩相平，掌心相对，指尖向前。

二式：两臂屈肘内收，两掌掩耳，十指抱头，两肘外展，扩胸展肩，脊柱竖直。

三式：身形保持正直，左肘带动身体向左侧水平转动，脊柱拔伸，向右侧弯曲。

四式：左肘带动身体直起，脊柱竖直，身体右转，回到正前方。

五式：身体向右侧水平转动，对侧练习，动作同前，左右各做一次为一遍，共做三遍。

六式：两掌向两侧拉开，两臂前伸，与肩同高，掌心相对，两臂平行。

七式：两掌分开，两臂向左右 45° 度侧伸，至与肩平，沉肩坠肘，松腕舒指，下落还原。

保健功效

秋分掩耳侧倾式功法，通过调节脊柱功能、伸展胁肋部位，具有调达和舒畅肺气，以及集神凝心、调畅肝胆、益气养肺的保健价值。

此外，本功法通过伸展两侧胁肋及脊柱，可预防颈椎、肩周、腰背等疼痛性疾病。

疾病预防

中医认为，秋主燥，其气通于肺，肺开窍于鼻。干燥的仲秋时段是鼻炎的好发季节，若遇诱发因素如受凉、淋雨、过度疲劳等，鼻腔免疫功能降低，病菌得以长时间停留于鼻腔内并大量繁殖，进而引发感冒，感冒炎症长期存在则易转变为鼻炎。季节性过敏性鼻炎好发于春秋季节，其不仅和花粉等原因过敏有关，亦与鼻腔对冷空气适应能力低下有关。鼻炎指的是鼻腔黏膜和黏膜下组织的炎症，常表现为经常鼻塞鼻痒、鼻流清涕、喉部不适、咽痒咳嗽等不适或症状。预防鼻炎、季节性过敏性鼻炎，除注意加强身体锻炼、增强机体抗病能力与免疫功能、预防受凉淋雨之外，还需加强鼻子对冷空气的适应能力。秋冬季节，易发鼻炎的人群洗脸时多用冷水冲洗鼻子并长期坚持，能加强鼻子对冷空气的适应能力，可有效预防鼻炎、季节性鼻炎的发生。

食疗药膳

方一：腔骨萸药汤（《中国药膳大全》）

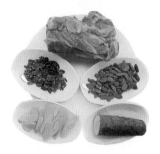

腔骨萸药汤原辅材料

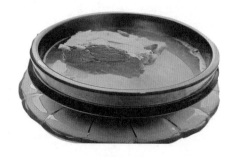

腔骨萸药汤

[原料]猪腔骨 500g，山萸肉 20g、山药 50g、枸杞子 12g；生姜片、葱段、食盐各适量。

[做法与用法]先将山萸肉、山药、枸杞子装入纱布袋，扎紧药袋口；猪腔骨洗净，先用沸水焯一下，再用温热水洗净备用。将猪腔骨放入砂锅，加药袋、姜片、葱段等调料，加热水没过腔骨，大火煮沸后，转小火炖 1 小时，弃除药袋，加盐调味即可。直接食用。

[适用人群]本方功能补益脾肝肾脏、益气养阴生津。适用于秋分时令凉燥伤阴，出现咽喉干燥、干咳无痰、口干舌燥、大便燥结、腰膝酸软、眼目干涩等不适的调补。此外，该药膳也适合于阴虚燥热型糖尿病，表现形体消瘦、口干咽燥、潮热盗汗、烦躁少寐等病证的日常调理。

方二：香蕉段色拉（《二十四节气药膳养生》）

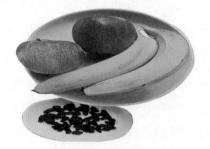

香蕉段色拉原辅材料

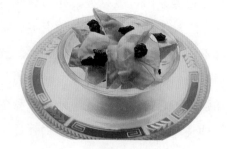

香蕉段色拉

［原料］香蕉、苹果各 100g，桑椹 50g。色拉酱适量。

［做法与用法］香蕉去皮，切小段；苹果削皮，切小块；桑椹清水洗净，去蒂杆。上三物放盆内，加适量色拉酱，混合拌匀即可。直接食用。

［适用人群］本方为邓沂教授自拟经验方，功能养血滋阴、润肠通便。适用于秋季气候干燥，肠燥津亏所致大便干燥、排解不爽以及口干、目涩、头晕、眼花、心悸、失眠等不适的调补。也适用于老年人精亏肠燥习惯性便秘、妇女产后血虚便秘的调治。

［使用注意］

1. 成熟的香蕉可以促进肠蠕动，有利于改善便秘；未成熟的香蕉因富含鞣酸有止泻的作用，多吃常可加重便秘。因此，本方所用香蕉宜为成熟的香蕉。

2. 苹果皮内富含止泻作用的鞣酸，苹果生果胶可软化大便、煮过的苹果果胶有收敛止泻的作用。所以本方所用苹果应为生的、去皮的苹果。

池上

唐·白居易

袅袅凉风动，凄凄寒露零。
兰衰花始白，荷破叶犹青。
独立栖沙鹤，双飞照水萤。
若为寒落境，仍值酒初醒。

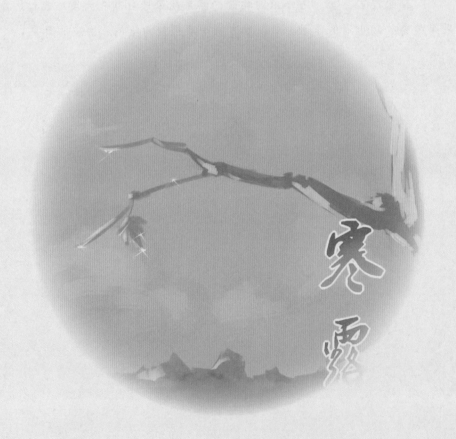

寒 露 节 气

寒露节气的那些事儿

时令与含义

"寒露"是秋季的第五个节气，为 24 节气中的第十七个节气，是反映自然界气温变化、水汽凝结的节令，时间在公历每年 10 月 8 日或 9 日，太阳运行到达 195°。

"寒露"的意思，是指此时期的气温比"白露"节气时段更低，地面的露水更多，触手冰冷，寒露快要凝结成霜了。因此《月令七十二候集解》注释："九月节，露气寒冷，将凝结也"。如果说"白露"节气标志着炎热向凉爽的过度，暑气尚不曾完全消尽，早晨可见露珠晶莹闪光。那么"寒露"节气则是天气转凉的象征，标志着天气由凉爽向寒冷过渡，露珠寒光四射，如俗语所谓"寒露寒露，遍地冷露"。

物候与气候

我国古代将寒露分为三候："一候鸿雁来宾，二候雀入大水为蛤，三候菊始黄华。""鸿雁来宾"，"宾"即宾客、来宾，指寒露节气时段候鸟鸿雁、大雁因天气开始寒冷而随阳、随热大举南迁，在此作为过客中途休息。"雀入大水为蛤"，"大水"指的是大海，是说雀鸟此时进入大海之中变成蛤蜊，深秋天寒，很多雀鸟都不见了，古人看到海边突然出现很多蛤蜊，并且贝壳的条纹与颜色和雀鸟很相似，不知是古人思维见拙、粗枝大叶，是观察的错误，还是思维发散、超级隐喻，是归隐的寓意，以为蛤蜊是由雀鸟变成的。"菊始黄华"，"华"是花、开花的意思，草木皆因阳气而开花，独有菊花因阴气而开花，其色正应晚秋土旺之时，因为土为黄色，所以寒露节令中开的花为黄色的菊花。

唐代著名诗人白居易一首五言绝句《池上》将寒露时节自然的景物以及人们的悲秋做了生动的描述和动情的抒发。诗人吟道："袅袅凉风动，凄凄寒露零。兰衰花始白，荷破叶犹青。独立栖沙鹤，双飞照水萤。若为寥落境，仍值酒初醒。""沙鹤"，指栖息于沙滩、沙洲上的鹤。诗中是说："袅袅凉风缭绕轻拂，凄凄寒露凝结滴落。兰草衰萎花儿始白，荷花凋谢叶子犹青。孤独的仙鹤栖息于沙滩之上，双飞的萤虫在水中映出幽光。怎么就进入这样衰败、冷清的境地，宛如酒后初醒般地朦胧感觉。"凉风有信，寒露降临，在寒露这样一个多彩的时节里，兰衰、荷残、独鹤、水萤，白花、绿叶、白鹤、红萤，寥落、衰残是一种美，五彩缤纷、色彩绚烂更是一种美，诗人既为寒露自然的景致所感染，亦为秋凉寒意竟显、萧条衰败所伤感，还有一种邀君踏秋饮酒解悲秋自我调适、养生保健的意境蕴含其中。

寒露是24节气中第一个出现"寒"字的节气，因此气温下降得快是寒露节气气候的一个特点。一场秋风、秋雨过后，温度下降8 ~ 10℃的情况已成常规。不过，除华西地区之外，风雨天气大多维持时间不长，受冷高压的控制，昼暖夜凉，白天多是秋高气爽。平均气温分布差异大是寒露节气的另一个特点。在华南大多数地区的平均温度在22℃以上，江淮、江南各地一般在15 ~ 20℃之间，东北南部、华北、黄淮地区在8 ~ 16℃之间，而此时西北部分地区、东北中北部地区的平均温度已经到了8℃以下。可见，寒露期间，人们可以明显感觉到季节的变化，很多的地区，更多的人们，开始用"寒"字来表达自己对天气的感受。如像各地流传的谚语即谓"白露身不露，寒露不露脚""寒露过三朝，过水要寻桥"。

寒露节气所在的公立10月气温下降明显，每当遇到秋雨，空气中丰沛的水汽很快达到饱和，有时出现雨雾混合或者雨后大雾的情况，尤其是在夜间则更为多见。由于受到高压气象控制，大气层结构比较稳定，在连日无风的情况下，聚集在城市中的汽车尾气、建筑工地的粉尘以及工厂排出的废气、烟尘等不容易扩散，极易形成霾天气，如果空气中湿度大还可形成雾霾混合的天气。

传统的习俗

农历九月九日的"重阳节"常在寒露节气前后，九九重阳，与"久久"同音，有长久长寿的含意，同时此时段白天的天气不冷不热，十分适合户外活动，秋季也是一年收获的黄金季节。因此，寒露节气、九九重阳节寓意深远，重阳节现在还被国家定为"老人节"，传统与现代巧妙地结合，成为尊老、敬老、爱老、助老的老年人的节日。重阳节的习俗由此亦成为寒露节气的习俗，譬如"赏菊花""饮菊花酒""登高山""吃花糕"等便成为寒露节气、重阳节、老人节的传统习俗，秋天的花草、秋天的酒总能寄托人们一些抒不尽的情怀，登高、吃糕（高）还有步步高升的美好寓意。

寒露节气期间，正是菊花盛开的时节，而且恰逢重阳，古人在这个时节是要赏菊的，比如唐朝大诗人孟浩然的《过故人庄》就有"待到重阳日，还来就菊花"的诗句，可见当时普通人家就有赏菊的习俗。实际上，菊花带给我们的并不单单是魏晋南北朝最杰出文学家陶渊明"采菊东篱下，悠然见南山"的诗意享受，它还有着不容忽视的养生保健作用。像古书记载"九月九日，采菊花与茯苓、松脂，久服之，令人不老。"养生谚语也说"菊花常年枕头下，老来神清眼不花"。

寒露节气有的地方还有"吃芝麻"的习俗。如北京稻香村推出的"寒露芝麻酥"，皮面中加入了白芝麻和桂花等温润解燥的食材，表面再撒上黑芝麻，口感酥脆，细细咀嚼，麻香四溢，是深秋时节的最佳美味。芝麻分为白芝麻、黑芝麻。食用以白芝麻为好，药用以黑芝麻为好。芝麻味甘性平，入肝、肾、肺、脾经，具有补肝肾、滋五脏、益精血、润肠燥等保健功效，被视为滋补圣品。现代研究，其含有优质蛋白质和丰富的矿物质及丰富的不饱和脂肪酸、维生素 E 和芝麻素。其对寒露节气因气候变冷、津液凝结、虚衰不足所引起的皮肤干燥、口干咽燥、干咳少痰，甚至对毛发脱落和大便秘结等表现或不适有很好的调养作用。因此古语说"秋之燥，宜食麻以润燥"，谚语也说"嚼把黑芝麻，活到百岁无白发"，意思是说芝麻不仅能养黑发，还有护肤美肤作用，常吃芝麻、黑芝麻，干燥、粗糙的皮肤能变得细致、光滑、柔嫩，从而延缓衰老。此外，芝麻对身体虚弱、头晕耳鸣、贫血面黄，以及高血压、高血脂等均有较好的食疗作用。

寒露节气的养生保健

天人相应，寒露节气之后的养生保健应该这样进行。

生活起居养生

寒露节气，由于自然界阳气的进一步敛藏，标志着天气由凉爽向寒冷的过渡，这不仅是降温很快，同时平均气温分布差异很大，寒冷是这个时段的主题，其是24节气中最早出现"寒"字的节气。如谚语所谓"寒露寒露，遍地冷露""寒露过后夜夜凉"，以及"吃了寒露饭，单衣汉少见""寒露过三朝，过水要寻桥""白露身不露，寒露不露脚"，即是对寒露期间气温降低与寒露期间防寒保暖的经验之谈。

寒露之后，气温降低明显，昼夜温差加大，人们在生活起居养生方面就应该注意防寒保暖，除了随时、适时添加衣物之外，特别要注意脚部的保暖。中医认为，由于足部是足三阴与足三阳经脉所过之处，因此如果脚部受寒，寒邪就会侵入人体，影响脏腑功能，所谓"百病从寒起，寒从脚下生"。西医认为，人的两脚离心脏最远，血液供应较少，再加上脚的脂肪层较薄，所以脚的保温性能差，容易受寒冷刺激的影响。脚部受凉，"寒从足生"，常常会引发呼吸道疾病，引起胃痛、腹泻，致使腰痛、腰酸。脚部保暖，首先是寒露以后就不要再赤足穿凉鞋、拖鞋，要注意穿保暖性能好的鞋袜。其次应养成睡前用热水洗脚、泡脚的习惯。用热水泡脚既可预防呼吸道感染性疾病、胃肠功能紊乱等疾病，还能使血管扩张、血流加快，改善脚部皮肤和组织营养，减少下肢酸痛的发生，缓解或消除一天的疲劳。

精神情志养生

寒露之后，自然界阳气进一步敛藏，日照减少，风寒叶落，人体阳气因为自然界阳气的敛藏亦会随之敛藏，由于"阴精阳躁"的缘故，人们特别是气郁体质、情绪敏感的人群，以及许多中老年人，都会在这样的内外环境改变之下，容易触景生情，情绪低落，多愁善感，甚至悲伤爱哭、失眠多梦，做事提不起精神。对此季节性精神情志不适或病证的预防或调理，人们除了要在精神情志养生方面应始终保持良好心态，及时宣泄郁结情绪之外，还要多做登山、郊游等户外运动，多参加集体活动，与自然多交融，与人常交往，培养兴趣爱好，扩大生活圈子，舒缓精神压力。

此外，现代营养学研究认为，当人体脑内5-羟色胺或叶酸摄入不足，容易发生烦躁、悲观、厌世、焦虑、失眠、健忘等抑郁症情绪或病证。而香蕉中含有能够帮助人脑产生5-羟色胺的物质，菠菜、芦笋、猕猴桃、橘子、牡蛎、豌豆、黄豆和深绿色的蔬菜中都含有叶酸，因此对易于产生抑郁症情绪或病证的人群可适当多吃些这些食物。

饮食养生

寒露之后，一方面阳气敛藏、阴气增长，寒冷来临，另一方面雨水渐少，天气干燥，因此昼热夜凉，万物逐渐萧落，人体津液亦会凝结，从而发生津液不足、组织失养的改变。因此，寒露节气最大的特点是"燥"邪当令，凉燥为病，此时机体汗液蒸发较快，因而常出现皮肤干燥、口干咽燥、干咳少痰，以致毛发脱落和大便秘结等不适或症状。所以，寒露过后的饮食养生，应遵守"滋阴润燥"的原则，宜多饮水，多食用汤类、粥类和羹类膳食，尤其要常食味酸甘、性平和，如像芝麻、核桃、花生、银耳、梨子、萝卜、番茄、莲藕、牛奶、百合、沙参、莲子、黑芝麻、火麻仁等滋阴润燥作用的食物或是药食两用物品等，而要少吃辛辣刺激、香燥、熏烤等损伤阴液、津液的食物。

寒露、霜降等深秋时节，体内阳气开始封藏、阴精开始蓄养，年老体弱之人可根据需要适时进补，作为冬令进补的前奏。秋令进补，除遵循"缺什么补什么""不虚不补"的进补原则之外，还需注意两点，方能取得期望的效果。一是先调脾胃后进补：对于平素食少腹胀、时有腹泻的偏脾虚体质的人群或是消化能力相对较弱的老年人和儿童，可适度食用山楂片、果丹皮、萝卜汤、陈皮汤，或是在中医师指导下服用六君子丸、香砂六君子丸等消食、健脾、和胃的食物、汤羹或中成药；对于胃中有灼热感、喜食冷饮、口臭、便秘的胃火旺盛体质的人群，可适度食用苦瓜、黄瓜、冬瓜、蒲公英、苦丁茶等清降胃火的食物，脾虚有所恢复、胃火消退后再考虑进补。二是不宜滋腻助阳太过：由于人们夏季不注意调养，致使脾胃功能多有损伤，寒露时节许多人的脾胃功能尚未复常，因此秋令进补还应循序渐进，不宜肥甘滋腻、温阳助阳太过，以免补品得不到消化吸收而留邪碍胃，对冬令进补反而起不到增效的作用。

运动养生

寒露时节，虽说气温有所下降、早晚温差较大，但是白天气温冷暖适宜，人们应抓住晴朗的秋日，积极参加郊游、登山等户外活动，或与他人相伴散步、快走、慢跑、打球、做健身术、跳健身舞等，让运动强健我们的身体，让运动舒缓我们的精神。但每天运动时间不宜太早，遇到起风变天、阴雨天气，可在室内运动，不可盲目冒寒涉水运动，以免感受寒凉病邪，引起疾病。

寒露节气之后的导引养生，可选用由陈抟老祖编创，张明亮、代金刚整理的"寒露托掌观天式功法"。

"托掌观天"，指的是两掌向上托举，同时抬头、目视苍穹，可以导引体内真气上达于人身之"天"，进而化为"甘露"润泽身心，同时以与天地之气同感。本功法可调气炼神，与自然界阳气逐渐收敛相应，所以成为寒露节气的养生导引术。

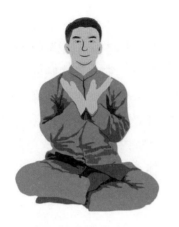
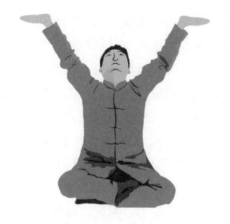

寒露托掌观天式功法一　　　　　　寒露托掌观天式功法二

练功姿势

取盘坐或正坐姿势，两手自然覆按于两膝关节。

练功方法

一式：头颈正直，两臂前起，两掌在胸前合掌，目视中指指尖。

二式：两手中指、食指及无名指、大指及小指依次向两侧打开，掌根相接，指尖放松，犹如莲花绽放。

三式：掌根分开，两掌分别向左右上方托举，两臂慢慢伸展，随之头颈后仰。

四式：两掌在头顶上方合掌，头颈还原，屈肘收臂，两掌慢慢回落至胸前。

五式：两掌再分指、托举，合掌、收回，重复练习三至五次。

六式：两掌分开，两臂向左右45°侧伸，至与肩齐，沉肩坠肘，松腕舒指，下落还原。

保健功效

寒露托掌观天式功法，通过拔伸脊柱、伸展胸腹，具有调气炼神、润泽身心、调和肝肺的保健价值。

此外，本功法可伸展脊柱、胸腹，滋养任脉与督脉。

疾病预防

寒露时节气温下降明显，昼夜温差较大，同时气候干燥，随着寒凉天气和干燥空气的来临，人们的抵抗力容易下降，外界病毒、细菌等病原微生物即外邪的致病力开始增强，人们很容易罹患上呼吸道感染（即感冒）、扁桃体炎、气管炎和肺炎，甚至导致患有气管炎、支气管哮喘的患者旧病复发或症状加重。寒露之后人们除了随时添加衣物、注意脚部保暖以防寒保暖之外，还应注意以下三点，可有效预防呼吸系统疾病。一是经常打开门窗，每天通风时间应不少于30分钟，确保室内空气新鲜；二是注意劳逸结合，保证充足睡眠，适度运动，以增强体质；三是根据个人状况与需要情况，坚持每天用冷水洗鼻、洗脸，或选用"黄芪杞菊茶"等药膳，以增加机体耐寒能力、提高人体抗病能力。

黄芪杞菊茶

由黄芪、枸杞子、黄菊花各10g以及冰糖少许组成；前三味洗净，放入茶壶中，加1000ml沸水冲沏，盖上盖子闷10分钟后放入冰糖调味，当茶饮用。

全方具补脾肺之气、散风寒燥邪之功；适用于寒露等换季时节，由于气血不足、感受外邪所致感冒、咳嗽等病证的调治，也用于气血不足之人感冒等外感病证的预防。

——摘自《茶饮与药酒方集萃（第2版）》

食疗药膳

方一：芝麻奶蜜饮（《食养与食疗教程》）

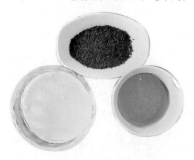 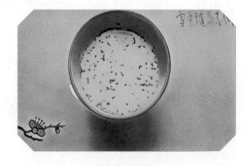

芝麻奶蜜饮原辅材料料　　　　　　　芝麻奶蜜饮

［原料］黑芝麻25g，牛奶、蜂蜜各50ml。

［做法与用法］黑芝麻捣烂，用蜂蜜、煮好的牛奶调匀即可。清晨空腹饮用。

［适用人群］本方功能养血滋阴、润肠通便。适用于秋燥便秘的预防。亦适用于阴血亏损便秘证，如产后血亏、年老体虚所致大便干结、排解不畅、面色萎黄、心悸健忘、头晕目眩等病证的调治。

方二：枸杞菊花酒（《药膳食疗》）

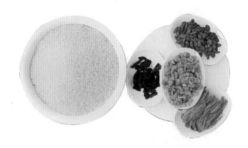 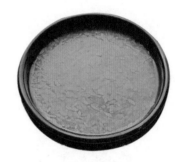

枸杞菊花酒原辅材料　　　　　　　　　　**枸杞菊花酒**

［原料］枸杞子、当归各500g，菊花2000g，生地黄1000g。大米3000g，酒曲适量。

［做法与用法］先将前四物洗净，加水煎煮，过滤，去渣取汁，备用。大米煮成半熟沥干，和入药汁混匀蒸熟，稍晾凉后拌入酒曲，装入密封容器中，注意保暖，发酵约半月，以散发出酒味、尝起来味甜即可。每次3汤匙，开水冲后饮用。

［适用人群］本方功能滋阴养血、清肝明目。适用于寒露时节，秋燥犯肺，日久伤肝，所引起的身体发热、咽干唇燥、咳嗽无痰、虚劳羸瘦、消渴引饮、腰膝酸软、头晕目昏、视物模糊、迎风流泪等不适或病证的调养。中老年人经常饮服，因有补肝肾、益阴血的作用，故也有抗衰延年的保健价值。

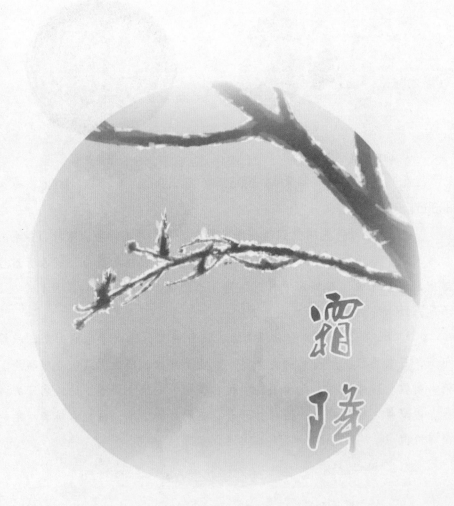

咏廿四气诗·霜降九月中

唐·元稹

风卷清云尽，空天万里霜。
野豺先祭月，仙菊遇重阳。
秋色悲疏木，鸿鸣忆故乡。
谁知一樽酒，能使百秋亡。

霜降

霜 降 节 气

霜降节气的那些事儿

时令与含义

"霜降"是秋季的最后一个节气，为 24 节气中的第十八个节气，是秋季到冬季的过渡节气，是反映自然界气温变化、水汽凝结的节令，一般是在每年公历的 10 月 22 日左右，太阳运行到达黄道 210°。

《月令七十二候集解》解释说："九月中，气肃而凝，露结为霜矣。"秋天的夜晚地面上散热很多，当温度骤然下降到 0℃以下时，空气中的水蒸气在地面石头或植物上直接凝结形成细微的冰针，有的还会形成六角形的霜花，色白且结构疏松，这种白色结晶体就是"霜"。露凝霜华，都是出现于寒凉的时节，霜较露需要的温度更低，因此白露、寒露节气均在霜降时段之前，同时在降温明显、肃杀之气最甚的深秋时节，往往是上半夜形成了露，下半夜气温持续走低即升级形成了霜。《诗经》所谓"蒹葭苍苍，白露为霜"，即是说这个时段那生长在水边的茂密芦苇，颜色已经苍青，那晶莹透亮的露水珠儿已经凝结成白花花的霜雪了。

物候与气候

我国古代将霜降节气分为三候："一候豺乃祭兽，二候草木黄落，三候蛰虫咸俯。""豺乃祭兽"，由于霜降是秋季的最后一个节气，紧接着就是立冬，立冬即意味着冬季的到来，因此霜降时豺狼便开始大量捕获猎物，捕多了吃不完的就放在那里，用人们的视角来看，就像是在"祭兽"，以兽祭天而报本一样。"草木黄落"，此时天气肃杀，大地上的树叶开始枯黄掉落。"蛰虫咸俯"，这个时候天气寒冷、阴气旺盛，由于"阴静阳躁"的缘故，因此蛰居的小虫在洞中不动不食，全都垂下头来进入了冬眠状态之中。

"霜降始霜"反映的是黄河流域的气候特征。秋季出现的第一次霜称为初霜，我国各地的初霜是自北向南、从高山到平原逐渐推移的。全国各地，除全年有霜的地区外，最早见到霜的是大兴安岭北部，该地区一般在8月底便可见到霜；东北大部、内蒙古和北疆地区初霜多在9月份；沈阳、承德、榆林、昌都至拉萨一线在10月出现初霜；山东半岛、郑州、西安到滇西北地区11月初已能见到霜；我国东部北纬30°左右，汉水、云南省北纬2°左右的地区要到12月初才开始见霜；而厦门、广州到百色、思茅一带见霜时已是来年新年过后的1月上旬了。霜降是秋季最寒凉的一个节气，常会有冷空气来袭，气温骤降，最低温度达到0℃左右，处于凉燥阶段。

唐朝诗人元稹有一组咏24节气的诗歌，其中关于霜降节气的一首诗确为怡情养生的好诗作。诗中吟道："风卷清云尽，空天万里霜。野豺先祭月，仙菊遇重阳。秋色悲疏木，鸿鸣忆故乡。谁知一樽酒，能使百秋亡。""清云"即青云，"空天"指辽阔的天宇，"百秋"即百年。诗中是说："晚秋凉风卷青云，辽阔天宇万里霜。野豺备冬先祭月，仙菊盛开遇重阳。秋色秋景悲疏木，鸿鸣声声忆故乡。谁知饮得一樽酒，能使百秋百年忘。"霜降时分的秋天一片萧瑟之气，古代将霜降分为"一候豺乃祭兽；二候草木黄落；三候蛰虫咸俯"。诗人在这里用了豺祭兽的典故，再加上风卷清云、万里露霜、疏木、哀鸿、思乡等自然风物的变化与自己的心态改变，一方面为这萧瑟悲秋感伤，另一方面通过观赏仙菊、登高观景、品饮美酒，来自我调适，敬畏自然，赞赏自然，既有触景生情，又有疏解中和，就此忘却了他乡故乡的情怀、忧伤赞美的感怀、古今百年岁月的蹉跎，使得自己自得其乐，悠哉优哉，心身愉快健康。

传统的习俗

霜降时节，我国各地有许多传统饮食习俗，如"吃柿子""吃鸭子""吃兔肉"等。

霜降的时候，在我国的一些地方要吃红柿子，在当地人看来，吃柿子不仅可以尝鲜饱口福，同时对身体还有好处。所以福建、泉州等地区就有"霜降吃了柿，不会流鼻涕""霜降吃柿子，冬天不感冒"的养生民谚。

闽南、台湾地区的民间在霜降的这一天，要进食补品，也就是人们常说的"贴秋膘"。闽南有谚语说"一年补通通，不如补霜降"，而霜降进补吃的常常就是应季的鸭子。因此每到霜降时节，闽台地区的鸭子就会卖的非常火爆，有时还会出现脱销、供不应求的情况。

民间有"霜降补冬"的说法，不少地方有在这一天吃兔肉的习俗。如史料记载，明代皇帝要在晚秋时节到北京中南海西南的兔儿山登高赏秋，吃迎霜兔肉，饮菊花酿。北京稻香村的"霜降兔肉"就为霜降应季传统补品，其以兔肉为主材，以含有红枣、枸杞子等的辅料包酱卤而成，味道鲜美，微辣微甜，有一定的养生保健价值。

柿子一般是在霜降前后完全成熟，此时的柿子皮薄、肉鲜、味美，营养价值高。柿子味甘涩，性寒凉，入肺、胃、大肠经，有清热祛燥、润肺止咳、益胃生津、涩肠止血、解毒止痛等功效，主治肺热、肺燥所致咳嗽、咽痛，胃热、胃燥致使口干、口渴，以及热痢、便血、口疮等病证。柿子为食疗佳品，因此，秋末时节、霜降前后吃柿子确有祛燥清热、养肺益胃、止咳止渴的养生保健价值。但柿子性寒，现代研究其含鞣酸，有涩肠引起便秘，与铁、蛋白质结合等不良反应。所以便秘患者禁食；与含铁食物如动物血、肝脏不可同食，以免影响人体对铁的吸收；与蛋白质含量较高的食物像螃蟹等不可同食，以免引起腹痛、胃结石。另外，柿子制成柿饼，柿子表面形成的柿霜是传统亦食亦药的物品，如李时珍《本草纲目》指出：柿霜"清上焦心肺热，生津止渴，化痰宁嗽，治咽喉口舌疮痛。"

鸭肉、兔肉都是秋季最好的应时养生动物食材。鸭肉味甘、性平微凉，有益气养阴、补脾益胃、清解虚火等作用，是传统的秋季进补佳品。

兔肉味甘性凉，入肝、脾、大肠经，具有补中益气、生津止渴、滋阴养颜的作用，被称为"保健肉""荤中之素"等，与其他肉食相比较，兔肉肌纤维细嫩疏松，水分多，食后极易被消化，较其他肉类有较高的消化率，这是其他肉类所没有的。同时兔肉中蛋白质含量高、矿物质含量高，但是脂肪含量低、胆固醇含量低、能量低，长期食用，又不会引起发胖，是肥胖者的理想食品。所以，秋季吃兔肉是比较合适的，同时也是霜降进补的最佳食材，是当代社会人们热捧的美食。

霜降节气的养生保健

天人相应，霜降节气之后的养生保健应该这样进行。

生活起居养生

霜降过后，自然界阳气进一步收敛，天气逐渐变冷，露水凝结成霜，在生活起居养生方面，一是由于"阴精阳躁"的缘故，人们要早睡晚起，晚上要多睡一会，白天要减少工作、学习时间，以护养阳气、涵养精气；二是因为天气变冷、早晚温差大、初霜来临，人们要注意早晚适时增添衣被，以防寒保暖，尤其是清晨外出锻炼不宜太早，要注意双脚、腹部、颈膝肩关节等部位的保暖，以避免感寒受病或使旧病复发加重。

精神情志养生

霜降节气自然界呈现出一片肃杀之景，因此在精神情志养生方面，需保持良好的情绪，免除触景生情的感怀，不使悲忧等不良情志影响我们的健康。每年霜降前后，树叶变红，红叶连片，漫山遍野，如火似锦，层林尽染，非常壮观，即所谓"霜叶红于二月花"。陶渊明在《饮酒·五》中吟道："采菊东篱下，悠然见南山。山气日夕佳，飞鸟相与还。"高洁的菊花，悠远的南山，自由的飞鸟，构成优美的图画、恬静的意境。古人借红枫、秋菊抒发情怀，以别样的心境观赏肃杀的深秋，充分显示了情随境生、自然荡涤情怀的无言力量。敬畏自然、赞赏自然应该是秋季养"收"持有的正确心态，所以霜降节气的精神情志养生，除了保持良好的心态、及时排解不良的精神情绪，还可通过郊游赏景、登山远眺、书法绘画、吟诵诗词等怡情养生之法来抒发自己的情感，情随境生，自然排解，即可荡涤、消解自然节气给人们带来的精神情绪不适。

饮食养生

霜降时节的饮食养生，需要格外谨慎，以平补养肺润燥、益气健脾养胃为原则。柿子、栗子、梨子、苹果、石榴、葡萄、芒果、杨桃、柚子、柠檬，以及鸭肉、兔肉、牛肉等食物，均可根据需要多吃一些。

常言道"补冬不如补霜降""先补重阳再补霜降"，认为"秋补"比"补冬"更为重要。霜降进补，除遵循"缺什么补什么""不虚不补"的进补原则之外，关键要以"平补"为主。霜降进补，如鸭肉、兔肉平补阴阳，甲鱼、墨鱼、当归、枸杞子养阴补血，牛肉、黄鳝、黄芪、西洋参益气温阳，一般人群根据需要都可以多吃一些。

运动养生

霜降时节，由于天气变冷，尤其是早晚温差较大，此时运动量可适当加大，但在运动前应注意做好准备、热身活动，以免损伤关节。在运动前除了要做好常规的准备、热身活动之外，还应加大各关节的活动幅度，必做的准备活动是踝关节、膝关节以及髋关节这些既参与活动又持重的关节的运动。而如果是以上肢关节活动为主的运动如打篮球、打乒乓球、打羽毛球等活动，除了要进行慢跑活动下肢关节之外，跑完后宜重点活动手腕和脚踝，活动、热身充分之后再开始正式的运动。

霜降节气之后的导引养生，可选用由陈抟老祖编创，张明亮、代金刚整理的"霜降两手攀足式功法"。

"两手攀足"，是指俯身向前、两手攀足的动作，通过手和足的阴经与阳经的相接，促进人体阴阳相交、心肾互补；通过俯身拔脊、伸展腰腿，达到柔筋健骨、补肾益肝的功效。本功法，由于融入了肾脏、腰腿等部位的练习，与自然界之阳气逐渐收敛并藏匿的变化相应，所以成为霜降节气的养生导引术。

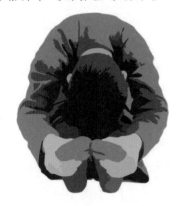

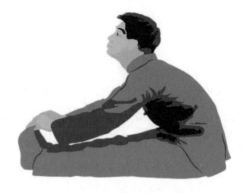

霜降两手攀足式功法一　　　　　　　　霜降两手攀足式功法二

练功姿势

正身平坐，竖脊含胸，两腿伸直，两手自然覆于两膝关节。

练功方法

一式：两臂向左右两侧伸展，同时两臂内旋，小指在上，掌心向后。

二式：俯身向前，两手向前"攀足"，即两手分别握持两足，持捏两足第一、二脚趾并尽力向内拉，足尖内勾，抬头伸腰。

三式：头颈还原，身体尽力前俯，两手恢复握持两足的姿势，足尖尽力前伸，脚背绷直。

四式：重复握足前俯的动作，三次后，还原成正身平坐的姿势。

保健功效

霜降两手攀足式功法，有促进人体阴阳相交、调畅督脉与任脉、滋养肝肾、强健腰腿的保健作用，为进入冬季肾脏的保养做好准备和打好基础。

此外，本功法可有效锻炼腰、背、腿部肌肉韧带，防止腰、背、腿的疾患。

疾病预防

霜降时节，机体的气血开始收敛，这段时期内，身体局部保暖不当，或人体因为适应寒冷的刺激而所增加的新陈代谢等原因，使得慢性胃肠疾病、风湿性关节炎、感冒、气管炎、支气管哮喘等病症频繁发生。因此，此时段应注意防寒保暖，以免引起上述季节性疾病的发生或旧病复发、加重。

如像胃肠疾病的预防。按中医理论所讲，霜降期间人们食欲旺盛，同时又有秋冷进补、霜降进补、秋季贴膘的传统，也就是说脾胃肠一方面功能较强，另一方面负担较重，再加上胃肠道对寒冷的刺激格外敏感，因此，在天气转为寒凉的霜降时节，如果防护不当，很容易引起胃肠病或使慢性胃肠病复发加重。所以要做好胃肠疾病的预防，就要在各方面注意保养，如要防止悲秋及不良情绪，避免肝气郁结而损伤脾胃；要注意随时添衣加被，避免寒凉病邪挫伤脾胃阳气；要严禁暴饮暴食和醉酒，以免增加脾胃负担或损伤脾胃；要注意劳逸结合，避免身体过度劳累而损伤脾胃。

食疗药膳

方一：牛肉炖萝卜（《现代养生》）

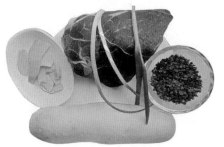

牛肉炖萝卜原辅材料　　　　　　　　　　牛肉炖萝卜

［原料］黄牛肉1000g，白萝卜或青萝卜1根（约1000g）。生姜、小葱、花椒、食盐、胡椒粉各适量。

［做法与用法］牛肉去筋膜洗净，切成3cm×3cm的小方块，放入开水锅中焯过；萝卜洗净切成滚刀块；生姜切片、小葱切段。将焯过的牛肉放开水锅中，用小火炖煮30分钟后放入萝卜块，加入姜片、少许精盐，再煮10分钟后，撒上葱段、调入胡椒粉即成。食肉喝汤。

［适用人群］本方功能补脾益肺、强健气力、消食化痰。适用于秋季气虚之人食积、痰盛所致胃脘饱胀、食欲不振、咳嗽气喘、咯痰量多、大

便不畅等病证的调治。体虚之人，适量食用，对秋季尤其是霜降前后感冒、气管炎以及时令疾病有一定的预防作用。

方二：良姜炖鸡块（《中医药膳学》《饮膳正要》）

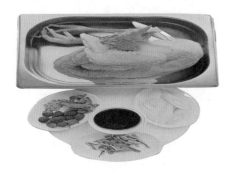 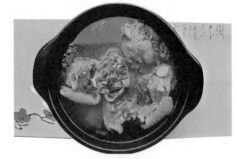

良姜炖鸡块原辅材料　　　　　　　　良姜炖鸡块

［原料］公鸡1只（约1000g），高良姜、草果各6g，胡椒、陈皮各3g。葱、黄酒、精盐各适量。

［做法与用法］公鸡宰杀去毛及内脏，洗净切块，剁去头、爪，开水锅中焯去血污。四味配料洗净装入纱布袋内，扎口。葱洗净，切葱花。将焯过的鸡块与药袋一起放入砂锅内，加水、黄酒适量，大火煮沸，撇去污沫，中火炖1小时左右。将药袋拣出，加入食盐、葱花调味后装盆即成。佐餐食用，饮汤食肉。

［适用人群］本方功能温中补虚、理气散寒。适用于深秋气候寒冷时期，慢性胃炎、溃疡病等病症出现脘腹冷气窜痛、呕吐泄泻、反胃食少等不适的调养，以及虚寒痛经、宫寒不孕等病证的辅助治疗。

［使用注意］感冒发热、阴虚火旺者不可食用。

冬季及其所属节气的养生保健

冬季又称冬三月，即中国农历的十月、十一月、十二月的三个月，按节气则指自立冬日始至立春前一日止的三个月，包括立冬、小雪、大雪、冬至、小寒、大寒六个节气。

《黄帝内经·素问·四气调神大论》说："冬三月，此谓闭藏。水冰地坼，勿扰乎阳。……此冬气之应，养藏之道也。"原文是说，冬季自然界阳气内藏，阴气隆盛，所以水寒成冰，大地冻裂，人们的活动因此就要减少，不要再扰动自己的阳气，这是万物生机潜伏、养精蓄锐的季节。冬季的三个月谓之"闭藏"，此时自然界阳气内藏，阴气隆盛，阳虚阴盛，因此气温寒冷，草木凋零，蛰虫离去，潜入土中，水寒成冰，大地冻裂，自然界万物潜伏，养精蓄锐，处于封闭潜藏、蓄势待发的状态。冬季是自然界阳气内藏之时，天人相应，冬季亦是人体阳气内藏之时，而冬季应于肾脏，故冬季也是人体肾阳闭藏之际。因此冬季养生即应保养此"闭藏"之气。

根据《内经》等中医著作冬季养生的理论，目前冬季养生人们宜从以下四个方面着手进行：

首先是精神情志养生

涵养精神，固密心志：冬季就精神情志养生来说，要按《内经》的《四气调神大论》"使志若伏若匿，若有私意，若已有得"那样，涵养精神，固密心志。即冬季宜重视精神情志调养，使自己的情绪始终处于淡泊宁静的状态，并做到含而不露，秘而不宣，让内心世界充满乐观和喜悦，勿使情志过极，以免扰动内藏的阳气。

调摄情绪，平静心志：精神情志养生，除了保持精神情志上的安静以外，还要学会及时调摄不良情绪，当处于紧张、激动、焦虑、抑郁等状态时，在阳光明媚的时候，可到室外适度活动，或运动锻炼，或会亲访友，或吹拉弹唱，尽快恢复心理平衡，使心志平静。另外，冬季还要防止季节性情感失调症的发生。季节性情感失调症是由于冬季特有的寒冷气候作用于人体所致的情绪抑郁、无精打采，甚至精神沮丧、意志消沉的疾病，多见于青年，尤其是女性。预防该病发生的最佳方法是多晒太阳，适当加强运动，让阳气强盛一些，维护我们健康的精神情绪。同时也要适度增加营养，多吃富含维生素 C 的新鲜蔬菜和水果，以及富含维生素 B_1、维生素 B_2 的豆类、乳类、花生和动物内脏等，以保障身体在寒冷环境的适应性和大脑对精神情绪的调控。

其次是生活起居养生

早卧晚起，以待日光：冬季养生宜"早卧晚起，以待日光"。即人们在寒冷的冬天要早睡晚起，起床时间最好在太阳出来之后。早卧早睡，可以保证充足的睡眠，有利于阳气的潜藏、阴精的积蓄；晚起、以待日光，则能躲避严寒，避免寒邪挫伤阳气。

去寒就温，护卫阳气：寒为冬季主时之气，若气温骤降，或机体抵抗力下降不耐寒冷的气候，寒邪极易侵袭，常引起感冒、急性支气管炎等病症，或致使慢性支气管炎、支气管哮喘等急性发作，痹证、疼痛性病证加重，或诱发心肌梗死、脑卒中等心血管病症。因此去寒就温、护卫阳气非常重要，除使用室内取暖设施之外，因背部胸廓内有心肺等重要脏器，背部脊柱两侧有脏腑腧穴，双脚位在下部属阴、"寒从脚下生"，故年老体弱者应特别注意背部与双脚的保暖，如穿棉马甲、棉鞋等即为很好的养生保健措施。同时，也要注意颜面、四肢的保护，防止冻伤。另外，冬季外出一定要做好防寒保暖，户外活动时不能衣着过于单薄，更不宜在户外逗留过久，以免寒邪损伤阳气。

第三是饮食养生

饮食宜温，多苦少咸：冬季气候寒冷，阳气闭藏，人体处于能量蓄积的时期，饮食宜温热，应以"藏热量"为主。所以冬季饮食应多选含有优质蛋白质与有防寒保暖作用的食品，如鸡肉、牛肉、羊肉、狗肉、蛋类、豆制品、核桃、栗子、桂圆、红枣等都是绝好的冬季应季养生食品。同时，生冷、黏硬如瓜果、冷饮、黏糕、粽子等性质属阴，容易伤阳，极易损伤脾胃阳气，冬季也要少食或忌食。

明代养生家高濂《遵生八笺·四时调摄笺》指出："冬日肾水味咸，恐水克火，故宜养心。"由于冬季肾脏当令，肾气偏亢，而肾属水、味咸，心属火、味苦，肾强则易于伤心，因此冬季饮食养生还要"多食苦，少食咸"。另外，冬季人们若取暖无度，食用或使用温热的食物或药物补益太过，又易引起阴精虚损而出现口干舌燥、心烦上火、大便干结等病证，对此可多食鸡蛋、豆制品、百合、银耳等平补养阴食物或猪肉、鸭肉、梨子、荸荠、香蕉等味甘性凉、养阴清热食物，以调理阴阳失衡的状况。

冬季进补，秋冬养阴：冬季或冬至是进补强身的最佳时机。冬季进补，是因冬季是潜藏的时节，由于气候寒冷，人体对能量与营养的要求较高，同时人体的消化吸收功能相对较强，故适当进补不但能提高机体的抗病能力，而且还可把补品中的有效成分储存在体内，为新一年的健康打下良好的基础。至于冬至进补，又是因为从冬至起人体阳气开始生发，生机旺盛，乘此进补，补品的有效成分容易积蓄而能发挥最佳效能。所以民间有"冬令进补，来年打虎""三九补一冬，来年无病痛"的养生谚语。进补的方法有食补与药补两种，食补用食品、药膳，药补用药物、药剂，此外膏方、药酒最宜冬令进补。不论食补还是药补，均应遵循辨证进补和不虚不补的原则。

明代医学家张景岳说："有秋冬不能养阴者，每因纵欲过热，伤此阴气。"冬季，天寒地冻，气候寒冷，人们活动量减少，腠理闭固，阳气潜伏于体内，外泄较少，致使阳气相对过盛。加之许多人不知冬季如何养阴，人们常常取暖无度，恣食肥甘厚味等食物，或一味通过牛肉、羊肉、狗肉等补阳食物，或鹿茸、肉苁蓉、冬虫夏草等补阳药材，补养阳气，致使阳热偏盛，损伤阴液，还有纵欲损伤阴精等状况，所以人们阴液多有亏虚。因此，冬季人们一方面感觉天寒地冻而畏寒怕冷，另一方面许多人又同时出现口干舌燥、大便干结，甚至口疮疼痛，或是心烦胸闷等不适。故《黄帝内经》指出要"秋冬养阴"。所以在我国许多地区就有冬季食冻梨、喝梨汤等养阴的习俗。

第四是运动养生

适度运动，强健体质：俗语云："冬天动一动，少生一场病；冬天懒一懒，多喝药一碗""夏练三伏，冬练三九。"事实证明，冬季适度参加室外活动，使身体受到适当的寒冷刺激，可使心脏跳动加快，呼吸加深，体内新陈代谢加强，身体热量增加，有强健体质的养生效果。冬季可进行运动锻炼，但不宜运动过度，避免阳气、阴精的损耗，以符合冬季养"藏"的养生要求。

必待日光，保护阳气：冬季宜于适度运动，但不宜在大风、大寒、大雪、雾霾中锻炼。冬季气温较低、天亮较迟，在日出之前，林中植物尚未进行并产生氧气；同时大气层在天亮前结构稳定，空气中积存了许多的二氧化碳等各种污染物质；另外雾霾在冬季也比较多。凌晨外出锻炼因此容易遭受寒气、浊气、雾霾的伤害，致使冬季阳气受损，同时容易增加诱发呼吸系统和心脑血管疾病的风险。所以，人们特别是老年人群冬季晨练时间不宜过早，应于太阳出来之后再进行晨练，保护我们闭藏的阳气。

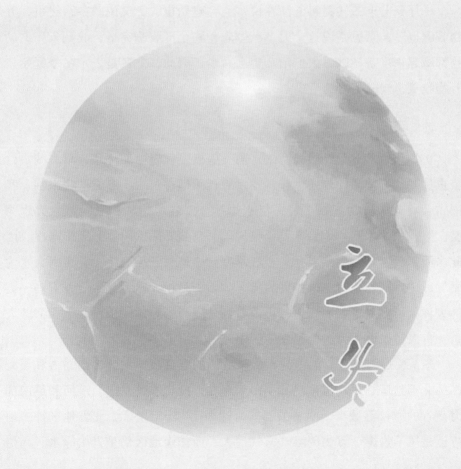

立冬前一日霜对菊有感

南宋·钱时

昨夜清霜冷絮裯，纷纷红叶满阶头。

园林尽扫西风去，惟有黄花不负秋。

立冬

立 冬 节 气

立冬节气的那些事儿

时令与含义

"立冬"，为冬季的第一个节气，是二十四节中的第十九节气，为表述季节转换的节气，一般在每年阳历的11月7日或8日，太阳运行到达黄道225°。

《月令七十二候集解》注释说"立，建始也"，又说"冬，终也，万物收藏也"，意思是说这个时节秋季农作物全部收晒完毕，收藏入库，动物都藏起来准备冬眠，人们活动也会减少。因此，立冬是表示冬季开始，万物收藏，规避寒冷的意思。

物候与气候

立冬开始，自然界阳气潜藏，阴气盛极，气温由凉转寒，草木凋零，蛰虫伏藏，万物活动趋向休止，预示着秋天即将过去，冬天即将来临。我国古代将立冬分为三候："一候水始冰，二候地始冻，三候雉入大水为蜃。""水始冰""地始冻"，是说此时自然界阳虚阴盛，天气寒冷，因此水面初凝，开始能结成冰；土气凝寒，土地也开始冻结。"雉入大水为蜃"，"雉"是指野鸡一类的大鸟，"蜃"是指大蛤，立冬后，野鸡一类的大鸟就不多见了，而海边却可以看到外壳与野鸡的线条及颜色相似的大蛤，古人错误地认为大鸟到立冬后便变成大蛤了。

冬至前后南北方气温差异很大，我国的青藏高原大部、内蒙古和黑龙江的北部地区，平均温度已达 -10℃左右，最北部黑龙江的漠河和最南部海南省的海口等城市，两者的温差可达30～50℃之多。北方地区许多地方已是风干物燥、万物凋零、寒气逼人；而华南地区仍是青山绿水、鸟语花香、温暖宜人。深秋入冬之际容易产生霜雾，常年份的 11 月，北起秦岭、黄淮西部和南部，南至江南北部都会逐渐出现初霜。11 月的北方地区，随着冷空气的前锋移出，锋后的冷空气团开始转暖，假如没有后续的冷空气补充，几天之后，温度虽然回升了，但空气质量却逐渐变坏。特别是大城市，大气中积累的水汽和污染微粒结合凝结后，形成浓雾或是雾霾，影响人们的健康和交通运行。在我国西南、江南地区，湿度偏大，水汽条件比北方要好，如果早晨气温偏低，往往形成大雾天气。霜雾、雾霾天气容易诱发呼吸道即心血管疾病。

我国幅员广阔，除全年无冬的华南沿海地区、长冬无夏的青藏高原地区以外，各地的冬季并不都是在立冬之日同时开始的。按气候学划分四季标准，以下半年平均气温连续 5 天降到 10℃以下为冬季，由此"立冬为冬日始"的说法与黄淮地区的气候规律基本吻合。我国最北部的漠河及大兴安岭以北地区，9 月上旬就已进入冬季，首都北京及其周边地区在 10 月下旬也是一派冬天的景象，而长江流域地区的冬季则要到小雪节气前后才真正开始。古人特别看重立冬节气这一天的天气征象，同时预测整个冬季的冷暖状态，如"立冬晴，一冬凌（寒冷）""立冬阴（阴雨），一冬温（暖冬）"等等。

宋代诗人钱时的《立冬前一日霜对菊有感》，别有情趣。诗中吟道："昨夜清霜冷絮裯，纷纷红叶满阶头。园林尽扫西风去，惟有黄花不负秋。""裯"，是指衣被。"黄花"，指菊花。诗中是说："冬至前日寒夜，清霜冷衣被单，西风吹过园林，红叶纷纷凋落，落叶洒满庭阶，西风扫尽园林，惟有黄花依旧，没有辜负秋爱。"诗人面对立冬前日寒秋夜，不仅感觉清霜冷风衣被单，而且看到红叶随风纷纷落，叶落不尽庭阶满，西风劲扫园林净，但是只有菊花依旧在，卧于东篱西风下，傲然秋冬挺立开，既描摹了立冬前后气候、物候的改变，又不失豪情地赞美了黄花、菊花历秋不败，给闭藏的冬季平添了丰富的色彩，给忧愁的人们带来了美好的心情。

传统的习俗

立冬与立春、立夏、立秋合称"四立"，既是二十四节中季节转换的节气，在我国古代社会中又是个重要的节日。如"迎冬""祭冬神""吃饺子""补嘴空""吃羊肉"等传统习俗就与立冬节气密切相关。

古时立冬日，朝廷会举行郊外"迎冬"的仪式，并有赐群臣冬衣、矜恤孤寡之制，同时要举行盛大的"祭冬神"活动。据《礼记·月令》记载，周天子从立冬开始入居玄堂左室，乘坐黑色的车子，驾黑马，立黑旗，衣着黑色的衣服，佩戴玄玉，食用猪肉与黍米，一切均以五行之冬令"水色"为尚。立冬之前三日，太史官报告天子，"某日立冬，盛德在水"，天子于是斋戒。立冬之日，天子亲率三公、九卿、大夫到北郊迎冬。回转朝廷后，天子要"赏死事，恤孤寡"。后代帝王也都沿袭了立冬北郊迎冬习俗。"冬神"即四时、四方之神之中的冬天之神北方玄冥，祭祀冬神的场面十分宏大，《史记》记载，汉朝时要有70个童男童女一起唱《玄冥》之歌"玄冥陵阴，蛰虫盖减……籍敛之时，掩收嘉毅"，意思是说，天冷了，要收藏好粮食，秋收冬藏。

在北方，尤其是北京、天津地区立冬有吃饺子、吃倭瓜饺子的风俗。饺子来源于"交子之时"，立冬是秋冬之交，所以交子之时的饺子不能不吃。倭瓜又称窝瓜、番瓜、北瓜、饭瓜，是北方一种常见的蔬菜，一般倭瓜是在夏天买的，存放在小屋里或窗台上，经过长时间糖化，在立冬这天做成饺子馅，味道跟大白菜有异，也和夏天的倭瓜不同，还要蘸着醋、就着蒜吃，别有一番滋味。

常言道："立冬补冬，补嘴空。"我国是个农耕社会，劳动了一年的人们，利用立冬这一天都要休息一下，顺便犒赏一家人一年来的辛苦。在南方地区，立冬时节人们喜欢吃些鸡、鸭、鱼、肉，以增强体质，抵御寒冬。在台湾地区，立冬日，街上的"羊肉炉""姜母鸭"等冬令进补餐厅高朋满座，人满为患。在闽南地区，立冬日，出嫁的女儿要给娘家送去鸡、鸭、猪蹄、猪肚等，以让父母补养身体，表达对父母的孝敬之心。

寒风起，羊肉肥，立冬进补，羊肉是首选食材。俗话说"立冬吃羊肉，冬天不怕冷"，我国各地民间历来都有立冬吃羊肉抵御风寒、滋补身体的习俗。

羊肉味甘、性温、入脾肾经，具有益气补虚、温中暖下、补肾壮阳的功效。现代研究，羊肉比猪肉、牛肉的肉质要细嫩，而且脂肪、胆固醇含量较少，维生素 B_1、维生素 B_2、维生素 B_6 以及铁、锌、硒的含量更为丰富。此外，羊肉容易消化吸收，多吃羊肉有助于提高身体的免疫力。因此，羊肉历来被当作冬季御寒和养生进补的重要食品之一。

立冬节气的养生保健

天人相应，冬季是人体阳气闭藏之时，而冬季应于肾脏。因此整个冬季包括立冬节气的时段，人们的养生保健应注意保养闭藏之阳气与主时的肾脏。

生活起居养生

立冬之后的冬季，人们宜早睡晚起，如《素问·四季调神大论》所谓"冬三月，此谓闭藏，……早卧晚起……此冬气之应，养藏之道也"。因此，立冬时生活起居养生应顺应自然界闭藏之规律，以敛阴护阳为根本。早睡以养人体阳气，晚起以养人体阴气，但晚起并非赖床不起，而应以太阳升起的时间为度，遵循"日出而作"的原则，最迟亦应在太阳升起前后起床。早睡晚起，日出而作，不熬夜，保证充足的睡眠，有利于阳气潜藏、阴精蓄积，不仅对立冬时节、整个冬季，甚至对来年一年的身体健康都至关重要。

立冬后自然界、人体阳气都要闭藏，自然界气候寒冷，人体体表阳气不足，所以人们在生活起居养生方面应注意驱寒就温。因为衣着过少过薄、室温过低极易感受寒邪而耗损阳气，而衣着过多过厚、室温过高则使人体腠理开泄，阳气不得潜藏，寒邪易于侵入，室温忽高忽低，人体难以适应，亦易使寒邪侵入，所以立冬等节气人们应做到衣着宜薄厚适度、室温应适宜恒定，同时还应坚持开窗换气。另外，在阳光充足的时候宜多到户外晒太阳，以起到温壮阳气、温通经脉的养生作用。

精神情志养生

立冬节气后人体的阳气随着自然界阳气的闭藏转化而潜藏于内，新陈代谢活动亦处于相对缓慢的状态。因此，包括立冬节气在内的整个冬季的养生保健都应顺应闭藏的规律，以养"藏"为主。在精神情志养生上要做到《内经》所谓"使志若伏若匿，若有私意，若已有得"，此"志"，一为志向，指心里的志向；二为情志、情绪，是情志、情绪的统称。"伏""匿"，皆为藏的意思。"藏志向"，冬季人们要养伏藏之志向，如怀有私意而不肯告人，又如有所心得或成功而不向人夸耀，有若无，实若虚，埋头苦干，孜孜不息，直至有所发现、有所发明、有所创造为止，最终不会烦扰精神情志，损耗健康，而会有所收获，取得成果。"藏情志"，冬季人们要闭藏情志，力求精神情志安定，控制不良情志活动，保持精神情志的安宁，含而不露，避免扰动藏神的脏腑，烦扰潜藏体内的阳气。

饮食养生

立冬之后天气寒冷，寒为冬季的主时之气，寒邪最易伤损肾阳，因此立冬节气之后的冬季宜食温性食物，以食物之温热制约天气之寒冷，避免寒邪伤肾。

肾脏是先天之本，与人体生长发育及其寿命长短密切相关，是人体生命活动的源泉，其既能滋养五脏的阴气，又可温补五脏的阳气。所以，冬季养生调养摄取食物当以补肾温阳、培本固元、强身健体为首要原则。立冬之后的饮食养生宜温性或平性，忌寒凉，常以鹿肉、狗肉、羊肉、麻雀、虾仁、韭菜、栗子、锁阳、肉苁蓉、胡桃仁等温补肾阳、肾气，以鹿茸、雪蛤、银耳、海参、淡菜、龟肉、鸭肉、黑豆、黑芝麻、枸杞子等滋补肾阴、肾精。从现代营养学的观点看，冬季补益类的食品含热量较高，营养丰富，滋养作用强，有比较丰富的蛋白质、脂肪、糖类、矿物质、维生素等营养成分，有利于御寒抗病，增强体质，强健身体。

运动养生

中医讲"动则升阳"，现代研究，运动能给身体以良性的刺激，使人的体温调节机制不断处于紧张状态，有益于提高人对环境变化的适应能力，提高心血管系统的功能，因此更容易让人们适应进入冬季后的天气变化。

立冬节气及其冬季适宜运动，但运动不宜强度太大，宜采用慢跑、散步、快走、太极拳、八段锦、易筋经、健身操等项目。同时每次运动前要做好准备、热身活动，避免运动性损伤的发生，运动强度以微微出汗为宜，不可运动太过，避免大汗淋漓而使阳气外泄。

立冬节气的导引养生，可选用由陈抟老祖编创，张明亮、代金刚整理的"立冬挽肘侧推式功法"。

"挽肘"，即用手掌轻轻抚按于另一手臂肘内侧，并以手掌之热力熨烫该部；"侧推"，是指向身体侧前方推掌，推掌先从小指一侧开始逐渐转为掌心向前，先轻如推窗，后重如排山。立冬挽肘侧推式功法，内含错骨分筋、分经炼脉的动作，可补益人体本源之肾水，应和了冬属水、主收藏的冬季养生保健特点，所以成为立冬节气的养生导引术。

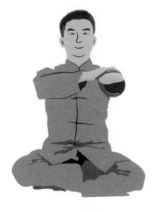 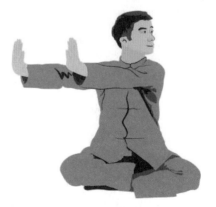

立冬挽肘侧推式功法一　　　　　立冬挽肘侧推式功法二

练功姿势

取盘坐或正坐姿势，两手自然覆按于两膝关节。

练功方法

一式：右掌经体前划弧至左侧，掌心轻轻按在左肘内侧，左掌中指带动左臂向前、向上伸展，至与肩相平。

二式：左臂向左侧水平外展，同时臂外旋，身体也随之左转。

三式：屈肘内收，两掌立于肩前，掌心相对。

四式：身体向右水平转动，至极限时略停。

五式：两掌向右前方缓缓推出，两臂平行，与肩同高，同时头面缓缓向左转动，目视左前方，至极限时略停。

六式：两掌指尖前伸、放平，身体转回正前方，两臂向身体左右 45°侧伸。

七式：两臂下落还原，进行对侧练习，动作同上，左右方向相反。

保健功效

立冬挽肘侧推式功法，有补益心气、温补肾水的功效，可促使心肾相交、和谐，不仅适用于立冬前后的因时养生保健，还有利于改善失眠、记忆力减退等不适或症状。

此外，身体的左右转动能够调整带脉、调和肝胆，有利于改善心情抑郁、精神萎靡不振等不适以及包括一些妇科疾病在内的病证。同时经常习练此功法，对于改善颈、肩、腰、脊等部位的功能及防治相关疾病有明显的效果。

疾病预防

立冬之后，天气开始寒冷，而寒冷天气由于热胀冷缩的原理，其对人体最明显的影响是会造成血管收缩，同时血液变黏稠、血压会升高，因此容易诱发心肌梗死、脑栓塞等疾病，同时可使冠心病、高血压病等疾病加重。所以在立冬等冬季为了预防心脑血管疾病，原本患有心脑血管疾病的患者尤其要高度警惕，一是一定要注意保暖防寒，白天穿衣和夜间盖被要根据气温变化及时增加厚度，保暖防寒，避免寒冷伤阳；二是要注意保存体力，早睡晚起，让睡眠时间稍长一点，以促进体力恢复，增强机体的抗病能力；三是要坚持晨起饮水，清晨饮用一杯温水，以稀释血液，促进新陈代谢活动活跃；四是要"必待日光"，由于清晨气温较低、雾霾严重，不仅损伤阳气、影响血液循环，而且雾霾会直接引发或加重心脑血管疾病，因此晨练者要注意最好等太阳出来以后再行晨练，如果遇有特别寒冷的天气或雾霾较重的天气要取消晨练；五是要适度运动，运动适宜，不要从事剧烈的运动项目，也不要运动过度。

食疗药膳

方一：当归炖羊肉（《金匮要略》《药膳食疗研究》）

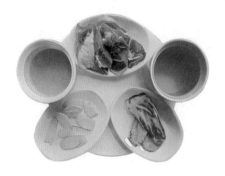 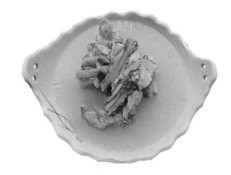

当归炖羊肉原辅材料　　　　　　　　　　当归炖羊肉

[原料] 当归 15g，羊肉 350g。生姜、精盐、胡椒粉、味精、甘蔗汁、花生油各适量。

[做法与用法] 羊肉洗净，切成块，放入沸水锅中焯水，洗净血污，待用。当归与生姜一起洗净，当归清水泡软，姜去外皮、切片。锅置火上，加适量清水，放入当归与姜片，煮沸后加入羊肉块、甘蔗汁，盖上锅盖，用小火炖至烂熟，弃除当归与姜片，放入精盐、胡椒粉、花生油、味精，调味出锅即可。食肉喝汤。

[适用人群] 本方实为医圣、东汉名医张仲景《金匮要略》最为著名的药膳名方"当归生姜羊肉汤"，功能温阳散寒、养血补虚、通经止痛。适用于立冬前后或冬季，阳虚血弱体质者神疲乏力、头昏心悸、畏寒肢冷、

胃腹冷痛等不适的调补。也适用于男子寒疝腹痛和妇女产后气血亏损感寒引起神疲乏力、腹部疼痛、畏寒肢冷等病证的调治。

方二：羊肾枸杞粥（《政和圣剂总录》《食品与健康》）

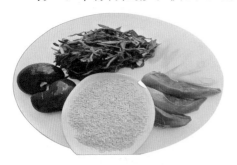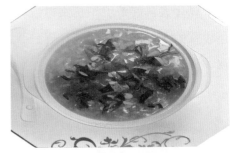

羊肾枸杞粥原辅材料　　　　　　　　　羊肾枸杞粥

[原料]羊肾两对，羊肉、枸杞叶各500g（枸杞叶干品减半），粳米250g。葱白、精盐各适量。

[做法与用法]羊肾去除筋膜、骚腺，洗净，切细丁；羊肉，洗净，切丁；枸杞叶洗净，切成段。以上各物，连同粳米、葱白、清水，一同放入砂锅中，熬粥至肉熟、米烂，加适量精盐调味即可。枸杞叶也可事先煎汁，然后和其他各物一起煮粥。空腹食用。

[适用人群]本方功能温肾暖脾、养血益精。适用于立冬前后或冬季，年老体弱之人出现畏寒怕冷、夜尿频繁、脘腹冷痛、大便稀软、视物不清、耳鸣耳聋等不适的调养。亦用于肾阳虚衰、精血亏损所致腰膝酸软冷痛、形寒畏冷、神疲乏力、头晕耳鸣、视物昏花、面色萎黄、夜尿频繁、男子阳痿少精，或脾肾阳虚引起的胃腹冷痛、大便稀软、五更泄泻、完谷不化等病证的调治。

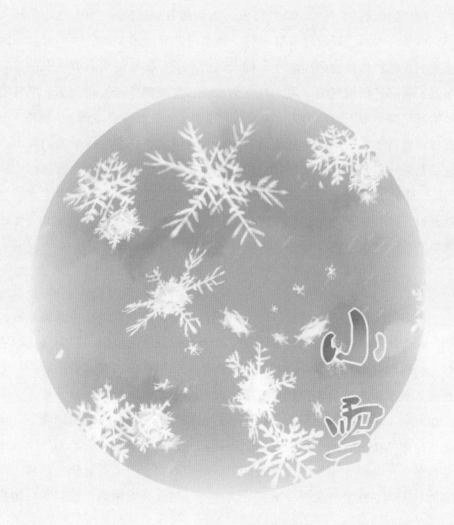

问刘十九

唐·白居易

绿蚁新醅酒，红泥小火炉。

晚来天欲雪，能饮一杯无？

小雪

小 雪 节 气

小雪节气的那些事儿

时令与含义

"小雪"为冬季的第二个节气，是 24 节气中的第二十个节气，时间常在每年公历的 11 月 22 日或 23 日，太阳运行到达黄经 240°。

小雪与雨水、谷雨等节气一样，都是反映降水多少的节气，但它不同于我们日常所指降雪强度较小，即天气的小雪。如果说前面节气中白露、寒露、霜降是指因气温下降水汽凝为水珠，发展到冷凝为霜，那么小雪则是指寒气降至零下凝结为雪。如像明代王象晋《二如亭群芳谱》中所谓"小雪气寒而将雪矣，地寒未甚而雪未大也"即道出了这个时节命名的缘由，也就是说小雪是表示降水形式已由雨变雪了，但此时雪量不大，故称"小雪"。雪小，地面上又无积雪，这正是"小雪"这个节气的原本之意。也就是说，到小雪节气由于天气寒冷，降水形式由雨变为雪，但此时由于"地寒未甚"，故雪下得次数少，雪量还不大，所以称为小雪。

物候与气候

小雪节气里有三个物候："第一候为虹藏不见，第二候为天腾地降，第三候为闭塞成冬。""虹藏不见"，《礼记注》注释说"阴阳气交而为虹"，即彩虹是自然界阴阳相互交合而产生，也就是说彩虹是雨后空气中含有无数水滴、折射太阳光形成的，此时由于气温降低，不再下雨了，太阳也衰弱了，阴阳不能交合，因此彩虹也就看不见了。"天腾地降"，是说天空阳气上升，地下阴气下降，导致自然界阴阳不交，天地不通。"闭塞成冬"，是说正由于"天腾地降"，阴阳不交，因此天地闭塞而转入严寒的冬天。小雪之后天气一天比一天寒冷，河流开始结冰，家家关门闭户以防止冷空气进入室内，冬天终于来到了。

小雪节气之后，南方地区北部已经开始进入冬季，呈现宋朝诗人苏轼所述"荷尽已无擎雨盖，菊残犹有傲霜枝"的景象。华南地区，因为北面有秦岭、大巴山屏障，阻挡了冷空气入侵，剎减了寒潮的严威，致使广州等华南地区"冬暖"明显，年降雪日数常在 5 天以下，比同纬度的长江中下游地区的降雪要少得多，大雪节气以前降雪的机会极少，即使隆冬时节也难得观赏到"千树万树梨花开"的降雪景色。由于华南冬季近地面层气温常保持在 0℃以上，所以积雪比降雪更不容易，偶尔虽见天空"雪花纷纷"，却不见地上"碎琼乱玉"。但是，在寒冷的西北高原地区，常年10 月一般就开始降雪了，高原西北部全年降雪日数可达 60 天以上，一些高寒地区全年都有降雪的可能。

唐朝三大诗人之一白居易的一首《问刘十九》，不写小雪景致，写自我心情，别有意味。诗中饮道："绿蚁新醅酒，红泥小火炉。晚来天欲雪，能饮一杯无？""绿蚁"，指浮在新酿的没有过滤的米酒上的绿色泡沫。"醅"，没有过滤过的酒。诗中是说："新酿制的米酒，色绿香浓；小小的红泥炉，烧得殷红。天快要黑了，雪就要来啦，能否共饮一杯酒？我的老兄！"寒冷的冬季、黑夜里，窗外雪花飘飘欲落，屋里的主人已经备好了新酿制的米酒，精致小巧的泥炉火焰正旺，酒香、屋暖，屋内倍加温暖，若能邀约知己对坐，畅谈人生，把酒言欢，该是多么惬意？但是，虽然雪花飘然欲落，酒樽斟满，那个知我懂我的朋友又是否能与我一起共饮几杯呢？诗中所吟寒夜、风雪、故人、好酒，便足以组成冬夜里最美好的意象，更何况天寒地冻，下雪天气，白居易更期待起平日里的热闹，此时若有人不顾风雪前来，围炉煮酒，暖胃暖心，才算真的温情，是诗人所歌颂的比酒还要醇浓的情怀。

传统的习俗

小雪节气的传统习俗大多与饮食有关，如"腌菜""腌肉""晒鱼干""吃腊菜""吃糍粑""刨汤肉"等，其中以腌菜、腌肉最为普遍。这是因为马上就要进入食物匮乏的冬季，所以必须做好越冬的物质准备，同时也为迎接新年准备丰盛的年味。

民间自古就有"冬腊风腌，蓄以御冬"的习俗，老南京、老芜湖等江南地区亦有谚语"小雪腌菜，大雪腌肉。"小雪、大雪节气之后，全国各地、家家户户开始腌制、风干白菜、萝卜等蔬菜，以及鸡鸭鱼肉等肉食，延长蔬菜、肉食的存放时间，以备过冬食用。小雪节气，萝卜、芥菜、白菜都是市场上的主菜，人们把它们买回家用盐腌渍之后冬天食用，南方地区还有将初步腌渍的蔬菜如芥菜等再曝晒七八个晴日，制成干菜，食用时用滚开水烫后烧菜食用的习惯。全国许多地区，每逢寒冬腊月，即"小雪"至"立春"节气前，家家户户都有腌制香肠以及鸡鸭鱼肉，制成腊肉、熏肉的习俗。鲜肉洗净，乘鲜用食盐，配以一定比例的花椒、桂皮、八角茴香等香料，腌入缸中，之后用绳索串挂起来进行风干，有的地区还选用柏树枝、甘蔗皮、椿树皮或柴草火慢慢熏烤，然后挂起来用烟火慢慢熏干，也有挂于烧柴火的灶头顶上，或吊于烧柴火的烤火炉上空，利用烟火慢慢熏干。

农历十二月为"腊月"，本为岁终的祭名，主要和祭祀有关。称其为"腊月"，一是腊者，猎也，言田猎取禽兽，以祭祀其先祖；二是，腊者，接也，新故交接，故大祭以报功也，不论是打猎后以禽兽猎物祭祖，还是因新旧年份之交而祀神灵，都是要进行祭祀活动，所以腊月是个"祭祀之月"。小雪、大雪节气过后的腊月时段气温急剧下降，天气变得干燥，是加工干菜、腊肉的好时候。"小雪腊菜"，选用雪里蕻和腊肉，辅以红辣椒丝、黄酒等，经过炒制或蒸制制作而成，不仅别具风味，而且还有开胃消食、温阳补肾的作用。雪里蕻即芥菜，中医认为，其味甘辛、性温，入肺、肝、胃、肾经，具有宣肺豁痰、利膈开胃、温中和胃、温肾散寒、消肿散结之功，主治咳嗽痰多、胸膈满闷、胃腹胀满、食欲不振、牙龈肿烂、乳痈、痔肿、便秘等病证。雪里蕻亦食亦药，经盐腌渍后风干的雪菜，又称干冬菜、咸干菜、霉干菜、梅干菜，称"梅干菜"是因其主产于广东梅州，实际浙江、江苏、安徽、福建都有出产，口感独特，同时温阳补肾作用大增。"小雪腊菜"既有干冬菜，亦有益气补血、温阳补肾的腊肉，荤素搭配，营养丰富，是小雪节气、冬季人们喜爱的美食。不过，腊肉还是有缺陷的，比如说盐超标、大量营养成分因制作过程而流失、脂肪含量较高，另外若是熏肉还有可能含有致癌物质，因此不宜多食，尤其是高血压患者、慢性胃炎患者要注意腊肉、熏肉的食量。

小雪节气的养生保健

天人相应，小雪节气之后的养生保健应该这样进行。

生活起居养生

冬季阳气潜藏，阴气盛大，万物活动趋向休止，人们的日常生活也要相对安静，以养精蓄锐，蓄养能量，为第二年春天乃至一年的健康做好准备。生活起居养生方面，要早卧晚起，睡眠充足，以蓄阳养精；外出时，体质虚弱的人最好穿高领而且护腰的服装，以免寒邪伤阳；平时要注意脚部的保暖，坚持用温热水洗脚，或者同时按摩双脚，以温阳通脉、促进经络脏腑协调平衡。

中医养生保健十分重视太阳、阳光对人体健康的作用，认为常晒太阳对健康十分有益，特别是在包括小雪节气的冬季，由于人体处于"阴盛阳衰"的状态，因此冬天常晒太阳，特别是常晒背部，对维护健康非常有益。晒背部，关键是后背是人体重要的一条经脉"督脉"的循行之处，督脉总督一身之阳经，六条阳经都与督脉交会，督脉有调节阳经气血的作用，称为"阳脉之海"。所以经常晒后背可调补气血、温补阳气，对强盛脏腑功能、确保健康长寿意义重大。

精神情志养生

管子云："凡人之生也，必以其欢，忧则失纪，怒则失端，忧悲喜怒，道乃无处。"小雪节气前后，天气时常是阴冷晦暗，此时人们的心情也会受其影响，特别容易引发抑郁不适的不良情绪或是引起抑郁症。因此在精神情志养生方面，调节自己的心态，保持乐观的情绪，节制、排解不良情志，经常参加一些户外活动或社会活动，以舒畅情志；多晒太阳，以消抑郁；同时多听音乐，让那美妙的旋律为你舒缓紧张、抑郁的情绪，如清代医学家吴尚曾经说过"七情之病，……听曲消愁，有胜于服药者也。"

现代西医学研究则发现，抑郁症的发生与冬季日照时间减少，使得人脑内与抑郁症相关的神经递质5-羟色胺的功能随之减弱，进而会使人出现失眠、烦躁、悲观、厌世等一系列不适症状。因此，为避免季节变化给人们带来抑郁症的危害，还应多晒太阳，以保持脑内5-羟色胺的稳定。

饮食养生

小雪时节天气寒冷，寒为阴邪，容易损伤肾阳，同时由于气候干燥，人们普遍感到口、鼻、皮肤等部位有些干燥，故此时饮食养生方面要少食生冷，但也不宜燥热，宜多食一些温补益肾的食物或药食两用物品，如羊肉、牛肉、鸡肉、腰果、栗子、山药等，像元代忽思慧所著《饮膳正要》即曰"冬气寒，宜食……热性治其寒"。但不宜温补太过，也要适当地吃一些蔬菜、水果，像萝卜、青菜、梨子、苹果等以养阴润燥。

另外，小雪节气之后心脑血管疾病多发，为了预防此类病的发生或加重，可常食黑木耳、山楂、丹参、三七等食物或药食两用物品，避免血液黏稠、血液循环瘀滞，以保护心脑血管。

运动养生

小雪节气之后阳气进一步闭藏，天气寒冷，使得寒气、寒邪成为冬季的主时之气和冬季的时邪。寒邪除易于伤害阳气之外，因其还有"寒主凝滞""寒主收引"的致病特性，会使体温降低、气机凝滞、血行瘀滞、筋脉收缩，因此通过运动肢体助力血气行畅也是必需的，所以运动养生在包括小雪节气在内的冬季有着不可替代的作用。小雪节气之后的运动养生，可根据自身的年龄、健康状况选择适合自己的运动方式，如慢跑、快走、爬楼梯、健身操、广播操、健身术等都是不错的运动项目。运动时要注意衣服不用穿得过多，身热、微汗、脚上产生热感、胸中充满暖意就可以了。

小雪节气的导引养生，可选用由陈抟老祖编创，张明亮、代金刚整理的"小雪蛇行蛹动式功法"。

"蛇行"，是指肩、肘、腕等较大关节的蛇行样运动，能够导引上肢三阴三阳经气血的运行。"蛹动"，是指主要通过掌心开合使小关节蛹动状运动，促进肢体末梢循环状态的改善。小雪蛇行蛹动式功法，练习主要以属于上肢的心经为主，与自然界地寒甚为相应，所以成为小雪节气的养生导引术。

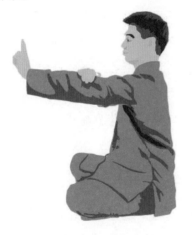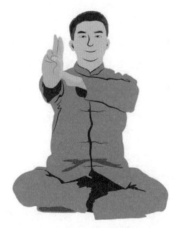

小雪蛇行蛹动式功法一　　　　　小雪蛇行蛹动式功法二

练功姿势

取盘坐或正坐姿势，两手自然覆按于两膝关节。

练功方法

一式：右掌经体前划弧至左侧，掌心轻轻覆按在左肘内侧。

二式：右掌不动，左掌中指带动左臂向前、向上伸展，至于肩平，指尖向前，掌心向下。

三式：左掌握剑诀，剑诀也叫剑指，要求无名指和小指弯屈，拇指压在该二指的指甲上，食指中指并拢伸直。握剑诀同时坐腕立掌，食指、中指指尖向上，掌心向前，目视指尖，动作略停。

四式：左手小指、无名指、拇指弹开，五指放松变掌，指尖向前，掌心向下，目视前方。

五式：左肩依次催动左臂、肘、腕、掌、指，向前伸展，动作节节贯通，如蛇行蚕蛹，呈波浪式向前伸展，重复三次。

六式：左臂沉肩坠肘，松腕舒指，左掌下落还原。

七式：右掌松开，两臂向左右45°侧伸，至与肩相平，掌心向下，目视前方。

八式：沉肩坠肘，松腕舒指，下落还原，开始进行对侧练习，动作同上，左右方向相反，共做三遍。

保健功效

小雪蛇行蛹动式功法，可以升阳益气、补心益肾，促进脏腑气机开合，适用于小雪前后的因时养生保健，还有利于体内之气循经平和运行。

此外，各动作协调练习，有疏通手三阴、手三阳六条经脉气血、改善微循环的功效，对手指麻木、疼痛，手脚冰凉以及肩臂等疾患有很好的调治作用。

疾病预防

小雪节气前后，气候逐渐由冷转寒，不少地方还会下起小雨，虽然不是下雪，但是因为湿冷的感觉让人感觉不舒服，此时特别是没有暖气的南方地区就要开始预防冻疮。中医认为冻疮的发生是由于自身阳气不足，加之外感寒湿之邪，使气血运行不畅，瘀血阻滞而发病。由于湿冷的天气还会加速体表散热，所以小雪节气前后气候湿冷的地区，对于妇女、儿童群体，以及自主神经功能紊乱、肢端血液循环不良、手足多汗、缺乏运动、营养不良、贫血及一些慢性病患者常常成为冻疮发病的主要对象。小雪节气前后预防冻疮，一要注意坚持锻炼身体：此不仅可以促进机体的血液循环，让容易发凉的手脚、耳廓等部位保持温暖，而且还可以强健体质，提高身体的耐寒力和机体的抵抗力。二要促进局部血液循环：经常自己双手合十，相互揉擦，或手部搓热后再按摩足部及耳廓。三要注意全身及局部的保暖：出门要时要戴手套、口罩、防风耳罩，鞋袜要温暖干燥宽松，居家要穿棉袜、棉拖鞋。四要保护皮肤，减少热量散失：手脚、耳廓等易受冻部位可擦拭或涂抹凡士林或其他油脂类护肤品。五是要预防感染：细菌滋生也是造成冻疮的重要原因，同时也是大家最容易忽略的因素，因此要勤洗手和每日用温水泡脚洗脚。另外，容易发生冻疮的朋友，在春夏季节，要多养护自己的阳气，多吃一些养阳的饮食，如选用红糖姜茶、良姜炖鸡等药膳，在夏至、三伏天进行"中药贴敷""三伏贴"，冬病夏治，可有效预防冬日冻疮的发生。

食疗药膳

方一：杜仲牛膝汤（《中国中医药报》）

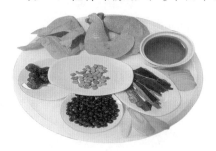 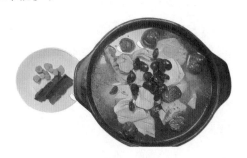

杜仲牛膝汤原辅材料　　　　　　　　**杜仲牛膝汤**

［原料］杜仲20g，牛膝10g，黑豆100g，大枣6枚，鸡腿2～4只（约400g），鸡翅膀2只（约200g）。生姜、葱、精盐、米酒各适量。

［做法与用法］杜仲、牛膝洗净入锅，加适量清水煮成药汁，去渣留汁备用。鸡腿、鸡翅膀洗净，剁成块，生姜、葱洗净，切成姜片、葱段，一起放入砂锅中，加适量水、米酒，用大火煮沸，撇去浮沫，改用小火煮，熬成澄清的浓汤，再放入洗净的黑豆继续煮，待黑豆煮软，香气四溢后，加入大枣及杜仲、牛膝药汁，再熬煮片刻，调入盐即成。直接食用，食肉喝汤。

[适用人群] 本方功能补益肝肾、强筋壮骨、温阳益气、活血止痛。适用于小雪时节或冬季由于天气寒冷，年老体弱之人出现腰膝酸痛、筋骨无力、畏寒肢冷等不适的调养。也可用于肝肾虚衰、气血不足所致风寒湿痹证，表现腰膝酸痛、四肢关节肿痛、喜温恶寒、手足发凉等病证的调治。

方二：菇杞牛肉煲（《四季养生药膳大全》）

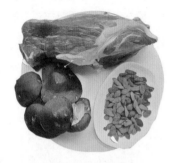

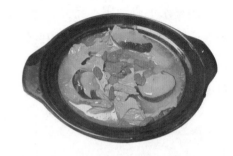

菇杞牛肉煲原辅材料　　　　　　　　　　　菇杞牛肉煲

[原料] 香菇 150g，枸杞子 60g，牛肉 250g。精盐少许。

[做法与用法] 香菇用清水泡发后撕成小块；枸杞子洗净，备用。先将牛肉洗净，放沸水锅中汆去血水，捞出切成肉片，然后将 3 种原料一起放入砂锅中，加水适量，煲至牛肉熟烂，加入少许精盐调味即可。直接食用，食肉喝汤。

[适用人群] 本方功能补益脾胃、温阳益气、滋阴清热。适用于体弱多病之人，由于小雪时节天气寒冷、气候干燥，可用于神疲乏力、食欲不振、腰膝酸软、畏寒肢冷、目昏不明、皮肤干燥等不适症状的调补。

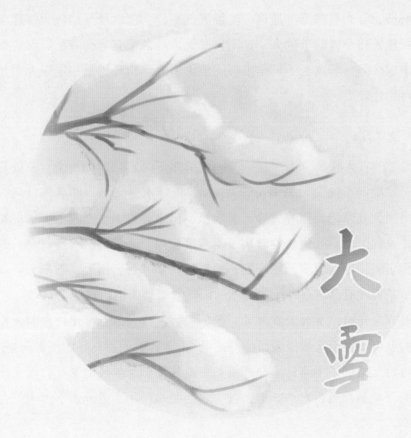

雪诗

唐·张孜

长安大雪天，鸟雀难相觅。

其中豪贵家，捣椒泥四壁。

到处爇红炉，周回下罗幂。

暖手调金丝，蘸甲斟琼液。

醉唱玉尘飞，困酣香汁滴。

岂知饥寒人，手脚生皴劈。

大雪

大 雪 节 气

大雪节气的那些事儿

时令与含义

"大雪"是冬季的第三个节气，为 24 节气中的第二十一个节气，是反映降水多少的节气，时间一般在公历每年的 12 月 7 日或者 8 日，太阳运行到达黄经 255°。

《月令七十二候集解》注释说："大雪，十一月节。大者，盛也。至此而雪盛矣。"大雪的意思是这一时段天气更冷，西北风开始成为常客，降雪的可能性比小雪时节更大了，不仅是北方地区极其容易降雪，而且即便是江南地区降一场雪也不再是难事，但大雪并不指降雪量一定很大而是指降雪可能性较大。

物候与气候

大雪时节古人将其分为三候："一候鹖鴠不鸣，二候虎始交，三候荔挺出。""鹖鴠不鸣"，鹖鴠，音hé dàn，夜鸣求旦之鸟，亦名寒号鸟，是说此时因天气寒冷，寒号鸟躲进巢穴里不出来，也不再鸣叫了。"虎始交"，是说此时是阴气最盛的时期，所谓盛极而衰，阳气已有所萌动，老虎因此到了发情期，就要开始交配，繁殖后代。"荔挺出"，荔挺为兰草的一种，是说此时荔挺这种小草也感到阳气的萌动而抽出新芽。

大雪节气开始，下雪天就多了。严冬积雪覆盖大地，可保持地面及作物周围的温度不会因寒流侵袭而降得很低，为冬作物创造良好的越冬环境；积雪融化时又增加了土壤的水分含量，可供作物春季生长的需要；雪水中氮化物的含量是普通雨水的 5 倍，有一定的肥田作用。另外，下雪天气，既润泽了干燥的空气，减少了城市的雾霾，同时也给萧瑟、寂寞的冬日带来些许欢乐和诗意，对维护人们的健康、营造好的身体状况也十分有益。因此，人们对冬雪特别钟情，即所谓"瑞雪润大地""瑞雪兆丰年""瑞雪保健康""瑞雪润心情"。

大雪时节之后，除华南和云南南部无冬地区之外，我国大部分地区已进入冬季，东北和西北地区平均气温已已降至零下10℃，甚至更低；华北地区和黄河流域地区气温也达到0℃以下。此时，黄河流域一带已渐有积雪，而在更北的地区，则已大雪纷飞了。而在南方地区，特别是广州及珠三角一带，却依然草木葱茏，干燥的感觉还是比较明显，与北方地区的气候差异很大。南方地区冬季气候温和而少雨雪，平均气温较长江中下游地区高2～4℃，雨量仅占全年的5%左右，偶有降雪，大多出现在1、2月份。

晚唐诗人张孜的一首《雪诗》描写了唐朝北方京都长安的大雪天气，以及贵族、贫民的生活，鞭挞了贫富悬殊、阶级对立的社会现实。诗中吟道"长安大雪天，鸟雀难相觅。其中豪贵家，捣椒泥四壁。到处爇红炉，周回下罗幂。暖手调金丝，蘸甲斟琼液。醉唱玉尘飞，困融香汗滴。岂知饥寒人，手脚生皲劈。""捣椒泥四壁"，指把花椒捣碎，再与泥巴混合涂抹四壁的房屋，即捣椒房。像汉朝的未央宫即有椒房殿，为皇后所居之室。"爇"，发ruò音，燃烧之义。"蘸甲"，即捧觞蘸指甲，有斟满酒的意思。诗中是说："北方的长安，大雪纷飞，迷茫一片，天寒地冻，连鸟雀也迷失了方向。豪门贵族人家，住着温暖芳香的捣椒房，到处放着烧着红红炭火的火炉，周围摆着密密匝匝的罗帐帷幔，歌女们温软的纤纤玉手弹奏着迷人的丝竹乐曲，姬妾们斟满一杯杯琼浆美酒。人们也在醉歌狂舞，直至人疲身倦，歌舞仍然无休无止，一滴滴香汗从佳人们的俊脸上流淌下来。他们怎么能知饥寒贫苦的人们，手脚因受冻都裂开了口子。"诗人生动地描摹了大雪天气贵族、贫民冰火两重天的生活，对奢靡豪华的贵族生活做了无情地痛斥，对贫困饥寒的贫民生活充满了深深的爱怜，升华、深化了作品的主题思想。抛去诗作批判的贵族奢靡豪华的生活，若单纯从养生保健来说，其居室的封闭、帷幔的保暖、炉火的取暖，以及适度饮用白酒或药酒，恰当的器乐、歌舞，实属中医传统养生保健之中的生活起居养生保健、药膳食疗保健和娱乐保健的范畴，适用于大雪节气、冬季的养生保健，用之得当，确能为安度大雪节气、严寒冬季有所裨益。

传统的习俗

俗语说"小雪腌菜，大雪腌肉"。大雪节气一到，全国许多地区尤其是江南地区家家户户都忙着腌制腊肉、熏肉，在老南京、芜湖一带又称"腌咸货"，做好越冬的物质准备，并为迎接新年准备丰盛的年味。

大雪是"进补"的好时节，自古素有"冬天进补，开春打虎"的传统，说明了冬季进补的保健意义。因为冬季是闭藏阳气、蓄藏精气的时节，由于气候寒冷，人体的生理功能处于低谷，趋于封藏沉静状态，人体的阳气内藏，阴精固守，是机体能量的蓄积阶段，也是人体对能量营养需求较高的时段。同时，大雪时节人体的消化吸收功能相对较强。因此，大雪节气前后适当进补，不仅能提高机体的免疫能力，促进新陈代谢，还能使营养物质转化的能量最大限度地贮存于体内，有助于体内阳气、阴精的补养，为来年开春乃至全年的健康打下良好的物质基础。所谓"三九补一冬，来年无病痛"讲的就是这个意思。冬令进补的方法应该是虚者进补、辨证进补，也就是说虚啥补啥，各人应根据自己的体质情况选用适宜的食品或药物。也可去医院请中医师诊断，确定属于哪一类虚证，再选择相应的食品或药物，使补得其所，补而受益。

冬季进补还要"跟着颜色走"，多吃些黑色的食物。根据中医"天人相应"的观点与"五行学说"的理论，寒气内应于人体的肾脏，其均属五行的"水"行，在颜色上与黑色相应。黑色独入肾经，能够益肾强肾，靠黑色的食物来补肾正是"顺应天时"的最佳体现。因此，人们不妨在冬季多吃些黑豆、黑米、黑芝麻、黑木耳、乌鸡等食物。如黑豆又名黑大豆，味甘性平，入脾、肾、心经，有补脾益肾、活血利水、祛风解毒的功效，主治脾虚乏力、浮肿，肾虚腰痛、遗尿，痈肿疮毒、药物中毒，以及面色萎黄、白发脱发等病证，特别适合血虚、肾虚者食用。此外，黑豆制成的豆浆、豆腐等豆制品，也是肾虚、血虚所致的须发早白、脱发患者的冬季食疗佳品。现代研究，黑豆是一种天然的防老抗衰食物，有抑制人体吸收动物性胆固醇的作用，对防治高血脂、心脏病、高血压病都大有裨益。

常言道"小雪封地，大雪封河"，北方有"千里冰封，万里雪飘"的自然景观，南方也有"雪花飞舞，漫天银色"的迷人图卷。到了大雪节气，河里的冰都冻住了，人们可以尽情地观赏嬉戏封河。大雪节气，北方地区已经雪花纷飞，银装素裹，河冰冻结，而堆雪人、滚雪球、打雪仗、溜冰、坐冰车，即是年轻人、儿童最为喜爱的户外活动，既能锻炼身体，又可增强抗寒能力，是北方地区传统的运动健身项目。

大雪节气的养生保健

天人相应，大雪节气之后的养生保健应该这样进行。

生活起居养生

大雪时节的生活起居养生方面，仍然宜遵照《黄帝内经》冬三月养"藏"之法的"早卧晚起"，早睡以蓄养阳气，晚起以固密阴精，人们最佳的作息时间应是晚上十点至第二天早上六点，冬季早睡晚起也只是在此基础上微调而已。

大寒时节，由于阳气进一步闭藏，气温寒冷，因此重点需注意关节的保暖。由于关节附近多是肌腱、韧带等血管分布较少的组织，因此关节极易受凉感寒，致使关节僵硬、气血凝滞、经络不畅，所以常常出现关节酸胀疼痛等不适或症状。如颈肩关节受了风寒后，不仅关节本身容易发生僵硬、凝滞、不畅等改变，由于肌腱、韧带的关联关系，常使关节周围甚至背部、臂部肌肉出现痉挛、凝滞、不畅的改变，引发或加重肩周炎、颈椎病、背部筋膜炎；膝部等下肢关节受寒则腿部肌肉容易发生痉挛、凝滞、不畅的改变，引发或加重膝关节炎。所以，无论原本有没有关节炎，都应重视关节的保暖，除了要增添防寒的衣服外，出门时还应围上围巾以保护颈肩，戴上护膝以保护腿部。

精神情志养生

临床研究表明，许多疾病都与精神情志有关。譬如，研究认为，紧张焦虑、抑郁悲伤、发怒烦闷等不良情志是引起青光眼的主要诱发因素。青光眼被中医称为"绿风内障"，具有病理性高眼压合并视功能障碍的病变特点，症状表现有眼痛、眼胀、视力减退，并伴有头痛、恶心等症状或不适，发病前多有精神情志刺激或劳神、用眼过度，除先天性青光眼以外，其余多发生在冬季尤其在强冷空气过境后的 24 小时之内。

因此在大雪节气等寒冷的冬季，人们平时一定要保持稳定的情绪，避免精神紧张和过度兴奋。同时生活起居要有规律，晴朗的气候下，可适度参加户外活动，增强眼底血管血液循环，增加血管氧气的供应，减少血液中二氧化碳的聚积，避免眼压升高，不要在黑暗处久留，避免用眼过度，气候寒冷等恶劣天气里，要尽量减少外出机会，以减少寒冷对眼部的影响。另外，一旦发现有青光眼可疑征兆，应及时就医。

饮食养生

冬季属阴，大雪时节是一年中阴气较盛的季节，因此饮食养生仍然应以温补阳气为主。大雪节气之后进补，可适当选择多吃一些羊肉、牛肉、鸡肉、大蒜、韭菜、洋葱等性温补阳的食物，腰果、芡实、核桃等补肾助阳的食物，以及黑豆、黑米、黑蒜等色黑补肾温阳的食物。不过，像面红发热、口干口苦、口唇破裂、皮肤干燥皴裂、大便干结难解等有阴虚表现之人，在补阳的同时还应兼顾养阴润燥、滋肾润肺，可以多吃一些黑芝麻、山药、萝卜、梨子、甘蔗、莲藕、百合等养阴滋肾的食物。另外，由于大雪时节室内外都比较干燥，空气湿度很低，所以一定要多喝水，一般每日补水应不少于 2000 毫升。

运动养生

大雪等节气亦适宜适度运动，除在运动之前要充分做好热身活动、选择好适宜的运动强度不太大的运动项目之外，尤其要注意晨练运动不宜过早。冬季户外运动时，最好选择早上太阳出来之后的 8 点至 9 点，或者下午 4 点到 5 点之间进行，所谓"必待日光"，以免晨练时间太早，损伤人体相对不足的阳气。遇到雾霾、降温等恶劣天气，最好不要到户外锻炼，可改在室内进行，避免寒邪挫伤阳气、雾霾损害呼吸系统和心血管系统的功能。

大雪节气的导引养生，可选用由陈抟老祖编创，张明亮、代金刚整理的"大雪活步通臂式功法"。

"活步"，指的是腿脚的动作，右脚向左后插步，然后左脚打开，还原时左脚向右盖步，然后右脚向右打开，重点练习下肢的灵活性与协调性。"通臂"，指肩、肘、腕、掌、指各个关节的蛇行蠕动样运动，表面上看局部关节微屈微伸，实则力从肩臂发出，内劲蕴含其中，力通手指末端。大雪活步通臂式功法，以调补人之主时的脏腑肾脏及其心脏为主，与大雪节气相应，所以成为大雪节气的养生导引术。

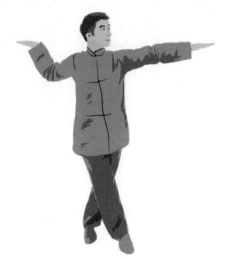 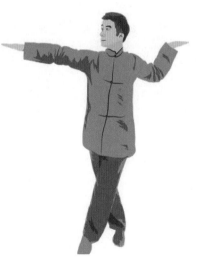

大雪活步通臂式功法一　　　　大雪活步通臂式功法二

练功姿势

两脚并拢，自然站立，两臂自然下垂，头正颈直，竖脊含胸。

练功方法

一式：左脚向左侧开步，两脚距离略宽于肩，两脚平行，脚尖向前，中指带动两臂向左右伸展，至与肩平，成"一字势"，掌心向下。

二式：右脚向左腿后方"插步"，左肩催动左臂依次向左侧水平伸展，节节贯穿，右臂随之内收，头颈左转。

三式：左脚再向左侧开步，同时两臂伸展成"一字势"，头颈转正，目视前方。

四式：十指向远、向上伸展，两掌立掌，掌心向外，指尖向上，以掌根带动两臂尽力伸展。

五式：十指远伸，两掌放平，掌心向下，还原成"一字势。

六式：左脚经右腿前方向右侧"盖步"，同时右肩催动右臂向右侧水平伸展，节节贯穿，左臂随之内收，头颈右转，目视右侧。

七式：右脚向右侧开步，成"一字裆"，同时两臂侧伸成"一字势"，头颈转正，目视前方。

八式：两臂下落，还原体侧，同时左脚收回，并步站立，再做反方向练习，动作方法同前，脚的左右方向相反，左右各做一次为一遍，共做三遍。

保健功效

大雪活步通臂式功法，有调补心肾、温阳散寒、调理气血的功效，可以抵御大雪节气前后的风寒外邪，以保人与冬天自然之气相和谐，身体健康。

此外，蛇行蛹动的动作，从肩至肘、腕、掌、指，节节贯穿，可以有效疏通手三阴、手三阳经脉，促进阴阳经脉气血交汇，不仅有利于提高各关节的灵活性，而且还有补肾、壮阳的功效。

疾病预防

大雪时节，天寒地冻，人体阳气相对不足，筋脉多有拘挛，骨质常有脆弱，中医所说的以肢体、关节等部位疼痛为主的"痹证"，即西医所谓风湿关节炎、类风湿关节炎、痛风性关节炎，乃至于颈椎病、肩周炎、坐骨神经痛等病症，在这一时段多会复发或加重。除了衣着御寒保暖、饮食温热散寒、根据需要可选用一些药膳散寒除痹之外，正确的站姿、坐姿、睡姿都对上述疾病的症状减轻或疾病康复有着积极的意义。常言道"卧似一张弓，站似一棵松，不动不摇坐如钟"，这些姿势要求对维护人们的健康十分有益。以下介绍正确的睡姿、站姿与坐姿及其相关养生保健方法，供大家使用。

睡姿：健康的睡姿，头颈保持自然仰伸位，最好平卧于木板床上，或以木板床为底、上方垫以床垫的床上，同时使膝、髋关节略屈曲。此体位可使全身肌肉、韧带及关节囊都获得最大限度的放松与休息。对不习惯仰卧者，采取侧卧位亦可，但头颈部及双下肢仍以上述姿势为佳。此外，枕头保持在 7 ~ 9cm 的高度较为适当，而且枕头宽度也要适当，颈部不能悬空。另外，起床时，最好先采取侧卧位，然后在双上肢的支撑下，使躯体慢慢离开床面，这样比从仰卧位直接起床要省力得多，同时也不容易使腰椎受伤。

站姿：健康的站姿，腰部要完全拉直，同时要挺胸，双足微微开立并且受力均匀，上臂自然下垂。长时间站立工作者，应适当使双臂上伸和做下蹲动作，同时经常交换双足受力点，这样可使腰部以及上肢、下肢的骨关节及肌肉得到调节，以消除疲劳，延长肌肉的耐力。应尽量避免在一个固定的体位下持续工作。经常需要长期站立的工作者，如手术科室医务工作者、教师、交警、迎宾等应学会"站立平腰保护法"，即轻轻收缩臀肌，双膝微弯，此时骨盆即转向前方，腹肌内收，腰椎生理前凸变平，这样，就可以调节脊柱负重线，达到消除腰部疼痛和疲劳的养生保健目的。

坐姿：健康的坐姿，身体微微向后倾，颈部、腰部需有托靠，使颈部、腰部释放自身压力于托靠之上，可避免颈部、腰部的疲劳或颈椎病、腰椎间盘突出症的加重；放置脚踏板，使膝盖略高于大腿，保证腿部通畅的血液循环；调整桌子的高低，保证手能与桌面平行，手臂有扶托，手臂自然下垂，放松肩部肌肉，减少因手臂因用力维持自身位置而引起的疲劳。长时间坐位工作者，如公司文员、设计师、作家、学生等除要注意健康坐姿和经常活动下肢外，自坐位起立时，应先将上身前倾，两足向后，使上身力量分布在两足之后，然后再起立，以免腰椎受伤。

食疗药膳

方一：雪莲二参鸡（《高原中草药治疗手册》《养生杂志》）

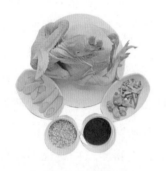

雪莲二参鸡原辅材料

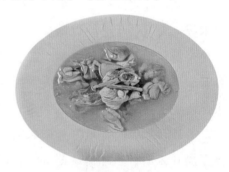

雪莲二参鸡

[原料]母鸡1只，雪莲花、参三七（即三七）各10g，党参15g，薏苡仁20g。生姜、葱、精盐、黄酒、胡椒粉各适量。

[做法与用法]母鸡宰杀后退毛，除去内脏，洗净，切块，沸水焯去血污；各味药材洗净，装入纱布袋内，扎紧袋口；生姜、葱洗净，生姜切片，葱切段。将焯过的鸡块与纱布袋以及适量的生姜片、葱段、黄酒、开水放入炖锅内，如常法用小火炖1.5小时。捞出纱布袋，弃除姜片、葱段，加精盐、胡椒粉调味即可。佐餐食用，食肉喝汤。

[适用人群]本方有温补脾肾、除痹止痛、利水止泻的功效。适应于寒湿型风湿性关节炎，如肢体关节冷痛肿胀、遇寒或冬季加重，以及脾肾

虚衰型慢性泄泻，像大便稀软、五更泄泻、完谷不化、腰膝软弱、肢体乏力或冬季加重等病证的的调治。

［使用注意］雪莲花用量不宜过大，孕妇禁食。

方二：景天锁阳酒（《甘肃药膳集锦》《黄帝内经养生智慧解密》）

［原料］红景天60g、锁阳60g、党参30g、黄芪30g、当归20g、枸杞子50g。50°左右白酒3500ml。

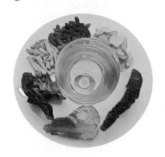

景天锁阳酒原辅材料

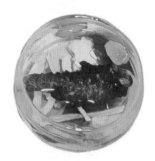

景天锁阳酒

［做法与用法］各味配料洗净同置容器中，密封，浸泡2周后即可开封取用。每次服10～15ml，每日中餐、晚餐各服1次，饭后服用亦可。

［适用人群］本方为邓沂教授自拟习用方，功能益气助阳、补血益精、增强体力。适用于冬季、尤其是腊月时段身体疲累、畏寒肢冷的调补。此外，亦适用于运动过量、身体过度劳累等所致身体疲惫、肢倦乏力，以及大病重病之后气血虚衰引起精神不振、身疲肢倦、头晕目眩、心悸失眠的调治。中老年男性经常饮用有强体增力的功效。

［使用注意］不善饮酒者，可减少用量或兑入凉白开水稀释后饮用。

满江红·冬至

南宋·范成大

寒谷春生，熏叶气，玉筒吹谷。
新阳后，便占新岁，吉云清穆。
休把心情关药裹，但逢节序添诗轴。
笑强颜，风物它排痴，终非俗。

门外事，何时足。
清昼永，佳眠熟。
且团圞同社，笑欹相属。
着意调停云露酿，从头检举梅花曲。
纵不能，将醉作生涯，休拘束。

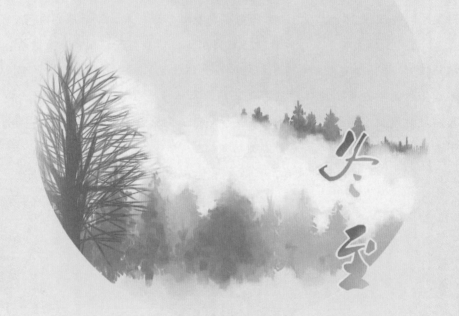

冬　至　节　气

冬至节气的那些事儿

时令与含义

"冬至"，俗称"冬节""长至节""亚岁"等，不仅是我国农历中一个非常重要的节气，而且也是一个传统节日，至今不少地方仍有过冬至节的习俗。早在2500多年前的春秋时期，中国就已经用土圭观测太阳测定出了冬至，它是24节气中最早被确定的节气之一。冬至是冬三月六个节气中的第四个节气，为24节气中的第二十二个节气，时间一般在每年的公历12月21日至22日之间，太阳运行到达黄经270°。

《恪遵宪度抄本》记载"阴极之至，阳气始生，日南至，日短之至，日影长至，故曰冬至"，《吕氏春秋》注解"冬至"是"日行远道"。冬至日太阳直射南回归线，北半球白昼最短、黑夜最长，太阳离我们最远。故民间有"吃了冬至面，一天长一线"的说法。

物候与气候

冬至日为一年之中阴气最为旺盛的一天，而后一阳初生，阳气产生并逐渐旺盛。古人将冬至分为三候："一候蚯蚓结，二候麋角解，三候水泉动。""蚯蚓结"，传说蚯蚓是阴曲阳伸的生物，此时阳气虽已生长，但阴气仍然十分强盛，因此土中的蚯蚓仍然蜷缩着身体。"麋角解"，麋与鹿同科，却阴阳不同，古人认为麋的角朝后生，所以属阴，而冬至一阳生，麋感阴气渐退而落角。"水泉动"，由于"阴静阳躁"的缘故，此时阳气初生，所以山中的泉水开始流动并且有温热感觉。

冬至节气前后，虽然北半球日照时间最短，太阳离我们最远，接收的太阳辐射量最少，但这时地面在夏秋季节积蓄的热量还可提供一定的补充，这时的气温还不是最低。冬至一阳生，"吃了冬至饭，一天长一线"，冬至后白昼时间将会日渐增长，但是地面获得的太阳辐射仍比地面辐射散失的热量少，所以在短期内气温仍会继续下降。天文学上把"冬至"规定为北半球冬季的开始，我国除少数海岛和海滨局部地区外，一月都是最冷的月份。随着冬至节气的到来，一年中最冷的"三九天"亦由此拉开序幕。冬至为"一九天"的第一天，每九天为一"九"，第一个九天叫做"一九"，第二个九天叫"二九"，依此类推，过完"九九"八十一天，冬天便结束，进入春天。所以我国民间有"冬至冻至""冬至不过不冷""冷在三九，热在三伏"的说法。另外，民间有以冬至日到来的早晚预测往后的天气的传统，如俗语说"冬至在月头，要冷在年底；冬至在月尾，要冷在正月；冬至在月中，无雪也没霜"。

南宋与陆游等合称"中兴四大诗人"之一的范成大，所作《满江红·冬至》，既描摹了冬至时的寻常景色、抒写了作者冬至时的心境，更表达了诗人热爱生活的思想感情与顺其自然的养生理念。诗中吟道："寒谷春生，熏叶气，玉筒吹谷。新阳后，便占新岁，吉云清穆。休把心情关药裹，但逢节序添诗轴。笑强颜，风物岂非痴，终非俗。清昼永，佳眠熟。门外事，何时足。且团圞同社，笑歌相属。著意调停云露酿，从头检举梅花曲。纵不能，将醉作生涯，休拘束。""熏"，通薰，即蕙草，又叫零陵香，一种香草。"团圞"，"圞"，luán音，团圞即团圆。"云露酿"，是古代的一种美酒。诗中是说："虽是寒冬季节，山谷里却已萌生了春意，蕙草初生新叶的香气就像袅袅的笛音若有若无地在山谷里弥漫。明天早晨的太阳升起后就可预测新一年的年景，（明年）肯定是丽日纤云、天气清和的好年景。不要把所有的心思都放在病上药里，每到节气到来时要应时赋新诗。我这不是强颜欢笑，而是被大自然的造化所陶醉，可惜我终究不能免俗。白昼是那么长，我的休眠已然充足。但是门外的事情什么时候才能让人称心如意呢？还是和志同道合的友人团聚在一起，大家一同欢歌笑语吧。我们一起精心调制美酒佳酿，仔细检索梅花曲谱。就算不能天天醉死梦生，也不必太过拘束。"作者上阕开篇以凝练、传神的修辞手法表现了冬至时节的寻常景色，接着以蜻蜓点水般的笔法表达了自己的心境。下阕仍然是对诗人生活起居的描写，通过自己和"门外"的对比，又以自问自答的形式表露自己的心迹，并且含有清醒的自制在里头，所以有"纵不能，将醉作生涯，休拘束"的总结，以此句收尾，看似平常，实际正是作者高尚情操的表露，表达了顺其自然、乐享生活的人生态度和健康观念。

传统的习俗

我国古代对冬至很重视，冬至还被当作一个较大的节日，而且有庆贺冬至的习俗。《汉书》中说："冬至阳气起，君道长，故贺。"人们认为，过了冬至，白昼一天比一天长，阳气回升，是一个节气、阴阳循环的开始，也是上天赐福的一个吉日，应该庆贺。汉朝以冬至为"冬节"，官府要举行祝贺仪式称为"贺冬"，例行放假。唐宋时，以冬至和岁首并重。南宋孟元老《东京梦华录》记载说："十一月冬至，京师最重此节，虽至贫者，一年之间，积累假借，至此日更易新衣，备办饮食，享祀先祖。官放关扑，庆祝往来，一如年节。"因此民间就有"冬至大如年"的说法。

冬至又称"数九"。冬至开始就"入九"了，人们往往在这天画一枝素梅，上有八十一个瓣，名为"九九消寒图"，每天用红色涂一瓣，涂尽就"出九"迎春了，故而冬至又称"数九"。如像时代传颂的《九九歌》即谓："一九二九不出手，三九四九冰上走，五九六九沿河看柳，七九河开，八九雁来，九九加一九，耕牛遍地走。"

由于冬至这一天阴气最盛，因此有些地区有在冬至祭祖的习俗。民间认为，冬至是为死者送寒衣、固房屋的日子，家家户户用纸剪制衣服、糊制房屋，焚于墓前，尔后添土。有的地区则祀祖于祠堂，仪式十分隆重。

冬至时各地都有不同的饮食风俗，如北方地区有冬至吃饺子、吃馄饨的习俗，南方地区在这一天则有吃冬至米团、冬至长线面的习惯，有的地区还有冬至吃羊肉、吃狗肉的传统。冬至经过数千年的发展，形成了独特的节令食文化，其中"吃饺子"成为多数中国人冬至的风俗。

民间有"十月一，冬至到，家家户户吃水饺"的习俗，"冬至不端饺子碗，冻掉耳朵没人管"的谚语，这是源于纪念"医圣"张仲景冬至舍药留下的习俗。

张仲景为东汉时期南阳人，他著有临床医学巨著《伤寒杂病论》，向被医学界奉为"医圣"，祛寒娇耳汤就是由其发明而被历代奉为经典的药膳。东汉时他曾任长沙太守，访病施药，大堂行医，后毅然辞官回乡，为乡邻治病。其返乡之时，正是冬季，他看到白河两岸乡亲面黄肌瘦，饥寒交迫，不少人的耳朵都冻烂了，便让弟子在南阳东关搭起医棚，支起大锅，在冬至那天舍"药"为百姓治冻疮。他把羊肉和一些驱寒药材放在锅里熬煮，然后将羊肉、药物捞出来切碎，用面片包出耳朵样的"娇耳"，煮熟后，分给前来求药的人，每人两只"娇耳"、一大碗肉汤。人们吃了"娇耳"，喝了"祛寒汤"，浑身暖和，两耳发热，冻伤的耳朵渐渐治好了。后人学着"娇耳"的样子，包成食物，也叫"饺子"或"扁食"。冬至吃饺子，是民间不忘"医圣"张仲景"祛寒娇耳汤"之恩流传下来的习俗。

冬至节气的养生保健

天人相应，冬至节气之后的养生保健应该这样进行。

生活起居养生

冬至期间花草树木枯萎凋零、万物生机都在闭藏，昼短夜长，"冬至冻至"，在生活起居养生方面，首先在作息上宜早卧晚起，做好、做足睡眠的功课，不辜负大自然给予我们的长长冬夜，睡眠安则阴气敛、阴精盛，阴气敛、阴气盛而阳气才能升、才能生，也就是说顺应自然的睡眠可以为初生的"阳"提供孵育的温床。另外，要特别注意避寒就温，如暖双足防体寒：要穿着保暖性能好的鞋袜、多活动双脚，坚持热水泡脚、按摩足底的涌泉穴，温肾助阳，以散阴凝寒湿之邪。如果在泡脚水里加点生姜、花椒等物品，效果更好，方法是取生姜大厚片3~5片、花椒20几粒，用纱布包裹，扎紧袋口，加水煮开后，放入洗脚盆内即可。晒背部温督脉：要多晒背部或穿棉坎肩，通过太阳的温煦、衣着的温暖温通督脉，进而促进气血畅通。搓双手防伤寒：要经常双手互搓，激发手部的诸多经络、穴位，增强人体抗寒能力，预防风寒伤人引起的感冒、气管炎等呼吸系统疾病。

精神情志养生

冬至之后在精神情志养生方面，要尽量保持精神畅达，情绪安定，克制焦急的心情，改善易怒的脾气，不为琐事劳神，合理用脑，有意识地发展心智，培养良好的性格，时刻保持快乐愉悦、平和安定，振奋精神，在日常生活中发现生活的乐趣，消除冬季烦闷、抑郁的不良情志，确保初生阳气的生发。另外，超负荷的工作、过旺的房事也都会影响情志的安定，进而影响阳气的生发，因此冬至节气前后人们除要注意精神情志的养生保健之外，也要少加班、不熬夜、节房事，综合调理，天人合一，更好地适应自然界的变化，维护自己的身心健康。

饮食养生

冬至节气的饮食养生要注意两点，一是"冬至进补"：由于从冬至之日起人体阳气开始生发，生机旺盛，乘此进补，补品的有效成分特别容易积蓄而发挥最佳效能。所以自古以来民间有"冬令进补，来年打虎""三九补一冬，来年无病痛"的养生谚语。冬至节气进补，首先在饮食方面宜多样化，要注意谷、肉、果、菜食物品种的合理搭配；其次是辨证施补，缺什么补什么，但饮食宜清淡，不宜过食辛辣燥热、肥腻食物。二是"宜食坚果"：因为坚果性质偏温热，在其他季节吃容易上火，而冬至时天气较冷，多数人吃后不存在这个弊端。坚果大多有补肾益精、强体御寒的作用，而冬季对应的是肾脏，因此冬季进补适当多吃一些核桃、栗子、榛子、杏仁、白果等坚果，对身体很有好处。

运动养生

冬至时节阴气旺盛到了极点，阳气开始初生，并逐渐旺盛。由于阳是从阴里面生出来的，只有当阴足够旺盛时，阳气才能生得更好。因此，根据"阴静阳躁"的原理，冬至节气后应注意运动不可过多，要在动中求静。平时运动较多的人群，在冬至前后就应适当减少运动量，这样才能更好地适应自然界的变化，才能更好地维护身体安康。

冬至节气的导引养生，可选用由陈抟老祖编创，张明亮、代金刚整理的"冬至升嘶降嘿式功法"。本功法，在手足并练的同时，加入了升气"嘶"字诀、降气"嘿字"诀呼吸吐纳的口诀练习，所以称为"升嘶降嘿式功法"。

冬至升嘶降嘿式功法，可使体内真气先升后降，从而达到温肾助阳的作用，由于应和了天地自然一阳初生、以助人体体内阳气的特点，所以成为冬至节气的养生导引术。

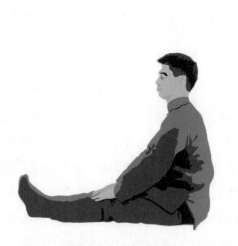 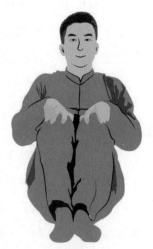

冬至升嘶降嘿式功法一　　　　　冬至升嘶降嘿式功法二

练功姿势

正身平坐，竖脊含胸，两腿伸直，两手自然覆按于两膝。

练功方法

一式：两手十指张开成"鹰爪"，然后屈指内扣成"虎爪"，抓、扣两侧膝盖骨，同时向上提拉两腿，两腿借力屈膝收至胸前，同时念"嘶字诀"（即两唇微后收，上下齿相合而不接触，舌尖插入上下之缝，微出，吸气念"嘶"字），脚跟着地，动作到位略停。屈膝内收至胸前的。

二式：两手变掌，顺势内旋、下按，同时念"嘿字诀"（即口微微张开约二三分，舌头伸直放平，同时把"人中""兑端"两穴微微绷着，贴着"龈交穴"，随即呼气，发出"嘿"字），两腿借势伸直放平。

三式：两掌外旋成指尖向前，动作略停，体会掌心热力向两膝深处传导。

四式：重复以上动作，六次后，还原成正身平坐的姿势。

保健功效

冬至升嘶降嘿式功法，可加强提升真气、沉降真气的控制能力，使心气下降、肾气上升，促进体内外先后二天之气的交融，达到温肾助阳、调补心肾的保健功效，以保人与冬天自然之气相和谐，身体健康。

此外，各动作协调练习，还可强壮腰、膝、腿的功能，防治相关疾病。

疾病预防

冬季尤其是寒冷、少风的时节，由于污染排放量巨大与天气条件的影响，北方等城市雾霾频发，对人们的健康造成很大影响。北京红十字和平医院门诊部主任黄辉绪曾经指出，从雾霾过后的几天门诊情况看，主要有呼吸道疾病患者、心脑血管疾病患者以及皮炎等皮肤过敏患者三类疾病患者增多，同时重污染天气还会增加呼吸道感染的风险，加重心脑血管患者的症状，除了咳嗽加重、打喷嚏、流鼻涕外，严重者甚至会出现肺部感染。

冬至前后，若遇雾霾天气，对于儿童、老年人等易感人群尤宜注意预防雾霾。对雾霾的预防，一是被动预防：如雾霾来袭，易感人群要减少户外活动，尽量停留在室内，尤其对于呼吸系统和心血管疾病患者，要更密切地关注空气质量，调整自己的活动方式和出行计划。如若必须要出门，也要避免清晨、傍晚雾霾最严重的时段，同时必须戴口罩出行。身居室内，人体代谢等因素也会导致室内空气污浊，24 小时门窗紧闭并不卫生，要选择合适的时间适当进行通风。污染不太重的时候，要选择环境相对好的公园等地方，适当活动，要远离交通干线、工地等污染较重场所。二是主动预防：普通人群尤其是易感人群，平常要加强身体锻炼，增强体质，可在入冬前开始坚持每天早晚或者在外出之前用冷水清洗鼻腔、揉按鼻翼旁的迎香穴，以增机体的耐寒能力和对雾霾等有害物质的抗击作用。如果平素即为易患感冒、易发过敏性鼻炎或过敏性皮炎的易感人群，根据需要也可选用中成药"补中益气丸""玉屏风颗粒"，或"黄芪抗霾汤"，以增强脾肺功能、有效抗击霾毒，可减轻之后雾霾天气对人体的不良影响。

黄芪抗霾汤

　　取黄芪、党参、枸杞子各10g，升麻6g，红枣10枚，装入纱布袋、扎紧袋口，与收拾干净、焯过的1500g左右鸡块一起加调料、沸水放入炖锅内，如常法用小火炖1小时，佐餐食用。

　　本方具有补肺益气、强体固表、抗御霾毒的作用，适用于年老体弱、身体虚衰或易患感冒、感冒后不易痊愈之人预防雾霾天气有害物质侵袭之用。

——摘自《中国中医药报》《甘肃药膳集锦》

食疗药膳

方一：阿胶胡桃膏（《湖南中医杂志》《二十四节气药膳养生》）

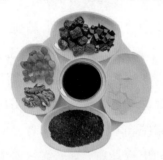
阿胶胡桃膏原辅材料

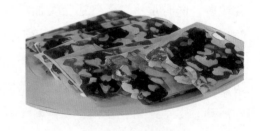
阿胶胡桃膏

　　[原料] 阿胶250g，核桃肉、黑芝麻、桂圆肉各150g，去核红枣500g。黄酒500ml，冰糖（敲碎）250g。

［做法与用法］黑芝麻炒熟、碾碎，核桃肉、桂圆肉、红枣肉切小粒。阿胶打碎用黄酒浸泡5～7天，然后与黄酒一起放在砂锅或陶瓷容器中，隔水蒸至阿胶完全融化。再将芝麻碎与核桃、桂圆、红枣粒放入锅中搅拌均匀，调入冰糖，待冰糖完全融化立即关火。做好的阿胶膏，既可做成膏方阿胶膏，亦可做成糖果阿胶糕。膏方阿胶膏是将做好的阿胶膏放凉贮存在干净的容器中密封即可。糖果阿胶糕，是将做好的阿胶膏趁热倒入事先准备好的涂抹了橄榄油等油脂的冷却盘内，厚度约0.5cm，并用锅铲按实按平，一小时左右凝固后，用刀切成约两个麻将牌大小即可。切好的阿胶糕片要放在案板上，待凉透后再装入干净的容器中密封，放入冰箱保存。膏方阿胶膏，空腹食用，每次吃1～2汤匙，一日1～2次。糖果阿胶糕，随意嚼食，每天吃2～3块，一日1～2次。

［适用人群］本方功能养血美容、补肾抗衰、润肠通便。适用于血虚、肾虚、阴虚等诸多虚损证的冬令进补、冬至进补，经常食用，确有改善睡眠、增强体力、减少怕冷症状、美容养颜靓肤等保健功效。

［使用注意］

1.食用后有口干咽痛、大便干结等上火表现者，可以减少用量，或隔一天吃一次。

2.食用后有大便变稀或大便次数增多，说明脾胃寒湿比较重，平时可适度吃一些生姜或葱、蒜等辛辣食物，大便就会好转。

方二：龙凤呈祥汤（《四川烹饪》）

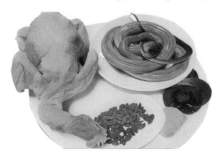

龙凤呈祥汤原辅材料

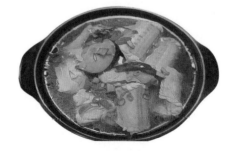

龙凤呈祥汤

[原料]活蛇一条，谷养鸡一只，枸杞子、新鲜香菇各适量。生姜片、葱花、精盐各适量。

[做法与用法]活蛇宰杀后清洗干净，斩成约6cm长的小段，焯水后放入砂锅内。母鸡宰洗后收拾干净，切块，焯水后也放入砂锅中。枸杞子、香菇洗净，枸杞子清水泡软，香菇切片。砂锅中加入热水、生姜片、香菇片、精盐，把砂锅放到火上小煲至熟，如使用高压锅，则仅需20分钟左右，最后加入枸杞，撒上葱花即可。食肉喝汤。

[适用人群]本方亦称"龙凤呈祥蛇鸡汤""龙凤汤""蛇鸡汤"，各地特别是两广地区、闽台地区使用普遍，现在已有药膳罐头上市，全方功能益气补血温阳、活血行气祛风。适用于冬季进补、冬至进补，有补虚养身、强健身体的保健功效。同时对体弱之人畏寒肢冷、风湿痹痛、神疲乏力、头晕目眩、冬重夏轻的病证，具有一定的辅助治疗作用。

咏廿四气诗·小寒十二月节

唐·元稹

小寒连大吕，欢鹊垒新巢。

拾食寻河曲，衔紫绕树梢。

霜鹰近北首，雊雉隐聚茅。

莫怪严凝切，春冬正月交。

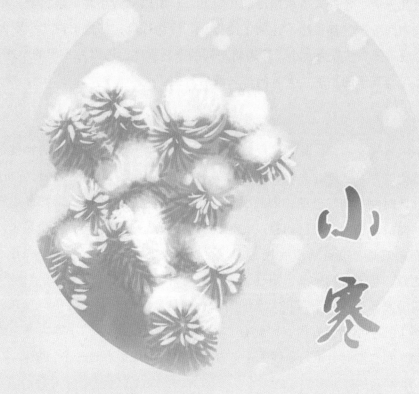

小寒

小 寒 节 气

小寒节气的那些事儿

时令与含义

"小寒"为冬季的第五个节气，是24节气中的第二十三个节气，与大寒、小暑、大暑及处暑一样，都是表示气温冷暖变化的节气，时间一般在公历每年1月5日到7日之间，太阳运行到达黄道285°。

《月令七十二候集解》注释说"月初寒尚小，……月半则大矣"，就是说，由于冷极才会寒，小寒节气还处于"二九"的最后几天里，冷尚未到极点，小寒过几天后，才进入冬季最冷的"三九"，所以称为小寒。事实上，小寒、大寒两个节气都很冷，达到了冷极、寒冷的程度，如俗语说"小寒大寒，冷成一团"，分为大小，除表明不同的寒冷程度，还因为冬季的小寒、大寒正可与夏季的小暑、大暑的排名前后对应。

物候与气候

小寒节气的三候，其物候反映分别是："一候雁北乡，二候鹊始巢，三候雉始雊"。"雁北乡"，古人认为候鸟中的大雁，习性是顺阳气而迁移的，此时由于阳气已动，因此大雁就开始自南而北，离开了南方最热的地方，向故乡飞回。"鹊始巢"，是说喜鹊此时感觉到阳气而躁动起来，已经开始筑巢，准备繁殖后代。"雉始雊"，雉，指野鸡，雊，gòu音，鸣叫之意，是说野鸡感到了阳气的滋长而鸣叫起来。

我国大部分地区小寒和大寒期间一般都是最冷的时期，隆冬"三九"也基本上处于小寒节气内，因此有"小寒胜大寒"之说。"小寒大寒，冻作一团"和"街上走走，金钱丢手"古代民谚，都是形容这一节气的寒冷。

同时这时正值"三九"前后，俗话说"冷在三九"。这是因为在上一个节气冬至时，地表得到太阳的光和热最少，但还有土壤深层积蓄的热量补充，所以还不是全年最冷的时候。而等到冬至过后，也就是到"三九"前后，土壤深层的热量也消耗殆尽，尽管得到太阳光和热较前稍有增加，但是仍然入不敷出，于是便出现全年的最低温度，在此节气时，我国大部分地区已进入严寒时期，土壤冻结，河流封冻，加之北方冷空气不断南下，天气寒冷，人们叫做"数九寒天"。在我国南方地区虽然没有北方峻冷凛冽，但是气温亦有明显下降。

古人认为，花开之前都会有风来报信，如《吕氏春秋》即谓"风不信，则其花不成"。风是守信用的，到时必来，因此就叫花信风。从中医理论讲，是由于阳气升动，而花儿就会依次开放。随着阳气升动，花信风从小寒节气开始吹来，顶着严寒，梅花就开放了，就此反映24节气物候变化的"二十四番花信风"依次登场。如南朝宗懔《荆楚岁时说》记载："始梅花，终楝花，凡二十四番花信风"，是说二十四番花信风开始于"小寒"节气的梅花，结束于"谷雨"节气的楝花。小寒节气到谷雨节气，四个月，八个节气，每个节气有三候，共二十四候，每候对应一番花信风。"小寒"有三候，具体的花信风则为一候梅花，二候山茶，三候水仙。

唐朝诗人元稹咏颂小寒的《小寒十二月节》，属咏廿四气诗的一首。诗中吟道："小寒连大吕，欢鹊垒新巢。拾食寻河曲，衔紫绕树梢。霜鹰近北首，雏雉隐聚茅。莫怪严凝切，春冬正月交。""大吕"以及"黄钟"，是中国古代十二律中的头两个音律，黄钟对应十一月，大吕对应小寒节气所属的十二月，所以诗中说"小寒连大吕"。诗中是说："小寒连着十二月到来，欢乐的喜鹊已经准备筑巢，它们沿着河曲一路觅食，衔来树枝绕过树梢。大雁接近霜雪自南向北飞来，野鸡潜藏在茅草之中鸣叫求偶。不要责怪当下严凝寒冷急迫，因为冬春正在本月交替。"诗人不仅直观地描摹了小寒节气"一候雁北乡，二候鹊始巢，三候雉始鸲"三候的物候，更是通过"莫怪严凝切，春冬正月交"两句，表达了严寒将要过去，温暖的春天将要来临，表现了诗人乐观的情绪、正能量的生活态度，对小寒节气精神情志养生保健十分有益。

传统的习俗

小寒时节常值农历腊月即十二月，传统上有腊祭、喝腊八粥等习俗。另外，小寒天气酷冷，我国南北地域跨度大，因而形成了各具地方特色的一些传统，如像小寒日溜冰健身、探梅赏景等习俗。

"小寒"多是腊月的节气，由于古人习惯在十二月份举行合祀众神的腊祭，因此把腊祭所在的十二月叫腊月。腊的本义是"接"，取新旧交接之意。腊祭为我国古代祭祀习俗之一，远在先秦时期就已形成。"腊祭"含意有三，一是祭百神，感谢众神一年来为农业所作出的贡献，并希望来年继续保佑丰收；二是表达对祖先的崇敬与怀念，告诫自己及其后人不能忘记自己及其家族的本源；三是犒劳自己，人们终岁辛劳苦，此时农事已息，已近年末，借此游乐一番，愉悦身心。自周代以后，"腊祭"之俗历代沿习，从天子、诸侯到平民百姓，人人都不例外。传说自汉代始即规定腊月初八为"腊祭"，是祭祀腊神的日子，俗称"腊八节"。为了祭祀腊神，民间往往还要准备一顿别具风味的粥。这种粥是用五谷杂粮掺入花生、栗子、红枣、桃仁、杏仁，用微火煮熟炖烂，再添加红糖，做成八色香粥，称之为"腊八粥"。

"腊八"一般都在小寒节气到大寒节气之间，到了小寒，就意味着快要过年了。腊八这天，南北各地都有喝腊八粥的习俗。腊八的起源，说法很多，有关于释迦牟尼的传说，有关于朱元璋的传说，还有关于岳飞的传说等等，无论怎样说，在这个节日，喝粥是必需的。喝粥养生源自中国千年传统文化，自古以来，就备受历代养生家的重视，是人们日常生活中再熟悉不过的饮食之一。粥不仅自身营养丰富，更是其他营养食物的绝佳载体，任何食物与粥为伍，都会变得亲切温暖，让人百食不厌。早在明朝，医药学家李时珍在《本草纲目》中就说，粥"又极柔腻，与肠胃相得，最为饮食之妙诀也"，宋朝著名诗人陆游甚至以为，食粥能长寿成仙。因此在小寒、大寒这样寒冷的节气里，喝上一碗内容丰富、营养全面、热热乎乎、香美可口的粥，暖胃暖身又养生，与节气最相适宜。

小寒时节，腊梅已开，红梅绽放，探寻有梅花的绝佳风景地，细细赏花观景，眼中梅花朵朵，鼻中孤雅幽香，一解冬季沉闷郁结的情绪，遥望即将来临的新年和春天，使人神清体健，对维护健康十分有益。

小寒节气的养生保健

天人相应，小寒节气之后的养生保健应该这样进行。

生活起居养生

小寒节气生活起居养生，首先应遵循《黄帝内经》"早卧晚起，必待日光""暮而收拒，勿扰筋骨"等要求。早卧可以敛养人体的阳气，晚起可以涵养人体的阴气，使人体体内的阴阳维持平衡协调。由于小寒时节人体阳气始生，比较微弱，因此小寒时节早晨出门或晨运不宜过早，同时也要尽量减少晚间外出活动次数，以免损伤阳气。其次小寒时节是一年之中最冷的节气之一，所以此时着装应以保暖为第一要务，尤其要注意头颈、背部与手脚等易于受凉部位的保暖。外出时，要戴上帽子、手套，围上围巾，在家里要穿背心、棉拖鞋，每天坚持用温热水洗脚、按摩脚底涌泉穴位，保温御寒、温阳散寒。

此外，包括小寒节气在内的寒冷的冬季，人们还需注意保养皮肤滋润，科学洗浴。冬季洗浴应忌洗浴太勤、忌水温过烫、忌揉搓过重、忌肥皂或浴液碱性太强，否则，极易破坏皮肤表层原本不多的皮脂，让皮肤更为干燥，因而也更易发痒、皲裂。洗澡次数以每周1～2次为宜，洗浴后可擦些甘油、润肤膏等，以保持皮肤湿润，防止皮肤表层干燥、脱落。

精神情志养生

小寒时节寒风凛冽，雪花纷飞，天空阴冷晦暗，由于"阴盛伤阳""阴静阳躁"的缘故，极易挫伤人体的阳气，遏滞气血运行，致使情绪低落、郁郁寡欢、闷闷不乐，甚至诱发抑郁症或加重抑郁症的病情。所以，小寒时节的精神情志养生，一要注意冬季养生要养"藏"，按照《黄帝内经》"使志若伏若匿，若有私意，若已有得"的要求，就是要人们避免各种不良情绪的干扰刺激，始终处于"恬惔虚无，真气从之"的状态，方可使心神安静自如，含而不露，秘而不宣，既可安定情志，又助于阴精、阳气的蓄养，确保阴阳平衡、协调，身心安康。二要减少抑郁情绪，尽量到室外多晒太阳，尽量多参加丰富多彩的文体娱乐活动，畅达情志，使精气神内守而不失散，预防抑郁情绪或抑郁症的发生，动静适宜，动以健身，静以养神，维护身心的全面健康。

饮食养生

俗话说："小寒大寒，冷成冰团"。小寒时节人们的日常饮食也应偏重于温性、暖性食物，如羊肉、狗肉、鹿肉等就受到人们的普遍欢迎，羊肉汤、涮羊肉、烤白薯、糖炒栗子、麻辣火锅、红焖羊肉等美食，亦成为小寒时节的美食。

鹿肉味甘，性温，入脾、胃、肾经，有温肾益精、补脾养胃、益气补血的功效，主治脾胃气血不足、肾精肾阳虚衰所致女性四肢寒冷、手脚冰凉、月经量少、月经疼痛、白带清稀量多，男性神疲乏力、腰酸腿软、阳痿遗精、小便频数、夜尿较多等病证。如北京稻香村推出的小寒"坛焖鹿肉"，选用滋补食材鹿肉为主料进行烤制，并搭配桂圆、枸杞子、香菇、胡萝卜等药食两用之品或食物，对于年老体衰、肾精肾阳不足所致神疲乏力、形体消瘦、畏寒肢冷、夜尿较多等不适有很好的补养作用。

运动养生

小寒时节，因为天气寒冷，民间有些很有特色的体育锻炼、运动养生的方式很受人们的青睐。如跳绳、斗鸡、踢毽子、滚铁环、挤油渣渣等，都是人们喜闻乐见的游戏健身项目。"斗鸡"即盘起一脚、一脚独立、两人或多人相互对斗的游戏；"挤油渣渣"则是众人靠着墙壁相互拥挤的游戏。如果遇到下雪天气，人们更是欢呼雀跃，堆雪人、打雪仗很快就会使大家血脉通畅，全身暖和。

小寒节气的导引养生，可选用由陈抟老祖编创，张明亮、代金刚整理的"小寒只手擎天式功法"。

"只手擎天式"，是指一手托天，一手按地，转头目视上托之掌，如擎天柱地一般。小寒只手擎天式功法，应于天人阴极阳回、阳气开始逐渐回升之自然之理，所以成为小寒节气的养生导引术。

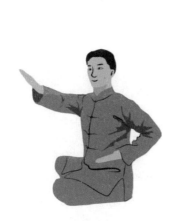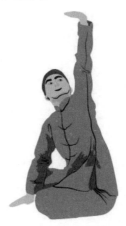

小寒只手擎天式功法一　　　　　　　小寒只手擎天式功法二

练功姿势
盘坐或正坐姿势，两手自然覆按于两膝关节。

练功方法

一式：屈两肘，两臂外旋，转掌心向上，两掌收至腰间。

二式：右掌从腰间向左侧"穿出"，至手臂接近伸直，右掌略高于左肩，同时身体随之左转。

三式：右臂内旋，右掌外翻，转掌心向上，并顺势向上托举，头颈仰转，目视右掌，同时左臂内旋，左掌内翻，转掌心向下，并顺势前伸，掌心向下按于地面，动作到位略停。

四式：右臂松肩坠肘，手臂放松，经体前慢慢下落，同时左掌收回，头颈转正，然后将两臂向左右45°侧伸，至与肩相平，沉肩坠肘，下落还原。

五式：两臂外旋，转掌心向上，两掌收至腰间，然后左掌从腰间向右侧"穿出"，做对侧练习，动作同上，左右方向相反，如上左右各做一次为一遍，共做三遍。

保健功效

小寒只手擎天式功法，有助于人体阳和之气的升发、聚集，使人体周身温煦而有抵御寒冷的功效，适用于立冬前后的因时养生保健。

此外，本功法通过调理带脉的作用，有益于补肾益精、调经益血，同时可消除腰腹部赘肉。通过改善腰部、脊柱的功能，可有效防治和缓解颈、肩、肘、腰等相关部位疾患。

疾病预防

在小寒节气等寒冷天气的时段，由于寒易于伤害阳气，又主收引凝滞，胃肠道受到寒冷刺激，常使活动增加或活动紊乱，胃肠腺体分泌旺盛，因此消化性溃疡、慢性胃肠炎等胃肠病患者往往频发胃痛、胃脘饱胀、反酸、嗳气，或是腹痛、肠鸣、泄泻，甚至引发上消化道出血。寒冷冬天胃肠病的预防，首先要管住嘴，穿好衣，不吃生冷、硬黏、油炸食物，不喝冷饮，不喝产气饮料，不空腹喝牛奶或者酸奶，以免凝滞胃肠正常运动、增加胃肠负担；适时增添衣被，注意腹部和双脚保暖，避免胃肠受寒，寒从下生，影响脾胃，要美丽不要冻人，要漂亮更要健康。其次养成健康的饮食习惯，多吃温热清淡、易消化的食物，定时定量，切忌暴饮暴食，有胃肠病旧疾者，又宜少量多餐。第三要调整生活起居，按时休息，不要熬夜，不要久坐，要养成经常运动的习惯，通过"脾主肌肉""脾主四肢"的原理，运动肢体，兴奋肌肉，调动、强盛脾胃肠的消化功能，预防胃肠病的发生或胃肠病症状的加重。

食疗药膳

方一：杜仲炒腰花（《中医药膳学》）

[原料] 猪肾250g，杜仲12g。生姜、葱白、大蒜、花椒、植物油、精盐、酱油、味醋、白糖、味精、绍酒、干淀粉各适量。

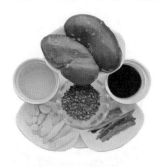 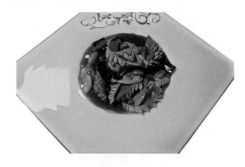

杜仲炒腰花原辅材料   杜仲炒腰花

[做法与用法] 杜仲水煎取汁，再加酱油、白糖、绍酒、干淀粉、味精拌兑成芡糊，分成两份待用。生姜、大蒜切片，葱切段，待用。猪肾对剖两片，剔去筋膜，切成腰花，用一份杜仲芡糊腌渍。炒锅烧热，入油，至七八成热，放入花椒炸香，再放入腰花、姜、葱、蒜，快速炒散，沿锅边倒入另一份杜仲芡糊与味醋，翻炒均匀，起锅装盘即成。佐餐食用。

[适用人群] 本方功能补肾益精、温肾助阳。适用于中老年人冬季肾虚的调补，如腰痛腿软、畏寒肢冷、头目眩晕、尿频夜尿等不适，尤其对夜尿增多者有较好的调治作用。也适用于高血压、性功能低下者以及妊娠漏血、胎动不安的辅助治疗。

[使用注意]

1.因本品属温补药膳，如果有口渴、口苦、小便黄赤等热性症状，不宜服用。

2.猪肾为高脂肪、高胆固醇、高嘌呤食物，因此高脂血症与痛风病患者慎用。

方二：羊肾人参粥（《中华食疗大全》）

［原料］羊肾一个，人参20g，粳米200g。生姜片、精盐各适量。

［做法与用法］将羊肾撕去外表脂膜，平切成两片，再撕去腰臊，切为碎末；人参打为碎末；大米洗净，将以上各物放入砂锅内，加入适量水及生姜片，小火煮1小时后，调入精盐即可。直接食用。

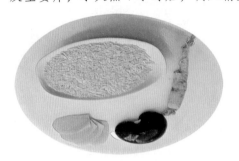
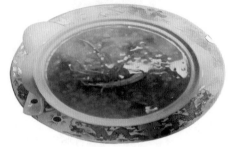

羊肾人参粥原辅材料　　　　　　　　**羊肾人参粥**

［适用人群］本方功能益气健脾、温肾助阳。适用于身体虚弱之人出现神疲乏力、不耐劳动、食欲不振、腰膝酸软、畏寒怕冷、耳鸣耳聋及性功能减退等不适的冬季调补。经常食用本粥，可使脾肾强盛、精气充沛，所以亦有增强体力、预防衰老的保健效果。

和仲蒙夜坐

北宋·文同

宿鸟惊飞断雁号，独凭幽几静尘襟。

风鸣北户寒威重，云压南山雪意高。

少睡始知茶效力，大寒须遣酒争豪。

砚冰已合灯花老，犹对群书拥敝袍。

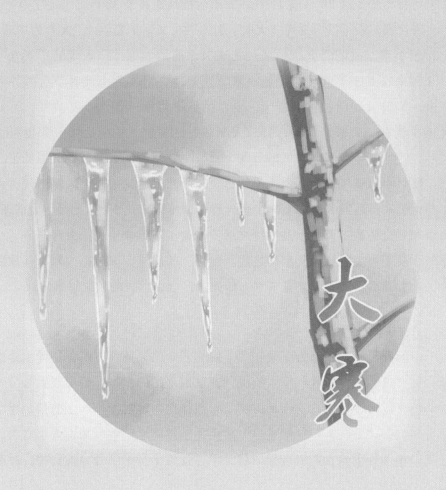

大寒

大 寒 节 气

大寒节气的那些事儿

时令与含义

"大寒"为冬季的最后一个节气，也是 24 节气中的最后一个节气，与小寒、小暑、大暑等节气一样，都是表示气温冷暖变化的节气，时间常在公历每年的 1 月 20 日或 21 日，太阳运行到达黄经 300°。

清代鄂尔泰《授时通考·天时》引《三礼义宗》之语："大寒为中者，上行于小寒，故谓之大……寒气之逆极，故谓大寒。"艰难的"三九"终于到来，大寒节气理当要比小寒节气寒冷，但实际上此时节自然界阳气进一步升发，已经接近春天，所以倒见不得就冷得过小寒节气，譬如民谚中就有"大寒到顶端，日后天渐暖"的说法，中国近代气象资料也显示，小寒是全年气温最低的节气，只有少数年份的大寒节气气温低于小寒。既然小寒节气更冷，古人为什么要在小寒之后又加一个大寒节气，而不是倒过来排列呢？实际上其中蕴含着中国传统文化"物极必反"的道理，由于寒暑交替的"天道"是寒冷之后要转为温热，如果先"大寒"后"小寒"，从字面上就找不到最冷之后"回暖"的感觉，因此把大寒节气放后面，让大寒后迅速回归立春节气，如此才符合中国人的传统思维习惯。

物候与气候

中国古代将大寒分为三候："一候鸡乳，二候征鸟厉疾，三候水泽腹坚。""鸡乳"，"乳"作生殖讲，这里指动物的出生，是说到大寒节气母鸡便可以孵小鸡了。"征鸟厉疾"，"征鸟"即远征、远飞的鸟，指鹰隼等猛禽，"厉"，严猛的意思，"疾"，做捷速理解，是说鹰隼之类的征鸟，却正处于捕食能力极强的状态中，盘旋于空中到处寻找食物，补充身体的能量，以抵御严寒。"水泽腹坚"，是说由于气温很低，滴水成冰，水域中的冰一直能冻到水中央，且最结实、最厚，孩童们可以尽情地在河上溜冰玩耍。相应的花信风则为"一候瑞香，二候兰花，三候山矾"，"瑞香"指千里香、山梦花，"山矾"即芸香、七里香。

大寒、小寒，都是天气寒冷到极点的节气，这时寒潮南下频繁，是中国大部分地区一年中的最冷时期，风大，低温，地面积雪不化，呈现出冰天雪地、天寒地冻的严寒景象。

北宋画家、诗人文同，虽然名气不是很大，但却有一首时令诗《和仲蒙夜坐》写得很好。诗中吟道："宿鸟惊飞断雁号，独凭幽几静尘劳。风鸣北户霜威重，云压南山雪意高。少睡始知茶效力，大寒须遣酒争豪。砚冰已合灯花老，犹对群书拥敝袍。"诗中是说："归巢栖息的鸟儿，惊飞了孤雁鸣叫，我闲来无事孤寂，独坐空房与友坐。北风呼叫天寒冷，南山云低要下雪。少睡始知茶功效，大寒节气应喝酒。屋外寒风，屋内寂冷，砚里的墨结了冰，灯花堆积不管它，虽然衣袍破又薄，只要读书就足矣。"诗人既描写了大寒节气自然的景观和自己陋室的窘境，而更是以一种淡泊名利、超然物外的心态，寒夜苦读，表达了心存高远的志向。从养生保健来说，诗人操韵高洁，修身养性，着眼未来，"使志若伏若匿"，非常符合"冬季闭藏"因时养生的养生原则。最终文同以学名世，擅诗文书画，深为文彦博、司马光等人赞许，尤受其表弟苏轼的敬重。

传统的习俗

大寒至立春这个时段，时值岁末年初，有很多重要的传统民俗和节庆。如"尾牙祭""腊神祭""祭灶"和"除夕"等，有时甚至连"春节""过大年"也处于大寒这一节气之中。

"尾牙祭"源于福建莆田拜土地神的习俗。农历二月二是土地神的诞辰日，许多商家都会为土地公祭奠，这种祭奠活动称"做牙"或"牙祭"，从二月份开始，一直到年底十二月，每月逢农历初二、初十六都是做牙的日子。因为二月二是一年之中第一次做牙，所以称"头牙"，而到大寒节气的十二月十六则是"尾牙"。做牙的日子一般都要比平时吃得好，到了尾牙那就是老板犒劳员工的时候了，这一天买卖人要设宴，全鸡为宴席上不可缺的一道菜。据说鸡头朝谁，就表示老板明年要解雇谁。因此现在有些老板一般将鸡头朝向自己，以使员工们能放心地享用佳肴，回家后也能过个安稳、舒心的春节。

腊月二十三是大寒节气的又一个节日，即"祭灶节"，民间俗称为"过小年""小过年"。传说灶神是玉皇大帝派遣到每个家中监察人们日常行为善恶的神祇，每年岁末要回到天宫中向玉皇大帝奏报考察结果，接受玉皇大帝的赏罚。因此送灶时，人们在灶王像前的桌案上供放糖果、清水、料豆、秣草，其中，后三样是为灶王升天的坐骑备料。祭灶时，还要把关东糖用火融化，涂在灶王爷的嘴上。这样，他就不能在玉帝那里讲坏话了。灶神一般用纸绘成，称为灶马，平时贴在灶上神龛中，两旁贴上对联"上天言好事，回宫保平安"，送灶时将它揭下，用火烧之，让灶神乘烟上天，目的是祈求来年生活平安祥和，寄托着人们对生活平安、和顺的美好而又朴实的愿望。

24节气过完，一年就算过完了，就要交给下一个24节气轮回，中国人最重视、最期盼的春节、过大年也就要到了。所以，民谚就有"大寒过了就是年"的说法。这和民谚中另外一说"进了腊八就是年"的传统是一致的，前后相互呼应。

"腊神祭"传说自汉代起就规定十二月即腊月初八为"腊祭"，是祭祀腊神的日子，俗称"腊八节"。"腊八"一般都在小寒与大寒节气之间，过了腊八，就意味着过年的序幕将要拉开。随着大寒这一特殊节气的渐渐走完，春节、过大年的气氛日益加浓，进入腊月二十三即"过小年"之后，达到高潮，春节就此进入倒计时。有一首童谣，是我们所有孩子都会唱的"二十三，糖瓜黏；二十四，扫房子；二十五，做豆腐；二十六，烧年肉；二十七，杀年鸡；二十八，贴花花；二十九，去打酒；三十晚上熬一宿；大年初一走亲戚。"

　　大寒节气虽然仍然十分寒冷，但毕竟春天的脚步越来越近，中国人最重要的节日"春节"就要到了，人们都开始为新年兴奋起来。所以，大寒节气虽名为大寒，其实这段时光是充溢着热闹、喜悦、欢乐气氛的，空气中弥漫着的这种喜迎新春的欢快轻松，就足以融化冬末的寒意、忧愁的心情。随着"大年"的到来、立春节气的临近，人们开始了各种传统节庆活动，从喝腊八粥开始，要置办年货、掸尘扫房屋、祭灶送灶王、洗澡理发换新衣、请福字贴窗花、摆供桌祭祖先、吃年饭守长岁、发红包讨吉利、放鞭炮迎新春。

　　过完大寒，就立春了，风儿变暖，天气回暖，人们又迎来了新的一年的节气的轮回。

大寒节气的养生保健

　　天人相应，大寒节气之后的养生保健应该这样进行。

生活起居养生

　　大寒节气养生仍然要顺应"冬季闭藏"的特性，早睡晚起，每天早上适当多睡一会儿，待太阳出来后再出门活动。在阳光充足的中午或下午，应多到室外晒晒太阳，上午 10 点左右或下午 3 点左右是晒太阳的"黄金时段"，晒太阳以每天晒 30 分钟为宜。同时因"头为诸阳之会""背为督脉运行之处"，故应重点晒晒头顶、后背等部位。小寒、大寒节气均为一年之中最冷的时段，所以此时特别要注意头颈、背部与手脚等易于受凉部位的保暖。

　　冬季北方尤其是东北、西北地区，家家暖气充足，人们在室内都穿着单衣、夹衣，有的室温过高，甚至会出现汗流浃背的状况，人们往往是在家里穿衬衫、短袖衫，出门穿羽绒衫、裘皮大衣，室内室外冰火两重天。冬日过于高的室温其实并不是好事。中医讲冬主闭藏，要育阴潜阳。而汗为心液，取暖过度，出汗过多，阳随汗泄，长此以往，阳虚体弱的状态即会发生，很多疾病会都会接踵而至，严重影响人们的身体健康。因此冬季取暖，暖气温度最好控制在20～22℃，并且注意开窗通风，确保阳气的闭藏和蓄养。

精神情志养生

大寒时节多在春节前后，春节假期较长，一些平时工作异常紧张的人一旦清闲下来，往往无所事事，不知道自己该干什么，特别容易出现抑郁、失落、焦躁等不良情志。为了预防此类情况，春节期间要丢掉工作上的所有事情，省思少虑，真正给自己放假，可以选择走亲访友、读书听歌、旅游观光等方式放松自己的身心，不仅可舒畅情志，避免不良情志，同时由于适应了"冬季闭藏"的养生要求，能够养阳蓄阴，平衡阴阳，因此也能为春节后更好地投入工作奠定良好的物质基础。

春节期间人们少不了亲朋好友欢聚，此时精神情志养生还应注意避免过喜。尤其是老年人，更要注意控制自己的精神情绪，力求保持心情舒畅、心境平和，使体内的气血和顺，不扰乱机体内闭藏的阳气，减少心脑血管疾病的发生。

饮食养生

大寒时节的饮食养生，应该注意两方面。首先是保阴潜阳，由于该节气自然界和人体阴气渐渐衰落，阳气刚刚萌生，因此在饮食养生方面应遵守保阴潜阳的原则。我国古代就有"大寒大寒，防风御寒，早喝人参、黄芪酒，晚服杞菊地黄丸"的经验之谈。早晨喝补气温阳的人参、黄芪酒，借助早上自然界生发的阳气，有利于身体阳气的生发、御寒保暖；晚上服滋阴补肾的杞菊地黄丸，有利于身体阴液的滋补。此外，平日也可多食用一些滋阴潜阳且热量较高的食物，如红枣、黑豆、栗子、核桃、黑芝麻、枸杞子、桂圆、黑米、黑木耳、银耳等。其次是适当增添温散食物，由于大寒是一年中的最后一个节气，与立春相交接，所以在饮食上与小寒应略有不同。此时在进补中应适当增添一些具有升散性质的温性食物，如香菜、洋葱、芥菜、白萝卜、紫苏叶、生姜、大葱、辣椒、生姜、大蒜、茴香等，但不可过食。如此，一则为适应春天升发特性做准备，二则也可预防这个时期感冒、气管炎等高发疾病。

运动养生

常言道"冬天动一动，少闹一场病；冬天懒一懒，多喝一碗药。"冬季运动锻炼对养生保健有特殊意义。大寒时节的运动可分室内和室外两种，可进行慢跑、快走、健身术、健美操、球类运动等项目，但应注意运动强度，不宜过度激烈，出汗太过，以免损伤阳气，同时晨运室外活动不宜出门太早，避免挫伤人体的阳气。

大寒节气的导引养生，可选用由陈抟老祖编创，张明亮、代金刚整理的"大寒单腿地支式功法"。

"单腿"，是指用特定的姿势"锁住"一条腿气血的运行，而专门练习另一条腿，然后再进行另一条腿的练习。"地支"，指的是该动作躺着练习，与自然界大地更充分的接触，重点练习腰腿力量，与武术中"地躺"招式相类似。大寒单腿地支式功法，应和天人阴极必阳、寒极阳生之兆，所以成为大寒节气的养生导引术。

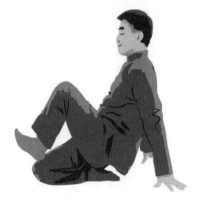

大寒单腿地支式功法一

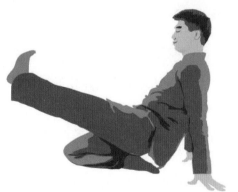

大寒单腿地支式功法二

练功姿势

正身跪坐，头正颈直，竖脊含胸，两手自然放于两腿上。

练功方法

一式：下巴内收，百会上顶，带动身体立起，成跪立姿势。

二式：重心移至右腿，提左腿带动左脚向前踏地，身体中正，目视前方。

三式：重心后移，臀部坐于右脚跟上，上身后仰，同时两手顺势支撑于身体两侧，掌心按地，指尖向前，左脚踢出。

四式：尽力勾左脚尖，屈左腿并尽力向胸前收回，左腿再伸直，左脚向前上方蹬出，力达脚跟，重复收蹬的动作，蹬腿、收腿共三次。

五式：左腿收回胸前，左腿下落，左脚踏地，重心前移，两手离地，上身直立，左腿收回，成跪立的姿势，目视前方，呼吸自然，全身放松。

六式：开始进行对侧练习，动作同上，左右方向相反，如上左右各做一次为一遍，共做三遍。

保健功效

大寒单腿地支式功法，可发动阴中之阳的肾中真阳、增强膀胱气化的功能，适用于大寒前后的因时养生保健。

此外，身体后坐、蹬腿、收腿等动作，可以强健腰腿、补肾壮骨、疏通腿部阴阳经脉及奇经八脉，有防治腰腿疾患，增强腿部、腰部力量及柔韧性的保健功效。

疾病预防

大寒期间，除了气温较低，气候寒冷之外，空气也很干燥，加上室内采暖保温，空气相对湿度会更低。因此，人们易于出现咳嗽、咽喉不适等不适，罹患感冒、气管炎等呼吸系统疾病，或使原有的呼吸系统疾病加重。因为气候干冷，易使痰液黏稠甚至结块而不易排出，同时宿留的痰液还会成为病菌的滋生地，从而进一步加重感染，结成干块的痰液也会影响气管黏膜上纤毛的正常运动使得排痰不易、病情迁延。所以，老年人、儿童等易感人群或素有呼吸系统疾病的人群，在大寒节气，首先在注意防寒保暖的同时，要注意增加空气中的湿度，如果室内经常开暖气或空调，除了要坚持每天开窗通风外，还要经常用湿拖布拖拖地、给地面洒洒水，或使用空气湿化器，在晚上睡觉时如果使用电热毯，也尽量不要开着过夜或开得太热。其次要多喝水、多吃蔬菜，适当吃一些梨子、橘子、甘蔗、百合、荸荠等养阴润燥的食物或药食两用物品。如此，对于大寒期间预防呼吸系统疾病或减轻呼吸系统疾病症状有一定的作用。

食疗药膳

方一：蜂蜜红糖茶（《药膳食谱集锦》《茶饮与药酒方集萃（第2版）》）

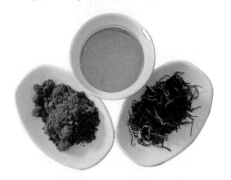
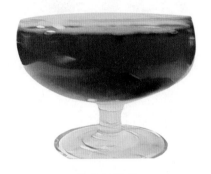

蜂蜜红糖茶原辅材料　　　　　　　　　　　　**蜂蜜红糖茶**

[原料] 红茶5g，蜂蜜、红糖适量。趁热频饮，饭前饮用。

[做法与用法] 红茶置于保温杯中，用开水冲泡，加盖浸泡10分钟左右，然后等温度稍凉，加入红糖和蜂蜜，搅拌均匀即成。随喝随添水，至味淡为止。

[适用人群] 本方又名"红茶糖蜜饮"，为中国食疗养生第一人、北京中医药大学翁维健教授经验方，全方功能温中散寒补虚、和里缓急止痛。适用于中焦脾胃虚寒型慢性胃炎、胃十二指肠溃疡，出现胃脘疼痛、喜温喜按、疲乏无力、不耐劳累、食欲不振、手脚发冷等病证的调治；妇女产后气血亏损、恶露不行引起神疲乏力、畏寒肢冷、出汗较多、腹部疼痛、恶露排出不畅等病证的调养或调治。也适用于冬季或大寒时节脘腹、胞宫受寒所致脘腹冷痛、痛经经闭的预防与辅助治疗。

[使用注意]

1. 不宜多饮，以免助热、损齿。

2. 胃十二指肠溃疡患者，若胃酸较高，伴有吐酸者，慎用本方。

方二：贞芪炖母鸡（《中医药膳学》）

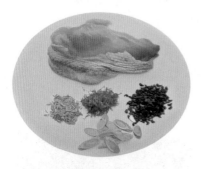
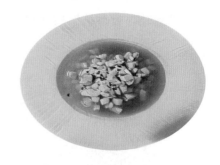

贞芪炖母鸡原辅材料　　　　　　　　　　　　　**贞芪炖母鸡**

[原料]母鸡肉300g，女贞子、黄芪各20g，西红花、小茴香各4.5g。精盐适量。

[做法与用法]鸡肉洗净切块，放入沸水内氽烫捞起，用冷水冲净、沥干备用。女贞子、黄芪、西红花、小茴香用小布袋包好，放入锅内，加水，再放入烫过的鸡块，大火煮沸后改小火再煮约40分钟，弃除药袋，加精盐调味即可。食肉喝汤。

[适用人群]本方功能补益肝肾、益气养血、活血行气之功。适用于冬季或大寒时节子宫受寒所致月经推后、痛经，以及工作压力大、气血不调所致月经推后、量少、痛经、经闭、不孕等病证的调治。也适用于气血不足之人感冒等外感病证的预防。

参考文献

[1] 周信有.内经精义.北京：中国中医药出版社，1992.

[2] 邓沂.黄帝内经养生智慧解密.北京：中国中医药出版社，2017.

[3] 任应秋.任应秋运气学说六讲.北京：中国中医药出版社，2010.

[4] 张敬礼.寿世补元.北京：中国医药科技出版社，2002.

[5] 谭兴贵.中医保健养生研究.北京：人民卫生出版社，2009.

[6] 王德瑜，邓沂.中医养生康复技术.北京：人民卫生出版社，2014.

[7] 胡海，梁剑辉.饮食疗法.广州：广东科技出版社，1981.

[8] 彭铭泉.中国药膳大全.成都：四川科学技术出版社，1987.

[9] 谭兴贵.中医药膳学.北京：中国中医药出版社，2003.

[10] 邓沂，冯胜利.甘肃药膳集锦.兰州：甘肃科学技术出版社，2016.

[11] 张明亮.二十四节气导引养生法.北京：人民卫生出版社，2014.

[12] 代金刚.中医导引养生学.北京：人民卫生出版社，2017.

[13] 邓沂，吴玲燕.茶饮与药酒方集萃（第2版）.北京：人民卫生出版社，2018.

[14] 邓沂.二十四节气药膳养生.北京：中国中医药出版社，2018.